名医馆

老医治难病

燕赵名医薛芳50年临证经验

薛 芳　刘惠民　主编

中国中医药出版社
· 北京 ·

图书在版编目（CIP）数据

老医治难病——燕赵名医薛芳 50 年临证经验 / 薛芳，刘惠聪主编．—北京：中国中医药出版社，2017.8
ISBN 978-7-5132-4204-2

Ⅰ.①老…　Ⅱ.①薛…　②刘…　Ⅲ.①中医内科—中医临床—经验—中国—现代　Ⅳ.① R25

中国版本图书馆 CIP 数据核字（2017）第 102243 号

中国中医药出版社出版

北京市朝阳区北三环东路 28 号易亨大厦 16 层
邮政编码　100013
传真　010 64405750
保定市中画美凯印刷有限公司印刷
各地新华书店经销

开本 880×1230　1/32　印张 9　字数 232 千字
2017 年 8 月第 1 版　2017 年 8 月第 1 次印刷
书号　ISBN 978–7–5132–4204–2

定价　49.00 元
网址　www.cptcm.com

社 长 热 线　010-64405720
购 书 热 线　010-89535836
侵 权 打 假　010-64405753

微信服务号　zgzyycbs
微商城网址　https://kdt.im/LIdUGr
官方微博　http://e.weibo.com/cptcm
天猫旗舰店网址　https://zgzyycbs.tmall.com

如有印装质量问题请与本社出版部联系（010 64405510）
版权专有　侵权必究

内容提要

薛芳教授是享受国务院"政府特殊津贴"的全国老中医药专家学术经验继承工作指导老师,"河北省首届十二大名中医"之一。从事中医教学、医疗和科研工作50余年,学验俱丰,临床以善治心血管病为主的内科疑难重危病症而著称。

本书较完整地收录、整理了薛老临证50多年治疗内科疑难危重病症的思路、方法及经验体会,包括冠心病、心律失常、病毒性心肌炎、风心病、短暂性脑缺血发作、高血压、肺心脑病、呼吸窘迫综合征、皮质醇增多症等疑难病症,内容丰富,经验独到,方法具体,体会深刻,切合临床,真实反映了一位名老中医以人为本、扎实临床、不懈探索的大医精神,颇具实用及参考价值。

《老医治难病——燕赵名医薛芳50年临证经验》编委会

主　编

薛　芳　刘惠聪

副主编

方　诺　周爱民　方朝义

编　委（按姓氏笔画排序）

于文宁　王　浩　方　芳　方　倩
古建娇　邢筱华　师梦雅　乔晓阳
刘胜芳　苏小霞　周凤伟　袁　坤

五十余载中医路（代前言）

医师是辛苦的，又是幸福的。

当你正吃饭的时候，患者敲门欲求诊治，你就会放下饭碗给予治疗；当你在睡梦中突然电话声响，求你登门诊视较危重的患者时，你会在睡眼惺忪中起来穿上衣服，骑上自行车到患者家处置一番……这就是医师的辛苦。当被诊治的患者得到及时处理并转危为安时，患者家属会显出喜悦之色，作为医师你难道不感到幸福吗？这种感受对一名中医师来说更显得突出些，深刻些。

我由1957年9月入学河北中医学院中医医疗本科学习5年，于1962年7月毕业留校，从事中医教学、医疗和科研工作。由20余岁的青壮年到年近80岁形神渐衰的耄耋之年，除担任中医内科学、温病学和方剂学的教学外，还在学院门诊部从事内科疾病的诊疗工作，至今仍在门诊部国医堂按时应诊。我就在这辛苦和幸福中度过了五十余载。"对酒当歌，人生几何？暮年犹在，治病如歌。"

一、为何学中医

中医能治病，能治好病。中医药学有数千年的历史，是中国人民长期同疾病做斗争的极为丰富的经验总结，为中国人民的保健事业和中华民族的繁衍昌盛做出了巨大贡献。

为什么学中医？要从一件难忘的医疗实践说起，那是在20世纪

50年代初期，我由保定卫校（中专）毕业分配到病房工作（大约是1957年春夏交接之际），病房里一位年轻的女性慢性胃病患者（可能是慢性胃炎，已除外胃癌和肝硬变），因饮食辛辣或不甚清洁的食物，出现胃部灼热疼痛、呕吐不止、翻肠倒肚，先吐不消化的酸腐饮食，而后随之吐血，初为小量，逐渐呕血增多。医生采用静脉注射10%葡萄糖10mL加仙鹤草素注射液10mL，一日3次，但疗效不显，患者仍呕血不止，吐血盈碗，烦躁不安。遂请医院中医傅先生诊治，询问病情病史，望闻问切，患者焦躁不安，面色苍白。便叫护士找来一男婴大约40mL童便，买了一支黑墨（陈京墨），在小碗中用童便研黑墨成浓墨汁约30mL，令患者服下。当日患者已禁饮禁食两天，喝浓墨汁行吗？一头雾水。患者服后一小时左右，吐血减少，胃部平稳，不再呕血，安静入睡，翌日转安。中医治疗有效，为何有效？后来学了中医才晓得"血见黑则止"的道理，因浓黑稠黏的墨汁液体有一定的凝血作用。事过20年后1976年因工作的机会又遇到了这位当年患者，她说胃部止血后用中药调理胃肠疾病好转出院，谨慎饮食，保护胃部，饮食适当，至今未再出血，胃肠功能无异常，现从事适当的劳动和工作。

当时我对中医一无所知，这件事后，到图书馆借阅查找报刊，阅读了有关中医的一些政令政策和文献陈述，才知道"中医药学有数千年的历史，是中国人民长期与疾病斗争的极为丰富的经验总结"，所以中医能治病，能治好病。对中医有了兴趣，有了兴趣就有追求，正好有机会（1957年9月）我考上了河北中医专科学校（1958年升格为河北中医学院），抱着极大期望开始学习中医药学。

二、怎样学中医

背诵中医经典理论，实践中锻炼中医治病本领。学到的中医理论经过长期、大量和反复的中医临床实践，在成功经验和失败教训中进一步证实中医理论的正确性和实践的可靠性，切实掌握中医学的特点，成为一名合格的中医师。

河北中医专科学校办学初期与当时卫生部举办的五大中医学院（北京、上海、广州、南京、成都）相比，经验更少，条件简陋，缺少教师，更乏教学经验。教材是由任课老师自编后送印刷社刻印装订而成，教学在十分艰苦的条件下进行，而我们却饶有兴趣地系统学习了中医基础理论。学习《内经》后，懂得了中医是在那个时代确立了朴素的辩证法思想，运用"阴阳""五行"解释人体的生理、病理以及疾病的发生发展变化过程，了解了藏象学、经络学、病机学、脉象学、诊断治疗学等一系列基础理论的精神实质，对"天人合一""整体观念"的基本特点有了初步的认识。后又系统学习了《伤寒论》《金匮要略》《温病学》《中药学》《方剂学》，以及《中医内科学》《中医妇科学》《中医儿科学》《针灸学》等中医基础学及各科临床治疗学，从理论上晓得了中医的六经辨证、卫气营血辨证、脏腑辨证等辨别疾病部位性质的辨证方法和中医治疗常见病、多发病的方药及针灸治疗技术。感觉的东西不能很好理解，只有理解的东西才能更好感觉。虽经系统学习，但很多理论知识和治疗技术不能理解，仅停留在背诵原文阶段，我对于《内经》《伤寒论》《温热论》原文经典内容背诵地滚瓜烂熟，一字不差。虽会背诵，但对实质内容是"不知不解"，顶多"一知半解"。"中医理论如何运用？""中医怎样治病？""中医治疗疾病疗效如何？"头脑迷惑，疑问多多。

学校领导（书记兼院长洛涛）和教学老师（南京支援调入）敏锐地意识到中医教育理论不与实际相结合是培养不出合格中医师的，这是当前最大，也是必须正确面对、需要切实加以解决的问题，是中医教育的方向和出路问题。以往中医教育是师带徒的一带一、一传一的方式，而现在是办中医高等教育以培养大量中医人才的方式。学校虽升格为中医学院但没有附属医院，缺少临床实习基地，仅有学院门诊部满足不了学生的实习需要。当时正值贯彻"教育与生产劳动相结合""学以致用"方针，学校采取了大胆举措，以老师带领学生组成医疗队形式到农村去，到山区去，到缺医少药的基层去，作为实习基地。

我随队到了完县（现顺平县）方顺桥镇，后又到了阜平县沙窝、寿长寺等平原、半山区、深山区的缺医少药农村进行临床实习四个月，实际应用中医方药和针灸治疗了大量的常见病、多发病。如用平胃散治慢性胃病，用二陈汤、三子养亲汤、苏子降气汤治痰喘病，用四君子汤（用党参替代人参）、五苓散治老年人心气虚弱浮肿病，均有较好疗效，验证了中医理论和治疗法则的正确性和可靠性。让我感受最深而至今不能忘却的是"针药"并治妇女的子宫脱垂症，当时半山区、山区的农村妇女由于过度辛劳和多生孩子，身患子宫脱垂症者众多，轻的一度，较重者二、三度。西医虽有子宫悬垂术（这是妇科的大手术），但只能在大城市有技术条件的医院施治极少数的患者，在较苦较贫的农村妇女患者是不可能开展施行的。我采用了"针药并举"的治疗措施，内服补中益气汤（人参价格较贵，用价钱便宜的党参替代）七剂，每剂煎药成汁400～500mL，分三次空腹口服；患者平躺在自家土坑上，用针刺小腹左右"维道穴"，艾条灸"百会穴"（当地无生姜片，用红薯切小片代替）20分钟。一日一次，连续治疗7～14日。治疗中，有的患者告诉我自觉"小腹部有抽抽向上的感觉",坚持治疗一、二周后,不少患者病情或好转或改善或治愈,证明"针药并治"对子宫脱垂的治疗措施切实可行、行之有效。学得的中医理论终于在实践中得到验证,让我对中医真正感兴趣了。

我尊敬的王满城老师看我学习认真,实习努力,是可培养的一个学生,便选派我到张家口宣化人民医院学习。在戴雨亭老大夫的指导下(戴老是北京老国医学院毕业的中医,在当地有较高的威望),研习和实践《伤寒论》。如在病房里用白虎汤治疗阳明气分高热,用麻杏甘石汤治疗小儿肺热咳喘,用小青龙汤治表寒里饮、咳逆倚息不得卧症,用乌梅汤治胆道蛔虫症,用四逆汤挽救少阴心肾阳衰休克症等不胜枚举。我体会最深刻的,是在戴老的教诲下,掌握了运用"十枣汤"治疗渗出性胸膜炎、胸腔积液(悬饮)一套完整诊治方案以及治疗肝硬化腹水的禁忌证、方药的剂量大小及服用次数等宝贵的经验。半年的学习和实践,加深了对《伤寒论》六经辨证理论的理解和认识,为今后临床运用奠定了坚实的基础。

后又选派我到武汉的湖北医院(现为湖北中医药大学附属医院)温热病病房进修实习《温病学》的理论与实践。在李沛霖、吕继端、孙伯泉老师的指导下,反复学习和实践《温热论》《湿热论》的卫气营血辨证理论。在这一理论的指导下,对流行性脑脊髓膜炎、猩红热、伤寒、急性黄疸型传染性肝炎、小儿肺炎、大叶性肺炎等急性传染性疾病和急性感染性疾病进行"卫气营血辨证施治"均取得了较好疗效,尤其对因青霉素、氯霉素和磺胺药物过敏和有严重副反应的患者采用中医中药治疗并能取得显著疗效的则更有临床意义。在对上述疾病的诊疗过程中,由于疾病本身发生发展变化过程的错综复杂性,灵活运用"卫气营血"辨证施治则更显重要,如"卫营合邪""气营(血)两燔""逆传心包""湿热留滞三焦"等复杂和危急的病症变化均能迎刃而解。经过一年的反复学习和认真实践,对《温热论》《湿热论》"卫气营血辨证施治"的精神实质和理论指导价值有了较深刻的认识和理解。

经过五年的学习和实践,我终于取得了中医专业毕业证书,毕业留校在河北中医学院任助教、中医师。中医师证书取得了,但是否是一个"合格的中医师",尚须经实践检验,只有经过长期、大量和反复的临证,进一步提高理论认识和辨证治疗技术,才能达到"中医师"的合格水平,做一名合格的中医师。

除继续在河北中医学院门诊部及时应诊外,1963年8月因水灾到河北蠡县齐村防治流行乙型脑炎（大脑炎）、伤寒等,1964年冬春又随河北省卫生厅医疗队到沧州青县王呈庄防治流行性感冒,1965年随天津中医学院（服从省里的调动）到蓟县北侯子峪下乡搞医教革命时诊治内科杂症患者,1969年随河北新医大学中医系带学生下乡在石家庄无极县泗水开展诊疗工作,1971年又随河北医科大学第二附属医院医疗队到邢台南和县医院指导临床治疗工作,1976年带学生到藁城力羊下乡实习中医治疗技术。

在中医理论指导下,经过长期大量和反复的临床诊治活动,尤其是上山下乡到农村,到缺医少药的基层少则三个月多则一年的临证磨砺,不仅提高了自己的诊治疾病的能力,同时进一步证实了中医理论的正确性和实践的可靠性。经十余年的辛苦努力,把自己锻炼成了一名合格的中医师。

三、怎样发扬中医

继承发扬中医药学是我们中医师应尽的责任和义务。在临床治疗疑难重危病症中发挥中医药的优势，探求中医的治疗途径和有效方药，替代或弥补现代医药治疗学上的缺陷与不足，取得众所公认的效果，丰富医学治疗学。

经过几十年的努力，我们在继承发扬中医药学上做了大量工作，取得了丰硕的成果，这是众所周知、毋庸置疑的，今后还要继续下去，使中医药学更好地服务于人民的健康事业，基于目前现代科学（现代医学）飞跃发展的今天，中医怎样发扬？中医要不要发展，怎样发展？这是需要我们冷静对待，并需深入研究的课题。

1972年初，我有幸到河北医科大学第二附属医院内科病房开展中医、中西医结合的内科疾病的治疗工作。在对冠心病、心绞痛反复剧烈发作和急性心肌梗死及合并心源性休克、严重心律失常、心力衰竭等危急病症的救治中，西药解痉、抗凝、扩容、对抗休克、救治衰竭有显著疗效，而在当时中医仅仅是辅助用药，当一个配角而已。

1974年6月3日内科主任都本洁教授（河北知名少有的名副其实的心血管病专家）指令我治疗一位16岁男性的病毒性心肌炎、病态窦房结衰竭的病危患者，因西医西药治疗无效而束手无策了。患者于2个月前参加运动会长跑3000米时，冒雨着凉，当日夜间发烧（T38℃），翌日腮腺肿胀疼痛，按流行性腮腺炎对症处理，3天后出现心悸、气短、胸部憋闷不适，同时发现脉搏缓慢，有时40次/分，曾昏厥一次，住院诊治22天，查白细胞计数7000，中性68%，淋巴32%，中性粒细胞有中毒颗粒，抗链"O"正常，血沉11mm，X线胸部透视心肺未见病变，心电图检查3次均为窦性心律,心房率、心室率40～43次/分,T波广泛低平倒置,注射硫酸阿托品1mg,心率仅增至50次/分。诊断为病毒性心肌炎、早期窦房结病变综合征。经用阿托品、强的松、三磷酸腺苷、辅酶A、201(对抗病毒)注射液等药治疗,效果不显,病情危重,遂请中医处理。除上述病情外,尚有面色苍白、言语低微、病容憔悴,稍动则心悸、出汗,舌质胖嫩,舌苔白滑,脉象缓迟无力。因邪毒炽盛(流行性腮腺病毒)导致心气受损、心气不足(病毒侵害心肌,病毒性心肌炎,损害窦房结功能衰减)"心力"虚弱。邪盛正衰,祛邪扶正。以祛邪为主,还是以扶正为先?据证当以扶正,扶助虚弱的心气,正复则邪退。遂用四君子汤,党参15g,白术、茯苓、五味子、莲子肉各9g,炙甘草6g。治疗四周(服药28剂),病情改善,适当增加体力活动亦无不适,脉搏较前增快,维持在60～70次/分,7月6日复查心电图为窦性心律,心房率、心室率70次/分,T波变为正常直立。仍用原方药继续治疗8周,症状明显改善,期间复查心电图4次,均未见异常,治疗痊愈出院,停药观察2年亦未反复。通过这一病例的治疗痊愈,全病房的西医内科医师都承认中医治病有效,尤其对病毒性感染患者,中医的治疗优势胜过西药,有的医师甚至非常尊敬我这个中医。在此基础上,我又分别观察和治疗3例和26例,总结临床报告刊登于《河北医药》[1980,(5):44]和《辽宁中医杂志》[1985,9(10):26],后又对本病进行了较全面的分析,撰写了"治疗病毒性心肌炎务须分辨邪正虚实、阴阳盛衰"一文刊登在《河北中医学院学报》[1986,1(1):21-24]。发挥了中医中药在治疗病毒性心肌炎上的治疗优势,替代或弥补了西医西药的治疗缺陷与不足,提高了治愈率,降低了死亡率,这难道不是发扬了中医药的优势吗?

1974年11月2日,内分泌专家赵渭滨教授又责令我治疗一例女性

22岁的皮质醇增多症（柯兴综合征）、肾上腺皮质增生患者。当时西医对本病的治疗虽有放射、手术切除以及药物化学治疗，但疗法复杂，不易掌握和开展，且多复发，一般病程为五年左右，多因感染、心血管病变、糖尿病昏迷等严重的合并症而危及生命。西医的治疗缺陷可想而知，他们怀着可疑的态度给我出了这个难题。怎么办？是畏惧不前，还是知难而上？能否发挥中医药的优势攻克这一难症，是探求中医药的一条有效的治疗途径和方药，必须下定决心。我根据本病的典型体态、症状表现、主要实验室检查结果，以及肾上腺皮质增生症的病理生理学基础，初步判断为"实热蔽瘤""气血俱结"，证属实证、热证、阳证。"实则泻之""热则寒之"，选用大承气汤加味（厚朴、枳实、大黄、芒硝、生何首乌、黄精、龙胆草），荡涤实热，顺畅腑气，通达气机，抑阳扶阴，调整紊乱的脏腑功能，起到对下丘脑—垂体—肾上腺系统的调节作用。经过服用40剂中药后，病情显著改善，典型体态消除，各种内分泌检测指标逐渐下降并恢复正常而出院，停药半年后复查亦属正常，达到治愈。内分泌科的大夫们看到治愈后都很惊讶，不得不承认中医的疗效。也有医师认为仅一例不好说明问题，带有偶然性。是的，但别忘了，偶然性可能具有普遍性的内涵。病例报告在《新医学》杂志［1976，7（10）：476］刊登后，西安程敬亭依据我报道中方药重复治疗肾上腺皮质增生症，亦取得满意疗效［《新医学》，1982，13（1）：20］。一个基层医师运用中医中药治疗这种十分疑难的疾病并取得疗效，难能可贵，这难道不是中医药学巨大优势的体现吗？亦可证明本法方药是治疗这种疑难病症的简便易行、用之有效的治疗途径。沿着这条初步探索出的治疗途径又分别治疗3例［《天津医药》1980，8（9）：566］、7例［《中医杂志》1981，22（9）：24］、10例［《新中医》1983（10）：21-24］，以及对皮质醇增多症糖代谢紊乱的治疗观察［《辽宁中医杂志》1985，9

(3）：8］、肾上腺皮质腺瘤症治释疑［《浙江中医杂志》1985，20（10）：461］、皮质醇增多症与肾实证［《辽宁中医杂志》1982，（2）：15-18］等一系列的临床报告和理论分析，目的在于发挥中医药学的优势，摸索出一条中医治疗本病的有效途径和方药，从而发扬中医药学。

当西医对肺心病、肺性脑病、原发性血小板增多症、肝硬化腹水等一些疑难病症的治疗存在缺陷时，发挥中医药学的优势予以治疗，何乐而不为呢。

在内科病房中用中医中药治疗不少疑难病症都取得可观疗效后，西医大夫们不得不承认中医的治病效果，从歧视、漠视中医转为认可、接受中医了，尤其是高级西医专家们的思想转变更为突出。于是，都本洁教授向医大领导申请组织医大二院、三院、四院的高级内科专家举办脱职一年半的西医学习中医班，由中医学的教师任教，这些老教授们诚诚恳恳、兢兢业业地学习中医理论和治疗技术，收获颇丰，中西并举，真是如虎添翼、成就多多。

2008年，我被评为河北省药首届"十二大名医"，后在老中医专家传承工作室和河北中医学院门诊部国医堂中，与刘惠聪、方诺、周爱民、靳红微等教授、主任医师及青年研究生们共同研讨，以理气活血方药治疗冠状动脉粥样硬化、管腔狭窄，防止出现严重的心绞痛和心肌梗死；以调养心神方药调整"心神"与"心血"之间的关系，治疗心律失常；以清热宣肺方药治疗慢性支气管和肺部炎症，改善肺通换气功能，防止出现肺心病、肺性脑病；以滋阴潜阳或益气养心方药，治疗高血压性心脏病或心肌病的心脏扩大，改善心脏功能，防止出现心力衰竭，发挥中医药辨证论治的优势，替代或弥补西医在治疗学上的缺陷与不足，从而进一步发扬中医药学。

以上就是我为何学中医、怎样学中医、怎样发扬中医药学的点滴体会，必有粗疏之处，敬请同道赐教，以鼓舞我耄耋之年仍在继续进行的中医药治疗工作。

此外，我工作室的刘惠聪主任医师、方诺副主任医师、周爱民教授、靳红微教授、方朝义教授抽出大量时间整理我的临床报道和学术文章，汇集成册，着实费了很大工夫，谨表谢意。

所谓"燕赵医话"，均在这些资料讨论中有所表述。由于水平的限制，对某些问题的认识和见解必有一些片面性或不恰当说辞，亦请同道指点教正，我之望也。

既然是"燕赵医话"，希望河北省的同道们均可利用这一平台论述治疗某个系统、某些疾病，尤其是对疑难重危病症的辨证论治体会、见解和观点一并发表，见仁见智，活跃"燕赵医话"这一难得建立起来的学术论坛，在继承发扬中医药学上大显身手、大展宏图。

薛芳
2017年1月10日

目 录

I 冠心病 001

II 心律失常 033
  心律失常在脉象上的反映及其辨证论治 034
  调养心神在心律失常中的应用 052
    附：调养心神治疗心律失常 57 例临床分析 058
  慢性房室传导阻滞的辨证治疗 066
  安心汤治疗过早搏动的临床观察及实验研究 070
  安心汤治疗过早搏动的临床研究 077
  独创知母汤调养心神 084

III 病毒性心肌炎 091
  病毒性心肌炎与"邪毒侵心" 092
  扶正益气法治疗病毒性心肌炎 3 例 101
  补益心气和滋养心阴治疗病毒性心肌炎慢性期 26 例临床体会 104
    附：薛芳教授诊治病毒性心肌炎的经验 107

IV 风湿性心脏瓣膜病 113
  慢性风湿性心脏瓣膜病与心气虚弱 114
  苓桂术甘汤治疗心脏急难重危证 122

V 脑血管疾病 129
短暂性脑缺血发作与"小中风" 130
补阳还五汤新解 143

VI 高血压病 149
高血压病与"阴虚阳亢" 150
——调压煎治疗高血压病的临床观察及实验研究

VII 肺性脑病与"痰热阻肺" 161
浅谈肺性脑病的辨证论治 162
——《王旭高医案》《临证指南医案》等学习体会
清化痰热治疗肺性脑病 170
清气化痰丸的妙用 173

VIII 呼吸窘迫综合征 177
急性呼吸窘迫综合征与阳明腑实喘满证 178
大承气汤治疗家兔呼吸窘迫综合征的实验研究 182
大承气汤治疗严重创伤呼吸窘迫综合征的临床研究 186

IX 皮质醇增多症 189
黄精、大承气汤加味治愈皮质醇增多症 1 例报告 190
中药治愈肾上腺皮质增生症 195
大承气汤加味治疗皮质醇增多症 3 例报告 197
大承气汤加味治疗皮质醇增多症 7 例疗效分析 200
大承气汤加味治疗皮质醇增多症（附 10 例临床观察） 204
皮质醇增多症与肾实证 213

X 其他急难重症   221

滋养肾阴合活血化瘀治疗原发性血小板增多症   222

燥湿健脾治疗结肠息肉   227

"五脏皆令人咳"及其临床   230

干燥综合征与"燥胜则干"   237

银翘散去豆豉加细生地大青叶元参丹皮汤新用   242

伸筋草汤泡浸法治疗脑卒中后手足拘挛   249

通腑泄热法治疑难杂症   251

滋阴降火法治难病   254

中药为主治疗毒性弥漫性甲状腺肿 68 例   260

I 冠心病

冠状动脉粥样硬化性心脏病，简称冠状动脉性心脏病或"冠心病"，是指冠状动脉因粥样硬化发生管腔狭窄或闭塞导致心肌缺血缺氧而引起心绞痛、心肌梗死、心肌硬化的心脏病变。冠心病是现代医学的疾病名称，中医学虽无此病名，但在长期的临床实践中总结出不少丰富的理论知识和宝贵的实践经验，不仅对防治冠心病有重大的指导意义，而且在中医或中西医结合诊治冠心病中做出了积极贡献，对这些理论知识和实践经验，应予认真学习和研究。

一、中医学类似冠心病的记载及其分析

中医学类似冠心病的记载很多，应当认真分析，吸取精华，这对认识冠心病颇有助益。早在公元前二世纪的中医学文献《内经》(包括《素问》和《灵枢》)中就有不少类似冠心病的记载，特选两段，并作初步分析。

1.《素问·藏气法时论》 "心病者，胸中痛，胁支满，胁下痛，膺背肩胛间痛，两臂内痛"的记载。这段记载类似心绞痛发作的表现：①"心病者"，是指病变部位在心脏；②"胸中痛，胁支满"，是说发作时有胸部疼痛、胸胁部憋闷胀满不适等症状；③"胁下痛，膺背肩胛间痛，两臂内痛"是说胸部疼痛可放射到胸膺、背部、肩胛部和两臂内侧等部位，显然是指心绞痛发作时出现的放射性疼痛。

2.《灵枢·厥病》 "真心痛，手足青至节，心痛甚，旦发夕死，夕发旦死"的记载。这段记载类似急性心肌梗死及合并心源性休克的危急病情表现：①"真心痛"有三方面的意义，一是说病变部位在心脏，二是真正心脏疼痛症状，三是真正心脏疼痛应与心口痛(胃脘疼痛)鉴别。②"手足青至节"中"青"作清冷、冷凉解释；"节"是关节部位，

是循环障碍或循环衰竭的症状，手部冷凉至腕关节，足部冷凉至踝关节，病情尚轻，仅是心肌梗死过程中的循环障碍；手部冷凉至肘关节，足部冷凉至膝关节，病情严重，多是心肌梗死合并心源性休克的循环衰竭的危急征象。③"心痛甚"是指剧烈、严重的心绞痛。④"旦发夕死，夕发旦死"，从字面来看是早晨发病、晚间死，晚间发病、第二天早晨死。但不能仅从字面理解，是说由于剧烈的心痛，病情严重，预后不好，死亡率很高。在古代，由于历史条件的限制，抢救手段较差，死亡率的确很高；而在现时条件下，有较好的抢救手段和措施，采取中医或中西医结合的治疗方法，调动医患双方的积极性，严密观察和监护，有不少心肌梗死合并心源性休克的患者抢救成功，治疗痊愈，恢复健康，从而大大降低了本病的死亡率。

据报道，其死亡率已从 25% 下降至 10% 以内，有单位已把死亡率控制在 8% 以下，因此不能单从字面看问题。但这句话细细分析起来却又包涵不少道理：①为何患者死亡多发生在夜间？是否与昼夜的阴阳气血变化有关？众所周知，昼为阳，夜为阴；气为阳，血为阴。真心痛的基本病理在于"瘀血停滞"，昼日心主血脉的功能尚好，瘀血尚能流行；夜间心主血脉的功能更为低下，瘀血停滞益甚，容易造成死亡。这种情况在其他疾病中也是一样，当机体处于衰竭状态时，其死亡也多发生在夜间。②联想到患脑动脉粥样硬化而致脑供血不足的病人，往往在夜间睡眠或静止状态下容易发生脑血栓形成，出现半身不遂；患血栓闭塞性脉管炎的病人，也是在夜间患处剧烈疼痛，不可忍受，可能也与昼夜的阴阳气血变化有关。③基于上述，需要研究白天与黑夜的机体血液循环、冠状循环是否一样、有无差异、为何不同？白天与黑夜的血流动力学有无改变、为何有改变？白天与黑夜的神经机能状态有无变化、为何有变化？这是需要深入研究和证实的。④客观证明本病的确在夜间多发生死亡，当对上述问题搞清楚后，在入夜之前或夜间细心监护，积极采取措施，纠正差异，弥其不足，补其未备，防患于未然，杜绝死亡，又可使死亡率大大降低。

通过对上述这两段类似冠心病记载的分析，可以看出，中医学尽管受历史条件的限制，竟有如此描述，的确难能可贵。关于本病的类似记载和论述，历代医家著述很多，如《金匮要略》《诸病源候论》《脉经》《外台秘要》等，至今对于冠心病的防治仍有指导意义，不——举述。

二、病名分析

1. 类似冠心病的病名

在中医学医籍中，类似冠心病的病名很多，经常见到的大致有以下几个：

（1）**真心痛**：以疼痛的部位在心脏而命名。

（2）**瘀血心痛**：以心痛的基本病机"瘀血"命名。

（3）**厥心痛**：以剧烈的心痛致厥命名（厥是四肢厥冷）。这个名称十分类似急性心肌梗死合并心源性休克的循环衰竭。

（4）**久心痛**：心痛日久不愈，病程较长而命名，类似慢性冠状供血不足出现的胸痛。

（5）**心胃痛**：以心痛发作时放射到胃脘部的疼痛不适而命名。

（6）**心痹**：以心中气血闭塞不通引起的心痛而命名。

（7）**胸痹**：这个名称目前普遍采用，即指冠心病心绞痛。不过"胸痹"命名意义广泛，它以概括的病变部位以及气滞血瘀、闭塞不通的病理机制，并产生胸痛彻背的心痛症状而命名。胸，是指病变部位在胸部心中；痹，是闭塞不通的意思。为何闭塞不通？因为气滞血瘀。也就是说，由于气滞血瘀而致闭塞不通，"不通则痛"，所以出现胸部疼痛并可放射到背部亦疼痛不适的症状，即为"胸痛彻背"。

上述名称尽管不同，但都是指冠心病之"典型心绞痛发作"，国际上称"劳累型心绞痛"。

2. 典型心绞痛发作

心绞痛是冠状动脉供血不足，心肌急剧的、暂时的缺血与缺氧所引起的临床证候，其特点为阵发性的前胸压榨性疼痛感觉，主要位于胸骨后部，可放射至心前区与左上肢，常发生于劳动或情绪激动时，持续数分钟，休息或用硝酸酯制剂后疼痛立即消失。本病多见于男性，多数病人在40岁以上，劳累、情绪激动、饱食、受寒、阴雨天气、急性循环衰竭等为常见的诱因。心绞痛为一时性心肌供血不足所引起，心肌多无组织形态改变。

（1）**部位**：多局限于心前区、胸骨后中部或上三分之一。较轻发作时仅局限于一处，随着病程的延长，其疼痛范围也逐渐弥散。

发作时，疼痛多按一定的方向和部位放射，可放射到胸骨下部、剑突区；双侧胸部（以左侧多见）；上臂（特别是左臂内侧与小指）；亦可放射到上腹部、肩胛间或一侧肩上部。近年来有报告放射到咽喉和牙齿的病例。

大多数典型心绞痛发作的疼痛部位和放射途径比较固定，并与呼吸及体位变动无关。

（2）**性质**：典型心绞痛发作的疼痛性质多是一种压迫感、紧束感、缩窄感样疼痛，其他还有"束带样""钳夹样"感觉，以及胸部发堵、憋气、发闷等感觉。大多数心绞痛病人都不是剧烈的"刀割样""刀绞样"疼痛。因为心绞痛发作通常为轻度或中度，不像平滑肌痉挛所产生的"绞痛"那样严重剧烈，且典型心绞痛发作往往在活动减少或停止时疼痛即可缓解。若病人自诉心尖部有"针刺样"感或"一跳一跳样间歇疼痛"，并能用手指指出一二个疼痛点，则不太可能是心绞痛发作。

（3）**时限**：典型心绞痛发作的疼痛时限大多持续2～3分钟，短于1分钟或长于15分钟者罕见。因情绪激动引起的心绞痛发作，疼痛持续时间可能长一些,但一般不会超过30分钟。但在临床上不能过分强调病人自述的发作时限,因大多数病人在心绞痛发作时,难以准确计算究竟持续了多长时间。

(4)有一定的诱发因素:典型心绞痛发作均与不同情况的诱发因素有关,因这些诱发因素引起心肌供血阻力加大或心肌耗氧增加而诱发心绞痛发作。常见的诱发因素有:①劳累,如急走、爬坡、上楼、提物、游泳等,甚至有的病例可因淋浴、理发、搓澡或刮胡须等上臂轻微运动即可诱发。因劳累时心率加快,血压升高,心肌氧耗量增加,超过了冠状动脉粥样硬化最大供氧能力。②情绪激动,如情志变化,恼怒,生气,着急;不良情绪刺激,紧张,兴奋;以及观看比赛、悲情戏剧、惊险电影电视,超速驾车,驾车时突遇险情,堵车时间较长不能耐心等待,演讲、发言时不能控制情绪,还有性爱等因素均可诱发。因情绪激动时交感神经兴奋,儿茶酚胺分泌增多,使心率增快,血压升高,增加心肌耗氧量而诱发心绞痛发作。③气候变化,冬天季节气候寒冷,夏天暑热高温,长夏潮湿闷热、气压较低等气候变化,尤其是骤变时均可诱发。因寒冷情况下,气温过低,可使血管收缩,外周小动脉阻力增大,血压升高;气温过高时可使心率快,周围血管扩张,出汗较多,心排血量增加,心室容量相应增加;潮湿闷热天气,气压较低,可使排血量增加50%左右。上述气候变化情况均可增加心肌耗氧量而诱发心绞痛发作。④饱餐、饮酒过量,可使心率增快,心排血量增加,心肌耗氧量增加,亦能诱发本病发作。

上述因素诱发心绞痛均在不良因素刺激之当时,如劳累、剧烈运动之当时,情绪激动之当时,受寒着凉、暑热劳作、饱餐之当时发作,并非不良因素过后或休息安静之后出现。

(5)缓解方式:典型心绞痛发作时,通常在舌下含硝酸甘油片后3分钟内起作用,疼痛停止,如果不能中止而疼痛时间较长者,应怀疑心肌梗死。

体力活动诱发的心绞痛，在运动停止后或休息时，在短时间内可以缓解。

情绪激动诱发的心绞痛，可随着情绪平稳、心平气和而发作消退。

上述典型心绞痛的发作特征在诊断上有重要意义。

（6）**心电图检查：**休息时，心电图检查有明显的心肌缺血改变。典型心绞痛发作时，尚需做休息时心电图等辅助检查，休息时心肌供血不足的心电图表现为S-T、T波异常。1979年全国冠心病会议拟定诊断标准，将R波占优势的导联上出现缺血型S-T下降大于0.076mV者，列为心电图明显心肌缺血的依据；缺血型S-T下降大于等于0.05mV者，列为可疑心肌缺血的依据。T波低平或倒置。此外，缺血型S-T段下降和T波改变所出现的导联，对判断心肌缺血的部位，在一定程度上具有定位意义：即Ⅱ、Ⅲ、aVF导联提示下壁心肌供血不足；Ⅰ、aVL及V_5导联提示前侧壁心肌供血不足；多数导联均可见到，则提示广泛前壁心肌供血不足。

综上所述，典型心绞痛发作是突然发生的位于胸骨上段或中段之后的压榨性、闷胀性或窒息性疼痛，亦可能出现大范围心痛区，可放射至左肩、左上肢前内侧，达无名指和小指，偶可伴有濒死的恐惧感觉，往往迫使病人立即停止活动，重者还可出汗。疼痛历时1～5分钟，很少超过15分钟；休息或含用硝酸甘油片后，在1～2分钟内（很少超过5分钟）消失。常在体力劳累、情绪激动（发怒、焦虑、过度兴奋）、受寒、饱食、吸烟时发生。其他如贫血、心动过速或休克时亦可诱发。此外，还有不典型的心绞痛，疼痛可位于胸骨下端，左心前区或上腹部，放射至颈部、下颌、左肩胛部或右前胸，疼痛可很轻或仅有左前胸不适发闷感。

近年来，根据预后和可供选择的治疗方法的不同，将心绞痛细分为如下若干型（资料来源于《实用内科学》）：①稳定型心绞痛，亦称普通型心绞痛。指由心肌缺血缺氧引起的典型心绞痛发作，其性质在1～3

个月内并无改变。即每日和每周疼痛发作次数大致相同，诱发疼痛的劳累和情绪激动程度相同，每次发作的疼痛性质和疼痛部位无改变，疼痛时限相仿（3～5分钟），无长达10～20分钟或以上者，用硝酸甘油后也在相同时间内产生疗效。此为最常见的心绞痛类型，多为劳累性心绞痛。②初发型心绞痛，指病人过去未发生过心绞痛或心肌梗死，而现在发生由心肌缺血缺氧引起的心绞痛，时间尚不到1个月。有过稳定型心绞痛，但已数月不发生心绞痛的病人在发生心绞痛时，有人也归入本类。③不稳定型心绞痛，亦称进行性或恶化型心绞痛。指原有稳定型心绞痛的病人，在3个月内疼痛的频率、程度、诱发因素经常变动，进行性恶化或又恢复为稳定型。在恶化阶段，病人的痛阈逐步下降，于是较轻的体力活动或情绪激动即能引起发作，故发作次数增加，疼痛程度较剧，发作的时限延长，可超过10分钟，应用硝酸甘油后不能使疼痛立即或完全消除。发作时，心电图 S-T 段明显压低与 T 波倒置，但发作后又恢复，且并不出现心肌梗死的变化。④卧位型心绞痛，亦称休息时心绞痛。指在休息时或熟睡时发生的心绞痛，其发作的时间较长，症状也较重，发作与体力活动或情绪激动无明显关系，常发生在半夜，偶尔在午睡或休息时发作。疼痛常剧烈难忍，病人烦躁不安，起床走动。体征和心电图变化均较稳定型心绞痛明显，硝酸甘油的疗效不明显，或只得到暂时缓解。本型心绞痛可由稳定型心绞痛、初发型心绞痛或不稳定型心绞痛发展而来，预后较差，可发展为急性心肌梗死或发生严重心律失常而死亡。其发生机理可能与夜梦、夜间血压降低或发生未被察觉的左心室衰竭，以致狭窄的冠状动脉远端心肌灌注不足，或平卧时静脉回流增加、心脏工作量增加、需氧量增加等有关。⑤变异型心绞痛，本型病人心绞痛的性质与卧位心绞痛相似，也常在夜间发作，但发作时心电图表现不同，显示有关导联的 S-T 段抬高，而与之相对应的导联中则 S-T 段可压低。目前已有充分资料证明，本型心绞痛是由于在冠状动脉狭窄的基础上,该支血管发生痉挛,引起一片心肌缺血所致。但冠状动脉造影正常的病人,也可由于该动脉痉挛而引起本型心绞痛。冠状动脉的痉挛可能与α肾上腺素能受体受到刺激有关,病人多迟早会发生心肌梗死。⑥中间综合征,亦称冠状动脉功能不全。指心肌缺血引起的心绞痛发作历时较长,达30分钟到1小时以上,发作常在休息时或睡眠中发生,但心电图、放射性核素和血清酶检查无心肌梗死的表现。本型心绞痛的性质是介于心绞痛与心肌梗死之间类型,常是心肌梗死的前奏。⑦梗死后心绞痛,是急性心肌梗死发生后一个月内又出现的心绞痛。由于供血的冠状动脉阻塞,发生心肌梗死,但心肌尚未完全坏死,一部分未坏死的心肌处于严重缺血状态下发生疼痛,随时有再发生梗死的可能。

认真学习和细致掌握上述心绞痛的发作特点、诊断标准以及临床类型等知识,对于认识和治疗本病具有较大的理论意义和临床指导价值。

此外,按劳力时发生心绞痛的情况,又可将心绞痛的严重程度分为四级。

Ⅰ级:日常活动时无症状,较日常活动重的体力活动如平地小跑步、快速或持重物上三楼、上陡坡等时引起心绞痛。

Ⅱ级:日常活动稍受限制,一般体力活动如常速步行3~4华里,上三楼、上坡等即引起心绞痛。

Ⅲ级:日常活动明显受限,较日常活动轻的体力活动如常速步行1~2华里,上二楼、上小坡等即引起心绞痛。

Ⅳ级:轻微体力活动如在室内缓行,即引起心绞痛,严重者休息时亦发生心绞痛。

三、病因病机的论述

1. 有关病因病机的记载

中医学关于本病病因病机的记载,大多散在于各医学典籍之中,概括起来大致有以下几种说法和论点。

（1）寒气说

《素问·举痛论》指出："经脉流行不止，环周不休，寒气入经而稽迟，泣而不行，客于脉外则血少，客于脉中则气不通，故卒然而痛。"

《脉经》中指出："厥心痛者，为寒气客于心包络也。"

《诸病源候论》中指出："寒气客于五脏六腑，因虚而发，上冲胸间，则为胸痹。"

其他如《医学正传》《杂病源流犀烛》等医学书籍中，也均谈到"寒气与心痛发作"有关。

（2）酒食说

《儒门事亲》中谈道："膏粱之人……酒食所伤，胀闷痞膈。"说明酒食及膏粱厚味与本病的形成有关。

（3）痰涎、瘀血、情志说

《类证活人书》记载："包络之痛，亦有失血之后，瘀血留滞，胸中隐隐痞痛；亦有痰涎停伏，窒碍不通而痛；更有本经血滞气郁……皆俗所谓之心痛也。"

《古今医鉴》也指出："心脾痛者，或因身受寒邪，口食冷物……素有顽痰死血，或因恼怒气滞，种种不同。"

说明痰涎、瘀血和情志变化等因素与本病的形成和心痛发作有关。

（4）阳虚阴盛说

《金匮要略》中记载为："夫脉当取太过不及，阳微阴弦，即胸痹而痛，所以然者，责其极虚故也。"

《医门法律》也有"胸痹总因阳虚，故阴得乘之"的记载。

说明阳虚阴盛，气虚血瘀是本病的基本病机。

中医学对本病病因病机的记载和论述是比较丰富的，但因历史条件的限制，我们还不能洞察本病的本质，而对所述之寒气、酒食、痰涎、瘀血、情志和阳虚阴盛等病因病机，亦应认真分析研究，同时要有机联系，才能正确地认识本病，为辨证施治奠定基础。

2. 病因、诱因和病机的联系

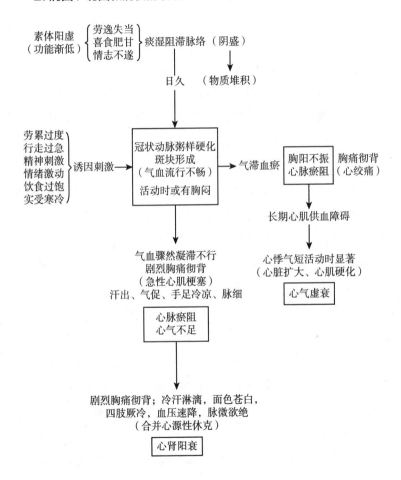

3. 病机分析

冠心病患者年龄多在40岁以上，其机体代谢功能已趋减低，体质又多肥胖丰满，素体阳虚，功能低下，物质易于堆积，代谢障碍，类脂质易沉积。这个时期原因：①劳逸失当，喜逸少劳，运动功能减退，湿浊不行，蓄积于里，日久转化为"痰"，蕴于胸，淫于心，阻滞于脉道，脉络涩滞，血流相对减少；②喜食肥甘厚味，膏粱厚味、浊阴之品堆积过多，化为脂液，浸淫脉络，脉络涩滞狭窄，血行不畅；③生活不节，伏案少动，或生活不规律，机体功能低下，不能抵御寒冷，寒气入经而稽迟，血脉流行不畅。由于上述原因，阳虚（功能低下）阴盛（脂类堆积），痰湿阻滞于脉络（包括心之脉络），日久形成冠状动脉粥样硬化。

本病阳虚阴盛，痰湿阻滞于心脉（冠状动脉粥样硬化经冠状动脉造影证实）之病理基础已经形成，必然影响气血运行，临床上或可表现为活动时出现程度不等的胸部憋闷不适、善太息等症。但因机体体质不同，病情表现也有差异，大致又有两种不同的证情：①阳虚阴盛，除胸部憋闷外，兼有活动时心悸、气短、乏力、身倦、脘腹胀满、舌苔白或腻、脉缓或迟涩；②肝肾阴虚，除有胸部憋闷不适外，多有失眠、多梦、头晕耳鸣、心悸阵发、心烦不安、腰酸腿软、舌红少苔、脉细数等症。

在阳虚阴盛、痰湿阻滞于经络（冠状动脉粥样硬化）的病理基础上，在日常生活、工作中，又由于劳累过度、剧烈运动、行走过急、精神刺激、情绪激动、饮食过饱、突受寒冷等不良因素刺激（引起血压升高，血流阻力加大；心率增快，心肌耗氧量增加），使本来的气血流行不畅更为加重，"不通则痛"，出现胸阳不畅，心脉瘀阻的"胸痹"，临床上表现为胸痛彻背（心绞痛）。由于诱发因素的不同，病情表现则有差异，大致有五种情况：①血瘀兼气滞：胸部憋闷疼痛，脘腹胀满，大便不通或涩滞不爽，少有矢气，苔白，脉弦。②血瘀兼气虚：胸部闷痛，以胸闷为主，并有心悸气短，活动时显著，血压偏低，心率偏慢，舌苔薄白，脉细。③血瘀兼阳亢：胸部闷痛，以疼痛为主，烦躁不安，失眠多梦，面红目赤，头晕头痛，情绪激动，口干舌燥，苔白或苔黄，脉弦数。④血瘀兼寒凝：胸部闷痛，以痛为主，受寒着凉时发作，面色苍白，形寒怯冷，苔白滑，脉迟涩。⑤血瘀兼痰浊：胸部闷痛，以胸部闷塞为主，善太息，形体肥胖，舌苔白腻，脉滑。

若诱发因素比较剧烈、持久，使本来流行不畅的气血骤然凝滞不行，便可出现剧烈的胸痛彻背（心绞痛，心肌梗死），剧痛时汗出，气促，手足不温，血压下降，舌质紫或紫红、或紫暗，脉细或数、或迟，此证为心脉瘀阻，心气不足。

若诱发因素更较剧烈、突然、持久，或心脉瘀阻、心气不足证（急性心肌梗死）救治不当，护理不周，剧烈胸痛彻背后冷汗大出，面色苍白，四肢冷凉或四肢厥冷，血压迅速下降至80mmHg以下，少尿或无尿，脉微细欲绝，即为心肾阳虚证（急性心肌梗死合并心源性休克）。

在阳虚阴盛、痰湿阻滞心脉（冠状动脉粥样硬化）的基础上，气血流行不畅日久，或胸痹证（心绞痛）日久不愈，气血流行不畅（长期心肌血液供应障碍）。临床上出现心悸、气短、自汗，活动时加重，两下肢浮肿，小便不利，或有夜间胸闷喘逆，咳吐泡沫稀痰，有心脏扩大，舌质淡胖，苔白滑润，脉沉、迟、细、弱，则为心气虚、心血瘀（心肌硬化、心脏扩大、心力衰竭）的衰竭病证。

认识本病的病理机转，必须掌握以上五种病理变化。阳虚阴盛、痰浊阻滞于心脏（冠状动脉粥样硬化）为冠状动脉的形态改变；气滞血瘀、胸阳不畅、心脉瘀阻（心绞痛）是冠状动脉的供血功能不足；心脉瘀阻、心气不足（急性心肌梗死）是心肌的病理损害；心肾阳虚（急性心肌梗死合并心源性休克）是严重的心肌损害导致的心脏及循环衰竭，全身机体功能衰减；心气虚、心血瘀（心肌硬化、心脏扩大）是心肌质的改变，引起心脏功能低下或衰减。

四、辨证施治

1. 要认真学习、掌握和研究中医学有关本病辨证论治的记载

中医学家经过长期、大量、反复的临床实践，积累了十分丰富的诊治经验，并形成了较为完整的辨证论治理论，至今仍有临床实践价值。记载比较早、运用比较广的是《金匮要略》中的辨证施治方药，为了有效的运用于临床，有必要认真学习，掌握实质。①"胸痹之病，喘息咳嗽，胸背痛，短气，寸口脉沉而迟，关上小紧数，栝楼薤白白酒汤主之（栝楼、薤白、白酒）"。适用于冠心病心绞痛气滞寒凝证。②"胸痹不得卧，心痛彻背者，栝楼薤白半夏汤主之（栝楼、薤白、半夏）"。适用于冠心病心绞痛气滞痰湿证。③"胸痹心中痞，留气结在胸，胸满，胁下逆抢心，枳实薤白桂枝汤主之（枳实、厚朴、栝楼实、薤白、桂枝）""人参汤亦主之（人参、甘草、干姜、白术）"。前者适用于冠心病心绞痛胸阳不畅，兼有脘腹胀满，腑气不通，气机滞塞证。后者只能用于冠心病心绞痛长期反复发作，兼有左心功能不全，症见心悸、气短、自汗，活动时显著加重，脉虚，舌淡者；也可用于冠心病心肌硬化心脏扩大，左心功能不全或衰减，表现为心气虚弱证者。④"胸痹，胸中气塞，短气，茯苓杏仁甘草汤主之（茯苓、杏仁、甘草）；橘枳姜汤亦主之（橘皮、枳实、生姜）"。前方或可用于冠心病慢性供血不足，心肌硬化，心脏扩大，左心衰竭，肺瘀血，肺水肿，水气犯肺证；若兼有消化道功能紊乱，胃脘胀满，则用后方施治。⑤"胸痹缓急者，薏苡附子散主之（薏苡仁、炮附子）"。适用于冠心病心绞痛，因寒气侵袭导致心痛频繁、剧烈发作，用散剂缓急止痛，似与现代医学应急时用硝酸甘油急救扩冠、解痉止痛相符。⑥"心中痞，诸逆心悬痛，桂枝生姜枳实汤主之（桂枝、生姜、枳实）"。适用于寒凉伤胃，胃脘胀满诱发心绞痛发

作的"胃冠反射"。⑦"心痛彻背，背痛彻心，乌头赤石脂丸主之（川椒、乌头、附子、干姜、赤石脂）"。适用于冠心病心绞痛，因寒凉侵袭诱发剧烈而频繁的心绞痛发作，用丸剂温阳逐寒，缓急止痛，与现代医学应急舌下含服硝酸甘油急救止痛一致。是否在严密观察条件下，酌情用于急性心肌梗死或合并心源性休克之心肾阳衰证，情况危急时作抢救方药。上述《金匮要略》记载的治疗方药，对于冠心病心绞痛、心肌梗死、心肌硬化，甚至心肌梗死合并心源性休克的治疗是肯定有效的，但应在大量的实践活动中证实其临床的可靠性，并不断地进行整理和提高。

近几十年来，全国各地广泛开展了对本病的中医和中西医结合防治的研究工作，总结出不少行之有效、疗效可靠的治疗途径和方法，如辨证论治途径、活血化瘀途径、芳香温通途径、宣痹通阳途径等。这些方法和途径尽管不同，但均是针对本病的基本病机进行实践观察和科学研究的，因而都能收到一定的疗效。目前西医与中医治疗冠心病的差别主要在于认识上的差异。西医针对本病的基本病理改变，普遍采取扩张冠脉、降低血脂、扩容抗凝等治疗方法和药物，往往忽视或不注意个体差异；中医强调辨证论治，从个性出发，既着眼于疾病的病机，又考虑引起疾病的许多因素，从整体出发，研究治疗方药，而少讲究本病的基本病理改变，忽视这个共性。这种不同的认知方法和治疗技术，各有优势与不足。如能做到中医为主结合西医，或西医为主结合中医，或中西医有机结合，取长补短，还是能够提高疗效，缩短病程，降低病死率的。随着科学的进步，现代医学针对冠心病的危急病变采用心脏冠状动脉的介入治疗手段，挽救了生命，大大地促进了医学进步和发展。经过若干年的实践又发现，介入治疗后再出现病变怎么办？介入治疗能否根治冠心病？这是医学界必须回答并加以解决的实际问题。

2. 依据病机予以施治

为了掌握中医对本病的辨证施治，制订合理的治疗法则，选取恰当的治疗方药，依据病机变化，结合患者的个体差异，可能会进一步提高疗效。

（1）关于"痰浊"阻塞于脉络（冠状动脉粥样硬化）的治疗

这是中医和中西医结合应予重视的研究课题之一。目前多以助正、益气、补肾、运湿、泄浊等方药治疗，以期收到降低血脂、消除冠状动脉斑块的效果。常用的药物有人参、党参、太子参、西洋参、鹿茸、肉桂、枸杞、熟地、桑寄生、杜仲、菟丝子、何首乌、山萸肉、夜交藤、玉竹、黄精、芡实、金樱子、补骨脂、玄参、麦冬、茵陈、草决明、槐米、夏枯草、白术、茯苓、泽泻等药；以及首乌丸（首乌、牛膝、菟丝子、女贞子、桑叶、银花、豨莶草、旱莲草、杜仲、桑椹、黑芝麻）、六味地黄丸（熟地黄、山萸肉、山药、泽泻、丹皮、茯苓）、金匮肾气丸（肉桂、附子、熟地黄、山萸肉、山药、泽泻、丹皮、茯苓）、北京冠心Ⅲ号方（首乌、补骨脂、生黄芪、当归、香附、丹参、鸡血藤）、北京冠心Ⅳ号方（黄精、柏子仁、菖蒲、昆布、海藻、郁金、元胡、山楂）、北京冠心Ⅴ号方（黄精、首乌、柏子仁、昆布、郁金、元胡、生蒲黄）、补骨脂丸和菟丝子丸等方药。上述方药经过药理实验研究证实，均具有不同程度的降低血脂、消除动脉粥样硬化斑块、对抗衰老的作用。因其需要长期服用，也应分辨气虚、阳虚、阴虚。气虚者选择具有益气作用的方药，阳虚者选用具有温阳作用的方药，阴虚（肝肾阴虚）者选取具有滋阴作用的方药，可能疗效会更满意，还避免出现不对证引起的副作用。

研之临床，目前有不少三高患者（高血压、高血糖、高血脂），经过CT冠状动脉扫描、冠状动脉造影证实冠状动脉斑块形成，并有程度不等的管腔狭窄，心电图反应供血功能确有动态缺血改变。对于这些患者，应联合选用平肝潜阳（天麻、钩藤、龟板）、滋阴降火（黄精、天花粉、生地、山萸肉、知母、黄柏、玄参、夏枯草）、活血通络（赤芍、丹参、制穿山甲）等，或可收到调整血压、降低血糖、改善血脂、供血进步的效果。治疗中务须注意平和情绪、调摄饮食、适当活动等辅助措施，更能获得满意疗效。

门诊遇一48岁男性患者，血压升高，平时140/100mmHg，饮酒后可达到180/110mmHg，心率增快，90～100次/分，并有轻度胸部憋闷疼痛，查血脂升高，心电图有轻度S-T和T波改变，CT冠状动脉扫描提示某个部位斑块形成，并有软斑块，轻度狭窄小于40%，舌苔薄黄，两手掌显著发红，脉弦数。据证用滋阴平肝潜阳（天麻、钩藤、夏枯草、玄参、制龟板）、行气活血通络（醋制香附、醋制元胡、瓜蒌、赤芍、丹参、制穿山甲）、养心安神（炒枣仁、龙齿、珍珠母、黄连）等方药治疗，并嘱其注意情绪稳定、少饮醇酒，三个月后血压稳定，血脂正常。再查CT冠状动脉扫描，提示软斑块消除。

另一60岁女性患者，形体肥胖，脘腹胀满，大便不通，心率缓慢，50～60次/分，血脂增高，心电图有轻度T波改变，CT冠状动脉扫描提示某部位斑块形成，管腔狭窄大于80%。用中药行气活血通络、消胀通腑方药治疗三个月，心率维持60～70次/分，血脂正常，心电图供血功能有进步，脘腹胀满消除。后在医院做冠状动脉造影显示冠状动脉狭窄部位小于40%。

以上虽属个例，不好说明问题，但不可否认中医中药的治疗优势。若经大量观察，严格检测，展望前景是可观的。

（2）关于气滞血瘀（心绞痛）的治疗

对于气滞血瘀（心绞痛）的治疗，中医中药的疗效是满意的，已为实践所证实。其治疗法则多为宽胸理气、活血化瘀。临床常用的宽胸理气方药有瓜蒌、薤白、郁金、菖蒲、降香、香附、苏梗等药；以及栝楼薤白白酒汤、栝楼薤白半夏汤、枳实薤白桂枝汤等方。常用的活血化瘀方药有川芎、赤芍、红花、当归、桃仁、丹参、鸡血藤、水蛭、蒲黄、五灵脂、三棱等药；以及桃红四物汤（桃仁、红花、赤芍、川芎、当归、熟地黄）、失笑散（蒲黄、五灵脂）、血府逐瘀汤（当归、生地黄、赤芍、川芎、桃仁、红花、枳壳、柴胡、桔梗、牛膝、甘草）、北京冠心Ⅰ号方（赤芍、川芎、红花、鸡血藤、丹参、三棱、元胡、降香、急性子、薤白）、北京冠心Ⅱ号方（赤芍、川芎、红花、丹参、降香）等方。

目前临床上治疗心绞痛有不少单位和医生采用北京冠心Ⅱ号方，其药物组成和剂量为：赤芍15g，川芎15g，红花15g，丹参30g，降香15g。具有理气活血，行气止痛作用。据中国医学科学院阜外医院、中医研究院西苑医院在1973年10月南京冠心病会议上报告的《冠心Ⅱ号方治疗冠心病心绞痛100例临床疗效观察》资料证实，冠心Ⅱ号方治疗冠心病心绞痛的疗效肯定。一年疗程组的总有效率为86%，一年以上疗程组43例的总有效率为90.7%。一年疗程组100例的心电图总有效率为45.46%，一年以上疗程组43例的心电图总有效率为76.3%。说明冠心Ⅱ号方对缓解心绞痛及改善心肌供血功能均有一定效果，随着服药时间的延长，疗效也相应有所提高。

冠心Ⅱ号方不仅在临床医疗中收到比较显著的效果，在实验研究中也已证明，它具有扩张冠状动脉和解除血管平滑肌痉挛的作用。中国科学院药物研究所对冠心Ⅱ号方的实验研究证明：①静脉注射冠心Ⅱ号方水溶部分100mg/kg，或甲醇部分200mg/kg，对冠状动脉有轻度扩张作用，冠脉流量分别增加22%和20%，血管阻力分别下降12%和10%。

②直接从冠状动脉注入冠心Ⅱ号方水溶部分或甲醇部分 100mg/kg，可以使冠状动脉明显扩张，给药后 1 分钟作用最明显，5 分钟后基本恢复到原有水平，两种制剂的血流量分别增加 98% 和 137%，血管阻力分别下降 43% 和 55%，同时具有抗凝和改善微循环的作用。③单味药的实验结果发现，川芎的扩张冠状动脉作用最强，用 4mg/kg 药量可增加冠脉流量 138%；用此剂量，红花与赤芍分别增加冠脉流量 46% 和 43%，丹参与降香无明显作用。④川芎生物碱和红花丙酮的解痉作用与罂粟碱相近。

上述临床疗效报告和实验研究结果证实：北京冠心Ⅱ号方是治疗冠心病心绞痛的有效方药。该方之所以取得显著疗效，在于能扩张冠状动脉、减少血管阻力、解除血管平滑肌痉挛、增加冠状动脉血流量、改善微循环。以中医理论分析，该方药具有理气活血、化瘀止痛作用，气血流通，心脉通畅，"通则不痛"。本方即针对本病的基本病机——血瘀，采取活血化瘀这一相应措施，从共性出发，改善了瘀血这一基本病机变化，所以收到如此疗效，确属一大贡献，同时也补充和提高了中医对本病的理论认识和治疗体系。

经过若干年的临床体验，发现患者又因年龄、性别、体质、生活习惯、工作状况、环境、地域差异以及诱发因素的不同，不可避免地又反映出一些不完全相同的症状表现，有的表现为胸闷胸痛同时存在，有的以胸闷为主，有的以胸痛为主；血压有高低，心率有快慢，舌质有淡、红、紫色，舌苔白、黄、黑及薄、厚不等，脉象有弦、缓、迟、数、涩、细不同。这些客观存在的个体差异，也是不容忽视的。因此，治疗本病要从基本病机——血瘀这个共性出发，结合个体差异，予以相应治疗是非常必要的。

临床上曾遇到四类不同病情的冠心病心绞痛患者。第一类是血压、心率无明显变化的患者,用冠心Ⅱ号方治疗,效果确属满意,心绞痛发作日渐减少或消失,休息时心电图逐渐改善和恢复;第二类患者是血压偏低,心率偏慢,舌质淡,舌苔白,脉细、涩、迟、缓,用冠心Ⅱ号方治疗一段时间后,疗效不太理想,心绞痛发作次数不减少,个别还有次数增加,心电图未能改善,甚至有加重缺血缺氧趋势。为何出现这种情况?考虑起来,这些药物的活血化瘀效果是好的,但较长期应用又有不利的一面,能耗伤正气,这类患者本来就有气虚反应,血压偏低,心率偏慢,舌淡,脉细、迟(心搏出量减少,直接影响冠状动脉流量),忽视这些表现,单从活血化瘀治疗,更加伤耗不足之正气,因而不能取效。于是在活血化瘀的同时酌情加入助正益气的药物,如人参、西洋参、太子参、黄芪、白术、茯苓、炙甘草等选择应用,一方面活血化瘀治疗,一方面助正益气,且以助正益气为主。服用一段时间后,患者的血压、心率均有提高,并稳定于正常范围,心绞痛次数减少,逐渐消除,心电图也随之有所改善和恢复。第三类是血压高,心率快,舌质红或紫红,脉象弦数。用冠心Ⅱ号方治疗也不太满意,心绞痛发作次数不减少,心电图恢复不理想。为何?分析起来,本方活血化瘀的作用是强的,但对这类病人却有不利的一面。因为这些药物的药性多属甘温或辛温,能耗伤阴液,对于高血压或心率快来说,中医多认为是肝肾阴虚,肝阳上亢,心神不宁所致,血压增高,冠状动脉阻力加大,心率快时心肌耗氧量增加,从而引起冠状动脉血管痉挛,引发心绞痛。单从活血化瘀治疗,更加耗伤本已不足的肝肾之阴,阴虚阳亢、心神不宁益甚,故效果不佳。于是在活血化瘀的同时,选择性地加入天麻、钩藤、玄参、夏枯草、制龟板、生石决明、姜制黄连、地龙、酸枣仁、龙齿等滋阴潜阳、养心安神的药物,变为平肝安神、活血化瘀之法,如法治疗后,随着血压和心率的逐渐下降并稳定于正常水平时，患者的心绞痛发作次数减少或消除，心电图亦逐渐得到好转、改善及恢复。第四类是以胸部憋闷为主，同时有显著的脘腹胀满、腑气不通，心绞痛发作多在情绪激动时或在饱餐厚味后出现。因肝郁气滞、多食饱餐后脘腹胀满加重，胃部充血，心率加快，心肌耗氧量增加，出现胸部闷痛。当情绪稳定或饮食适当、脘腹胀满减轻后，心绞痛发作减少。这类患者平素常见脘腹胀满、大便不通、嗳腐呃逆、口中黏腻、舌苔或白或黄厚腻，属于饮食停滞，湿浊阻滞脾胃，气机不畅，腑气不通证候。虽予以活血化瘀方药，疗效不仅不明显，有些患者反而会加重。为何？因此类患者当属气滞血瘀，气不畅则血不行。治疗应以宽胸理气、活血化瘀之法，用北京冠心 II 号方加入宽胸理气的瓜蒌、薤白、苏梗、枳壳等药，同时加入陈皮、苍术、厚朴、枳实、焦槟榔、鸡内金等和胃降逆、通畅腑气的药物，并嘱注意稳定情绪、节制饮食，以使患者的心绞痛发作次数减少或消除，心电图逐渐得以改善。

一 56 岁男性患者，患冠心病心绞痛 3 年，每遇精神紧张、情绪激动或劳累时发作，胸部憋闷疼痛，以痛为主，少则一日一次，多则一日四五次，常用"消心痛、潘生丁"等药物治疗，胸部闷痛发作时，含服硝酸甘油片可立即缓解。血压 140/90mmHg，心率 72 次 / 分，心电图示 II、III、aVF 导联 T 波低平或倒置，V_5 小于 V_1。舌质紫暗，脉弦涩。治以活血化瘀，佐以理气。药用赤芍 15g，红花 15g，川芎 15g，丹参 30g，桃仁 10g，降香 15g，炒枳壳 10g。服药 32 剂，胸部闷痛发作次数减少，病情改善，心电图供血大有进步。

一 69 岁女性患者，患冠心病 20 年，每遇劳累时胸痛发作，西药常服复方硝酸戊四醇酯或硝酸异山梨醇酯、潘生丁等，中药常用赤芍、红花、丹参、桃仁、水蛭、制穿山甲、瓜蒌、薤白、醋制香附、元胡等活血化瘀、理气宽胸等方药。多次复查心电图示广泛缺血改变，均未改善。患者久病未愈，每遇劳累时发作胸闷疼痛，伴有心悸、气喘、面色苍白、身倦乏力、舌淡苔白、脉沉细无力，测得血压80/60mmHg，心率52次/分，心电图T波严重倒置。证属气虚血瘀，应益气为主，活血为辅。方用太子参15g，炙黄芪20g，白术15g，茯苓15g，炙甘草10g，赤芍15g，红花15g，丹参30g，降香15g。嘱其避免劳累，服药14剂后，复查心电图供血大有改善，与治疗前心电图比较，T波由倒置变为低平。再服14剂后，心电图与治疗前比较完全恢复正常，血压稳定于110～120/60～70mmHg，心率60～75次/分，胸部闷痛少有发作。

一59岁男性患者，患冠心病心绞痛5年，心绞痛发作时血压升高，心率增快；或每于血压升高、心率增快时，即发作胸部闷痛，立即服用速效救心丸或硝酸甘油后可缓解。就诊时患者自述胸部闷痛多于情绪激动、血压升高或剧烈运动、心率增快时发作。平素头痛头晕，面赤目赤，烦躁易怒，夜寐多梦。血压180/110mmHg，心率100次/分，心电图Ⅰ、avL、V_1-V_5导联T波低平倒置，S-T段压低大于0.05mV。舌质紫红，舌苔白黄，脉弦数。证属肝阳上亢，血瘀不行。治以平肝潜阳，养心安神，活血化瘀。玄参12g，夏枯草20g，钩藤12g，地龙12g，赤芍12g，川芎6g，红花10g，丹参15g，降香10g，酸枣仁10g，龙胆草12g，黄连10g，夜交藤15g，珍珠母20g。服药24剂，未出现胸部闷痛，心电图较前进步，血压稳定于140/90mmHg，病情改善。

一50岁男性患者，胸部闷痛4年，医院诊断为冠心病心绞痛而长期应用扩张冠状动脉、抗凝等西药，心电图示供血不足，T波Ⅱ、Ⅲ、aVF、V_5导联低平倒置，久治未愈。胸部闷痛多在饭后出现，患者形体肥胖，体重110kg，腹部膨隆胀满如球状。平素脘腹胀满痞闷，并有嗳气呃逆、大便不畅、少有矢气等症。舌苔白腻而厚，舌质紫暗，脉弦。

证属气滞血瘀，气机不畅，腑气不通，"气从胁下上逆心胸"。治以行气为主，活血为辅。气行则血行，宽胸理气，和胃通腑降逆。仿枳实薤白桂枝汤方化裁为治：瓜蒌15g，薤白12g，赤芍10g，川芎6g，红花10g，降香10g，砂仁6g，白蔻仁6g，厚朴6g，枳实6g，莱菔子20g。服药42剂，病情好转，发作减少，心电图供血明显改善，体重降为100kg，脘腹胀满减轻，自觉松弛，大便通畅，矢气增多。

（3）心血瘀阻，心气不足（心肌梗死）的治疗

自20世纪60年代广泛开展的中医、中西医结合对心肌梗死的临床观察和科学研究工作，收到很好效果，死亡率下降。据北京、天津、上海、广州等地的资料，住院死亡率由原来的20%～30%下降为10%～15%，近年来更下降为5%～8%，中国医学科学院阜外医院以益气活血为主治疗98例，病死率为8.2%，而同时期单用西药组151例的病死率为29.1%。相比之下，中医药救治心肌梗死较西医药优越得多，可以断定中医药的优势大有作为。为何？因合并休克（心源性休克）逐年下降，中国医学科学院心血管病研究所分析1972～1976年282例急性心肌梗死并发休克的情况表明，已由1972年的27.9%下降为1976年的6.2%。

目前对于心肌梗死的辨证已趋向统一，认为气虚血瘀、心气不足、心脉瘀阻为其主要病机。因气血骤然凝滞不行，心脉瘀阻导致心肌梗死，心气不足。所谓心气不足，即心肌梗死而功能低下，但尚未衰减。所以必须补益心气，如人参、西洋参、党参、太子参、黄芪、莲子肉、五味子、炙甘草等皆可酌情选用，目的在于助正益气，防止衰减和脱竭，以维护受损的心脏功能，保护心肌，改善循环，防止出现危险的心源性休克。而心气不足源于心脉瘀阻、瘀血凝滞，又必须配以赤芍、川芎、红花、当归、丹参、桃仁等活血化瘀药物。活血有扩张冠状动脉，增加冠状动脉血流量，改善循环，以及建立侧支循环等作用；行瘀、化瘀则具有抗凝，溶解已形成的血栓，解除血细胞聚集等功能。益气与活血同用，对于损害的心肌有一定的保护和修复作用。心肌梗死时，迷走神经张力增高，出现心动过缓和血压降低；同时因剧烈的心绞痛（胸痛彻背）亦可通过迷走神经反射引起心动过缓和血压降低；另外剧烈心绞痛可因大量出汗使血容量减低而血压下降。这种心动过缓和血压降低均属于"心气不足"。心动过缓和血压下降虽可减少心肌耗氧量，但可因心动过缓和血压降低使心脏排血量减少而使冠状动脉灌溉流量减少，从而使心肌缺血加重，甚至能扩大心肌梗死面积。及时恰当给予补益心气的中药，纠正"心气不足"的证候，提高心率，提高血压并稳定于正常水平，增加心脏搏出量，保障冠状动脉灌注性血流，这对受损的心肌恢复无疑是有益的。此时证情仅为"心气不足"，尚未出现心阳衰减或心肾阳衰的危急病变，温阳救逆的附子之类不宜应用，就如同不能应用毛地黄、异丙肾上腺素和正肾素一样，否则突现危变，不可收拾。

心肌梗死过程中，往往出现心律失常，如心动过缓、心动过速以及期前收缩等心律紊乱的表现，脉现"结代"。尤其是心动过速和频繁的过早搏动，心肌灌注量进一步降低，不利于受损的心肌恢复，应予以重视。中医对待这种病情，认为不仅正气受损而不足，心阴亦受到损伤。心气不足不能鼓动心脉，心阴不足不能荣养心神，治疗应在益气活血的基础上选择加入玉竹、麦冬、五味子、玄参、龙眼肉、莲子肉、酸枣仁、夜交藤等滋润心阴、养心安神的药物，多能收到纠正心律失常的功效。

至于疾病发展变化过程中出现不同的兼有病情，如痰浊阻滞、阴虚阳亢、心神不宁，以及出现脘腹胀满、腑气不通等，亦应及时酌情处理，对于疾病的恢复也是有一定意义的。

一50岁男性患者,因春节期间太过劳累突发急性心肌梗死,发作性胸部剧烈憋闷疼痛,心电图示Ⅱ、Ⅲ、aVF病理性Q波,Ⅱ、Ⅲ、aVF、V_5导联T波单向曲线。伴有心悸、气短、自汗、乏力,稍加活动即现胸闷、舌质紫暗、苔白、脉细,血压110/70mmHg。西医用扩冠、镇痛、扩容、抗凝等药物救治。中医认为辨证属于心气不足,心脉瘀阻。治宜助正益气,活血化瘀。药用西洋参10g,炙黄芪20g,五味子10g,麦冬10g,赤芍12g,红花15g,丹参20g,炒酸枣仁10g。服药20剂,病情改善,心电图检查逐渐恢复。

(4)心肾阳衰(急性心肌梗死合并心源性休克)的治疗

心肾阳衰(急性心肌梗死合并心源性休克)是冠心病心肌梗死中最危急的病变,救治不当每致死亡。因此,积极有效地救治是降低冠心病死亡率的关键所在。资料显示,目前中西医结合救治较单纯西医或中医救治疗效更满意。1973年10月的南京冠心病会议上,有单位报告治疗急性心肌梗死合并心源性休克20例,其中单纯西医西药抢救10例,7例死亡,而中西医结合救治10例,无1例死亡。另有单位报告治疗急性心肌梗死合并心源性休克或低血压倾向者12例,除用西药外,早期给予独参汤、人参四逆汤,仅2例无效,其他均获成功,显示中西医结合抢救是有优越性的。

急性心肌梗死过程中,由于血瘀骤然凝滞不行,导致心肾阳衰,突然出现胸部剧烈绞痛时,可见面色苍白、冷汗淋漓大出、四肢厥冷、脉微细欲绝等心肾阳气衰竭的危急病证。在西医应用吸氧、镇痛、扩容、对抗休克等急救措施时,急应回阳救逆、扶助正气、防止脱厥。常用的方药有人参、附子、甘草、干姜、肉桂等药;以及独参汤(人参)、参附汤(人参、附子)、人参汤(人参、甘草、干姜、白术)、生脉散(人参、五味子、麦冬)、四逆汤(附子、干姜、甘草)等方剂。现研究证明，生脉散、四逆汤有保护心肌的作用，可改善微循环，降低心脏后负荷，并能减少或替代西药升压药，可避免因升压药使用不当造成心肌破裂，加速病情稳定改善。经过中西医结合救治成功，阳回脉复，休克衰竭得以纠正，应再斟酌病情继续予以助正益气、活血化瘀的方药治疗，使损伤和缺血的心肌得以恢复，遗留下陈旧性坏死痕迹而使病情稳定。

对于附子的应用，中医认为确有温阳救逆、回阳防脱的作用，应用得当确能收到脉复、肢温、阳回、对抗休克的效果。但在应用时，应严密观察病情，随时注意脉象变化和心电图监测，因附子含有乌头碱，若量大、久服，可因乌头碱中毒引起心律失常，甚至出现病情恶化的危急病变。

（5）心气虚、心血瘀（心肌硬化、心脏扩大）的治疗

心肌硬化是冠心病的一个类型，由冠状动脉硬化、管腔斑块形成而狭窄，长期、持续地心肌供血不足，引起心肌纤维的营养障碍，出现萎缩及结缔组织增生，使心肌发生质的改变，引起心脏扩大，心功能不全，甚至心力衰竭。临床上患者除有发作性胸部闷痛外，尤其在活动劳累时发作，同时有心悸、气短、自汗、面白、活动时加重等心气不足、心气虚弱表现，甚至有咳逆倚息不得卧（夜间憋醒、不能平卧、端坐呼吸、咳嗽气喘、咳吐泡沫稀痰）。有的出现两下肢浮肿、小便不利、舌质淡嫩、舌苔白滑、脉沉细数弱等症。均属于心气虚弱，心血瘀阻，水邪泛滥证。中医治疗应从助正益气利尿着手，维护、改善心脏功能，防止心力衰竭。常用人参、西洋参、党参、太子参、黄芪、肉桂、炙甘草、莲子肉、白术、茯苓、薏苡仁、猪苓、泽泻、车前子等药；以及四君子汤（人参、白术、茯苓、甘草）、参苓白术散（人参、白术、茯苓、莲子肉、白扁豆、芡实、山药、大枣、陈皮、砂仁、桔梗、炙甘草）等方，均可斟酌病证选择应用。因本类病证毕竟是由于冠状动脉硬化狭

窄、心肌长期供血不足、心脏扩大而造成，那么应用中药助正益气利尿同时配合服用消心痛（硝酸异山梨醇酯）等扩张冠状动脉的西药，往往疗效更为满意。

一58岁男性患者，因冠心病、心肌硬化、心脏扩大、心力衰竭常住院救治。每次住院均因不适当劳作劳累出现显著的胸闷、气喘、咳嗽吐泡沫痰，夜间不能平卧，甚至憋醒而就医，及时应用静注西地兰，或服用地高辛、双氢克尿噻，病情得到缓解之后出院。患者除上述表现外，尚有面色苍白、心悸、气短、小便不利、两下肢轻度浮肿、四肢冷凉、舌质淡胖、舌苔白滑、脉沉细无力。证属心气不足，心阳虚弱。治宜补心气，温心阳，利水邪。方以党参12g，炙黄芪15g，焦白术10g，茯苓10g，炙甘草6g，桂枝6g，肉桂6g，莲子肉12g，猪苓10g，泽泻10g，车前子15g，赤芍10g，丹参15g加减调治，每日1剂，病情改善后改为两日一剂或三日1剂，嘱其避免劳累。临床观察4年，未发生心力衰竭，病情稳定。

五、中医治疗、研究本病的前景

自然辩证法认为，任何疾病都有自身的发生、发展和变化规律，冠心病也就有一定的发生、发展、变化过程，中医界也需要全面地认识其过程，探求有效的治疗方药，这是责无旁贷的使命。

近年来，中医认识、治疗冠心病有较大进展。如针对心绞痛发作，创制了速效救心丸、麝香保心丸等具有速效止痛作用的新的急救剂型。辨证施治上采用瓜蒌薤白白酒汤、瓜蒌薤白半夏汤、枳实薤白桂枝汤、北京冠心Ⅱ号方、血府逐瘀汤等方，临床观察均取得一定疗效，这是毋庸置疑的。为了进一步提高认识水平和开发有效治疗方药，提高治愈率，降低病死率，证实中医中药治疗本病的有效机理，尚需深入研究。

1. 认真总结治疗冠心病的有效途径

中医治疗冠心病的途径很多，就手头掌握的有限资料报告，就有活血化瘀、宽胸理气、温经散寒、宣痹通阳、芳香温通、助正益气、扶正固本、补益气阴等不同的治疗途径和相应的治法与方药。但大致上分为两类不尽相同的治法方药。第一类是以理气宽胸、通阳宣痹为主，常用药物有瓜蒌、薤白、香附、元胡、降香、檀香、木香、苏梗、枳壳、桔梗、肉桂、桂枝、干姜、附子、苏合香、冰片、麝香等，或少量配伍活血化瘀药。第二类是以活血化瘀、通络止痛为主，常用药物有赤芍、川芎、红花、桃仁、丹参、三七、五灵脂、蒲黄、当归、鸡血藤、穿山甲、土鳖虫、地龙等，或少量配伍理气温通药物。实践证明，均有一定效果。

这些不同的治疗途径和治法方药为何均有疗效？机理何在？

这些不同的治疗途径和治法方药针对冠心病的哪一病证更可靠？

这些问题需要经过大量、反复、长期地临床观察和科学研究，逐渐、认真地加以总结，以进一步指导临床应用，取得更满意疗效。

2. 中医中药治疗高血脂的临床研究

自1960年有学者报告"泽泻"有降脂作用以来，于70年代较广泛地开展了中医中药治疗高血脂的临床观察和实验研究，目前已证实并筛选出何首乌、草决明子、茵陈、山楂等药均有不同程度的降低血脂作用。

当前，虽无足够的证据说明降低血脂必定能够消除动脉硬化斑块，但又不可否认血脂过高是形成或促进冠心病的一个因素，因而降低血脂在防治冠心病中仍有一定的意义。

中医治疗高脂血症，除应用上述有降脂作用的中药外，往往根据患者的一些表现辨证施治。大致有四类证候：①痰湿阻滞，应用健脾化痰利湿方药。症见形体肥胖,喜食肥甘厚味醇酒,脘腹胀满,舌苔白腻。认为肥人多痰湿,脾胃运化失常,气机不畅,湿浊阻滞,应从燥湿化痰、健脾利湿治疗,调理脾胃功能,降低高血脂。常用药物有陈皮、半夏、苍术、草豆蔻、草果、砂仁、厚朴、瓜蒌等药,以及二陈汤(陈皮、半夏、茯苓、甘草、生姜、乌梅)、平胃散(苍术、厚朴、陈皮、甘草)等方。②胃肠气滞,应和胃降逆,通畅腑气。症见脘腹胀满,嗳气呃逆,口苦,大便不通,少有矢气,舌苔或白或黄。认为胃肠气机不畅,腑气不通,胃肠功能紊乱,脂代谢失常。治以和胃降逆、通畅腑气,改善胃肠功能,以降低血脂。常用药物有黄连、龙胆草、厚朴、枳实、焦槟榔、酒制大黄、莱菔子等药,以及左金丸(黄连、吴茱萸)、麻仁丸(麻仁、杏仁、桃仁、白芍、厚朴、枳实、大黄)、小承气汤(厚朴、枳实、大黄)等方。③气滞血瘀,应用行气活血方药。症见活动时出现程度不等的胸闷或有轻度疼痛,休息时可自行缓解、舌质紫暗。认为气机滞塞,胸阳不畅,影响血液流行,日久使增高的血脂滞凝于动脉血管而斑块形成,管腔狭窄,必然影响心肌供血功能。"流水不腐",采用理气活血化瘀,通畅血流而降低血脂,消除斑块。常用药物有瓜蒌、薤白、醋制香附、醋制元胡、降香、檀香、枳壳、赤芍、川芎、红花、丹参、水蛭、制穿山甲等药,以及桃红四物汤、血府逐瘀汤等方。临床报告上述不同证候的血脂增高,运用不同的方药治疗,均有降低血脂的作用。为何有降脂作用?除中医的认知外,尚须通过现代科学研究的方法和手段阐明其有效机理。此外,血脂水平的高低常与季节、饮食、生活习惯、运动状态又有一定的关系,临床观察时应注意这些因素的影响,才能肯定其疗效。

3. 开展"血与气""气与血"之间的内在联系的机制研究

当前对活血化瘀方药的研究已取得不少成果,业已证明:①确能直接或间接地扩张冠状动脉血管,降低阻力,增加冠状动脉血液流量,解除血管平滑肌痉挛,降低心肌氧耗量,增加耐缺氧能力。②改善微循环,增加毛细血管张力和降低毛细血管通透性,可使聚集的血细胞解聚。③降低血脂,抑制冠状动脉粥样硬化的形成,使狭窄的冠状动脉增宽,血流改善。④抑制多种因子诱导血小板的聚集,降低血小板的表面活性,增加纤维蛋白溶解酶活性,降低纤维蛋白稳定因子的活性,从而降低血液凝固性,因此有抗血栓形成或有溶解血栓作用。这些研究成果,深刻证明了中医运用活血化瘀方药治疗冠心病的有效性和可靠性。但中医学认为"气为血之帅,血为气之母,气行则血行,气滞则血瘀"及"阴阳互损,气血相关"的理论,显示了血与气的密切关系。气血学说是一个完整的整体,至今仍在指导临床实践活动,临床上常见的气滞可导致血瘀,形成气滞血瘀;气虚无力不能推动血液在脉管内运行,可导致血瘀,出现气虚血瘀。血瘀影响血液运行,亦可加重气滞、气虚。往往采用理气活血或补气活血,而并非活血化瘀药物的堆积成方。甚至有些证候如心气不足、心气虚弱、心阳虚衰、心肾阳衰时确有程度不等的血瘀存在,但无须活血化瘀,必须采取助正益气,补益心气,或温阳救逆方药治疗。当心气充沛、心阳振奋时,不用活血化瘀亦可使血活瘀散。这是什么道理,内在机理何在?目前虽有补气、温阳可以改善血流动力学的研究,增强心脏功能改善血液循环的提法,似嫌笼统,未能揭示"气""气与血"的本质。以往对活血化瘀的研究较多,而对"气"以及"气血相关""气行血行""气滞血瘀""气虚血瘀"的气血之间的关系问题研究尚少,这应是研究课题之一,阐明机理,探求本质,有效地指导临床实践。

4. 提高中药速效止痛效果

近几十年来,中医药科学工作者经过大量、长期、反复的临床实践研究，运用现代科学方法和手段，创制了不少具有速效止痛的中药新的制剂。如冠心苏合丸（苏合香、冰片、制乳香、檀香、青木香）宽胸止痛；苏冰滴丸（苏合香、冰片）芳香开窍，理气止痛；速效止痛气雾剂（滴丸）（牡丹皮、川芎、冰片）清热凉血，活血止痛；速效救心丸（川芎、冰片）行气活血，祛瘀止痛；麝香保心丸（麝香、人参提取物、牛黄、肉桂、苏合香、蟾酥、冰片）芳香温通，益气强心等。或喷雾，或舌下含服，或吞服。因其均能迅速解除冠状动脉血管平滑肌痉挛，扩张血管，改善心肌供血而起到迅速缓解终止心绞痛的疼痛发作，效果是肯定的。广泛应用于临床后，其效果不亚于亚硝酸异戊酯捏破鼻吸救急和舌下含服硝酸甘油片的救急应用，大大降低了心肌梗死以及合并心源性休克等危急病变的发生，可喜可贺。但又不可否认，这些中药制剂与西药的迅即止痛效果比较，还有一些差距，尚需继续提高研究创制水平，以期达到或超过西药的止痛救急效果。

以上所述，系在不多的、时间较短的实际临床中的一些粗疏体会。由于临床经验不足和学术水平的限制，对某些问题的认识必然存在片面性和局限性，才疏学浅，技低能弱，谬误不少，敬请赐教。

注：本文是1975年华北地区冠心病会议上所做的"中医学对冠心病的认识和治疗"讲座内容，又经修改补充而成。

II 心律失常

心律失常在脉象上的反映及其辨证论治

在中医内科临床上,每天都接触不少以心律失常为主要痛苦而就诊的患者,能否恰当运用中医辨证论治,或者以中医为主结合西医的方法治疗,这是需要认真研究的。

心律失常或称心律失调,都是临床心搏异常的同义词,不过心律失常这个术语已广为人们所接受。心律失常是一个临床表现,它自觉或不自觉地存在于许多疾病过程中。现代医学对心律失常若干现象的认识,随着心电图在临床上的普及应用而得到迅速发展,治疗上也有了不少进展。但由于纠正心律失常的方法和药物不便掌握以及副作用的存在,故在治疗上仍有一定的缺陷,甚至对某些比较常见心律失常的处理比较棘手。中医学尽管受历史条件限制,但对心律失常的某些表现已有记载和认识,在治疗实践上也有一定的疗效。虽不能满足临床需要,但研究一下中医学对它的认识,掌握其辨证施治规律,不仅可以弥补治疗上的不足,而且还是在本病的认识与治疗上迈出必要一步。

一、心律失常在脉象上的反映

现代医学往往通过心电图检查来记述心律失常,而中医学仅仅通过脉象的变化了解,可以肯定中国已没有西医对它的认识来得准确。但对心律失常患者做不到,也不必要天天、时时都予以心电图检查。临床上还有这样的情况,某些偶发的心律失常现象,尽管做过不少次心电图,但一次也没有反映出来,患者焦虑,医生为难,这样也许通过切脉的简便方法摸到它,因为有些心律失常确实能从脉搏跳动的速率、节律上表现出来。

哪些心律失常可以从脉象上反映出来?

中医学的哪些脉象可以表明是心律失常？

依据中医学的脉学专著，结合临床实践，证明"迟、数、促、结、代脉"可以反映一些比较常见的心律失常现象，或者说临床上有不少心律失常可从"迟、数、促、结、代脉"上表现出来。

1. 属于迟脉的心律失常

（1）迟脉的特征

中医学关于迟脉的记载：①《脉经》"迟脉，一息三至，去来极慢"；②《濒湖脉学》"迟来一息至惟三"；③《中医学基础》"一息脉来四至"。

这些迟脉的记载说明：①迟脉的速率是在一呼一吸时间内（一息）脉搏跳动3～4次（三四至）；②迟脉的节律整齐。

迟脉在脉搏上的反映：迟脉反映在脉搏上的速率是在单位时间（分）内较正常的次数少，每分钟少于60次，但节律规整。

迟脉在心电图上的表现：有两种异常的心电图反映在脉象上为迟脉：①心房率、心室率低于60次/分；②心房率虽高于60次/分，而心室率低于60次/分。

（2）哪些心律失常属于迟脉

依据迟脉的特征，迟脉在脉搏上的反映以及迟脉在心电图上的表现，比较常见的有：①窦性心动过缓；②Ⅱ～Ⅲ度房室传导阻滞；③Ⅱ～Ⅲ度窦房阻滞。

2. 属于数脉的心律失常

（1）数脉的特征

中医学关于数脉的记载：①《素问》"脉流薄疾"；②《脉经》"数脉，一息六至"；③《濒湖脉学》"数脉息间常六至"；④《中医学基础》"一息脉来五至以上"。

这些关于数脉的记载说明：①数脉的速率是在一呼一吸时间内（一息），脉搏跳动5～6次（五六至）以上；②数脉的脉象是脉气流动快速；③数脉的节律规整。

数脉在脉搏上的反映：数脉反映在脉搏上的速率是在单位时间（分）较正常的次数多，每分钟超过90～100次/分，节律整齐。

数脉心电图上的表现为心房率、心室率超过90～100次/分。

（2）属于数脉的心律失常

根据数脉的特征，数脉在脉搏上的反映以及数脉在心电图上的表现，比较常见的有：①窦性心动过速；②异位性心动过速。

3. 属于促脉的心律失常

（1）促脉的特征

中医学关于促脉的记载：①《脉经》"促脉来去数，时一止复来"；②《濒湖脉学》"促脉数而一止"；③《中医学基础》"脉来急数，时而一止，止无定数"。这些关于促脉的记载，说明：①促脉的脉率如数脉，一呼一吸时间内（一息）脉搏跳动6次（六至）以上；②促脉的脉象是脉搏起落过程极快；③促脉的节律不整，脉搏跳动快速之中偶有间歇但无一定规律。

促脉在脉搏上的反映：①速率在单位时间（分）脉搏跳动次数超过100次/分；②节律不整偶尔有一次间歇。

促脉在心电图上的表现：为窦性心动过速，心房率、心室率超过100次/分，偶见期前收缩。

（2）哪些心律失常属于促脉

根据促脉的特征，促脉在脉搏上的反映以及促脉在心电图上的表现，结合促脉主病："阳盛热实而阴不和"，属于促脉的心律失常多指感染中毒性心肌炎过程中的窦性心动过速并有偶发的期前收缩。

4. 属于结脉的心律失常

（1）结脉的特征

中医学关于结脉的记载：①《伤寒论》"脉按之来缓，时一止复来者，名曰结。又脉来动而中止，更来小数，中有还者反动，名曰结，阴也"；②《脉经》"结脉，往来缓，时一止复来"；③《濒湖脉学》"结脉缓而时一止"；④《中医学基础》"脉来缓慢，时见一止，止无定数"。

这些关于结脉的记载，说明：①结脉的速率缓慢，一呼一吸时间内（一息）脉搏能跳动4～5次（四五至）；②结脉的节律不整，但有两种情况：时有间歇，止无定数动而中止；更来小数，中有还者反动。

结脉在脉搏上的反映：①速率缓慢在单位时间（分）脉搏跳动60～70次/分，并有偶发的期前收缩；②心房颤动，P波消失，出现一系列大小不均、形态不同、间隔不等的颤动波，强强弱弱、快快慢慢不齐，脉搏短促，P-R间期极不规则，或可出现宽大畸形的QRS波群。

（2）哪些心律失常属于结脉

根据结脉的特征，结脉在脉搏上的反映以及结脉在心电图上的表现，属于结脉的心律失常有：①偶发的期前收缩；②心房颤动。

5. 属于代脉的心律失常

（1）代脉的特征

中医学有关代脉的记载：①《伤寒论》"脉来动而中止，不能自还，因而复动者，名曰代，阴也"；②《脉经》"代脉，来数中止，不能自还，因而复动"③《濒湖脉学》"动而中止不能还，复动因而作代者"；④《中医学基础》"脉来动而中止不能自还，良久复动，止有定数"。

这些关于代脉的记载，说明代脉节律不齐：①"动而中止，不能自还，良久复动"，是指脉搏歇止的时间长；②"动而中止，止有定数"，是指脉搏跳动歇止有规律。

代脉在脉搏上的反映：主要表现为节律不齐，但有两种情况：①脉搏跳动之间有较长时间的间歇停跳；②脉搏跳动歇止有规律，跳动一次有一个间歇，或跳动两次有一个间歇，或跳动三次有一个间歇。

（2）哪些心律失常属于代脉

根据代脉的特征，代脉在脉搏上的反映以及代脉在心电图上的表现，属于代脉的心律失常有：①窦性停搏；②偶发的Ⅱ度～Ⅲ度窦房阻滞；③期前收缩形成二联律、三联律、四联律。

二、心律失常的辨证论治法则——分辨虚实

中医学关于心律失常的辨证论治内容散在于许多医籍中，如《伤寒论》就有"伤寒脉结代，心动悸，炙甘草汤主之"的记载，这是对"脉结代"心律失常辨证论治的扼要论述，而对"迟、数、促脉"心律失常亦有治疗记载，但终受历史条件的限制，尚未形成系统完整的理论。目前，临床采用炙甘草汤治疗心律失常已趋广泛，实践证明可以纠正某些心律失常，但不能认为中医仅有炙甘草汤一方能治心律失常，或者以为炙甘草汤可以统治所有心律失常现象。因为心律失常毕竟是多种疾病过程中的表现，对临床上比较常见的属于"迟、数、促、结、代脉"心律失常的处理，在运用中药治疗时必须遵循辨证论治的原则，从"迟、数、促、结、代脉"的强度，分辨虚实。

1. 属于迟脉的心律失常

属于迟脉的心律失常应分辨"迟而有力"与"迟而无力"，一般认为"迟而有力为实""迟而无力为虚"。

关于迟脉主病，《濒湖脉学》指出："有力而迟为冷痛，迟而无力定虚寒。"《中医学基础》认为主"寒证"：①"迟而有力"为积冷实证的反映，因寒则气收，凝滞脉道，故脉来"迟而有力"。其病理生理多与

周围血管收缩、外周阻力加大、迷走神经兴奋性增高有关。如流感、伤寒、阻塞性黄疸、颅内压增高、植物神经系统功能失调等疾病过程的某一阶段,脉象可表现为"迟而有力",因而机能性窦性心动过缓、Ⅱ度窦房阻滞在脉象上的反映为"迟而有力",多属实证,治疗上以消除病因为主。②"迟而无力"为阳虚内寒证,因心阳虚衰,鼓动无能,故脉来"迟而无力"。其病理生理多与器质性心脏病的心功能减损有关。如窦房结病变综合征的窦性心动过缓、Ⅱ～Ⅲ度房室传导阻滞、Ⅱ～Ⅲ度窦房阻滞的脉象便为"迟而无力",多属虚证,治疗上应以扶正益气为原则。

2. 属于数脉的心律失常

属于数脉的心律失常应分辨"数而有力"与"数而无力",一般认为"数而有力为实""数而无力为虚"。

关于数脉主病,《濒湖脉学》指出:"数脉主腑,有力实火,无力虚火。"《中医学基础》认为主"热证","有力为实热,无力为虚热":①"数而有力"为实热证的反映,因邪热鼓动,脉行加速,必见滑数、洪数、弦数。其病理生理多与感染发热代谢需要增加、交感神经兴奋有关。因此,这种机能性的窦性心动过速反映到脉象上来必然是"数而有力",属于实证,治疗应以清热解毒消除病因为主。②"细数"为虚热证的反映,多见于慢性疾患过程中,久病阴虚,虚热内生,脉多"细数"。其病理生理多与代谢需要的增加、血量需要的增加、植物神经系统功能失调、交感神经兴奋、心搏代偿性加快有关,如甲状腺机能亢进、肺结核、长期低热、贫血、出血性疾病以及神经官能症等出现的窦性心动过速在脉象上的表现多为"细数"。这与实热证过程中反映出来的"数而有力"相对来说为"数而无力"。对于这种机能性的窦性心动过速,治疗上应当分别针对病因结合滋阴降火、滋补阴血、养心安神的方药予以处理。③"数而无力"为心阳虚衰的反映，因心阳虚衰，鼓动力弱，故脉来"数而无力"。其病理生理多与器质性心脏病心功能减损或衰竭、心搏代偿性加快有关。所以器质性心脏病的窦性心动过速、异位性心动过速反映到脉搏上来，必"数而极无力"，因此多为虚证，治疗应以扶正益气改善或加强心功能为主。不过这种"数而无力"应与上述之"细数"准确鉴别，不能混淆。

3. 属于促脉的心律失常

属于促脉的心律失常为实热证中的气阴不足反应。

关于促脉主病，《濒湖脉学》指出："促主阳盛之病。"《中医学基础》认为："阳盛热实而阴不和。"所以"促脉"是高热邪毒炽盛、阴液大伤、心气不足的表现，故脉来急数之中偶有停搏。这种现象与感染中毒性心肌炎心功能减损有关，显然属于促脉的心律失常为"实中夹虚"。治疗宜清热解毒控制感染为主，佐以扶正益气养阴加强心肌功能。

4. 属于结脉的心律失常

属于结脉的心律失常应分辨"脉来有力而结"与"脉来无力而结"，一般认为"脉来有力而结为实""脉来无力而结为虚"。

关于结脉主病，《濒湖脉学》指出"结主阴盛之病"；《中医学基础》认为"阴盛气结"：①"脉来有力而结"为阳虚阴盛、气滞血瘀的反映，因阴寒内盛、阳气不伸、气滞血瘀，故"脉来有力而结"。其病理生理与植物神经系统功能失调、外周阻力加大有关，所以属"脉来有力而结"的心律失常多是机能性的，为实证。治疗应以温经散寒、理气活血、养心安神为主。②"脉来无力而结"为心阳虚衰的反映，因心气不足、鼓动无能、血瘀不行，故"脉来无力而结"。其病理生理多与器质性心脏病心功能减损或衰竭有关，因而属"脉来无力而结"的心律失常多是器质性的，为虚证。治疗应从扶正益气改善心功能着手。

5. 属于代脉的心律失常

属于代脉的心律失常应分辨"脉来有力而代"与"脉来无力而代",一般认为"脉来有力而代为实""脉来无力而代为虚"。

关于代脉主病,《濒湖脉学》指出"代脉原因脏器衰",《中医学基础》认为"脏气虚衰"。这是泛指"脉来无力而代"的机理,但对临床上出现的"脉来有力而代"则不好说是"脏气虚衰"所引起。临床实践证明:①"脉来无力而代"为心阳虚衰的反映,因心气不足、心阳虚衰,故"脉来无力而代"。其病理生理多与器质性心脏病心功能减损或衰竭有关。因而属"脉来无力而代"的心律失常多是器质性的,为虚证。治疗应以扶正益气改善心功能为主。②"脉来有力而代"为气机不畅或心神不宁的反映,因气血运行不畅、心神不宁,并非脏气虚衰,故"脉来有力而代"。其病理生理多与植物神经系统功能失调有关,因而属"脉来有力而代"的心律失常多是机能性,为实证。治疗应以调理气血或养心安神为主。

总之,对于心律失常的辨证论治原则必须分辨虚实,才能予以正确处理,不致犯"实实"、"虚虚"的错误。简言之,属于"迟而有力"、"数而有力"、"脉来有力而结"、"脉来有力而代"的若干心律失常现象,多是机能性的,为实证;反之,属于"迟而无力"、"数而无力"、"脉来无力而结"、"脉来无力而代"的若干心律失常现象,多是器质性的,为虚证。至于属"促脉"的心律失常多为实中夹虚。

三、心律失常的常用治法

目前,应用中医中药治疗心律失常的方法日渐增多,为了提高疗效,临证时除应分辨脉象虚实外,还要结合全身病情予以仔细判断,确立证候,依法立证,据法选择具有针对性的方药,不能机械、呆板地固守一方。

1. 滋阴养心法

适用于机能性窦性心动过速，房性早搏，室性早搏或形成二联律、三联律，阵发性心房纤颤等心律失常属于阴虚火旺、心肾不交、心神不宁者。表现为心悸阵发，须臾则安，每因精神情绪激动而发，易惊惕不安，多伴有失眠、健忘、多梦、头痛、心烦易怒或身倦乏力、腰酸、遗精、盗汗、月经失调，舌红少苔，脉细数或脉来有力而结代。选用生地黄、玄参、知母、麦冬、玉竹、制首乌、沙参、枣仁、远志、柏子仁、夜交藤、珍珠母、牡蛎、龙骨、龙齿、黄连、黄柏等药治疗。若心火旺盛，口舌生疮、口苦、便秘、苔黄，可加龙胆草、大黄、竹叶以清热泻火；若肝阳上亢，面红目赤、头痛头晕、血压增高、脉弦，可加龙胆草、夏枯草、菊花、钩藤、地龙、天麻以平肝潜阳；若失眠多梦惊悸较重者，可加朱砂安神丸或安眠丸以养心安神，常用方剂有酸枣仁汤、知柏地黄汤等。

例1：室性早搏

薛某，女，40岁，教师，1976年7月6日诊治。患室性早搏二联律2个月，经用心得安、苯妥英钠以及炙甘草汤方治疗无效，每遇精神紧张或情绪波动时则心中悸动不安，脉搏出现频繁规律停跳，且有失眠、多梦、心烦、易怒、口苦、易惊、手足心热等症，舌红少苔，脉细数而代。药用生地黄、玄参各12g，知母、玉竹、枣仁各9g，黄连3g，夜交藤15g，珍珠母18g。每周服药6剂，休息一天，连续治疗4周，病情显著好转，心悸与脉搏停跳现象很少出现，心电图复查室性早搏二联律消除。

例2：阵发性心房纤颤

藏某，女，38岁，职工，1977年1月19日诊治。患者1976年来患心房纤颤，一天可发作1～3次，每因精神情绪激动或劳累而发，发作时间约30分钟至2小时，西药曾用安定、心得安、奋乃静以及西地兰治疗无效，中药多用参、术、芪、草、地、归、芎、芍亦未见效。心悸阵发，须臾则安，精神紧张，情绪激动，烦躁易怒，惊悸不已，夜寐不安，手足心热，舌红少苔，发作时脉细数而结，未发作时脉细数。几经检查，已除外器质性心脏疾患。药用生地黄18g，知母12g，玄参9g，玉竹9g，黄连3g，枣仁9g，夜交藤15g，珍珠母18g，龙齿30g，朱砂安神丸9g（睡前内服）。服药18剂，病情好转，很少发作，心电图多为窦性心律，未出现心房颤动。

肾阴不足，不能上承于心，则虚火妄动、心神不宁；"或因怒气伤肝""或因遇事繁冗，思想无穷，则心主亦为之不宁，故神明不安而怔忡之证作矣"（虞抟《医学正传》）。

上2例心律紊乱，一为室性早搏二联律，一为阵发性心房纤颤，病虽不同，但发作均与情志因素有关，皆伴有失眠、心烦、口苦、手足心热、舌红少苔、脉细数等"水衰火旺、心胸躁动"现象（刘河间《素问玄机原病式》）。辨证不明，误投参芪桂草之药，既耗不足之阴于下，又协有余之火于上，焉能有效。故用滋阴降火、养心安神之剂，使水火既济，心肾相交，心神安宁而病情好转。

2. 理气健脾法

适用于机能性或器质性房性、室性早搏形成二联律、三联律等心律失常属于饮食停滞或湿浊阻滞，气机不畅，浊气上逆，心神受扰者。多因饮食无节或醇酒厚味引起心中悸动不安，行走时则减轻，休息时反加重，食欲不振，口中黏腻，胸部憋闷，脘腹胀满，头晕，神倦乏力，舌苔白腻，脉缓而结代。选用陈皮、苍术、厚朴、草豆蔻、木香、焦槟榔、大腹皮、莱菔子、炒谷麦芽、神曲、焦山楂等药。若湿郁化热，口苦，苔白黄而腻或黄腻，可加黄连、黄芩、龙胆草以清热燥湿；若头晕头重如裹，则加藿香、佩兰芳香化浊。常用方剂如平胃散、温胆汤、藿香正气汤等，皆可化裁应用。

例3：室性早搏二联律

许某，男，36岁，工人，1977年4月28日诊治。患室性早搏二联律半年之久，经用心得安、安定等药治疗2个月未效，后用滋阴降火、养心安神方药亦未好转，且日渐加重。其症多在午、晚餐后半小时出现，自觉胃脘胀满不适则心中悸动不平，平时若饮食不当，或稍进肥甘厚味可连续发作，心中悸动不已，身倦乏力，嗳气吞酸，少有矢气，夜寐不安而多梦，受惊则惊惕，舌苔白厚而腻，未发作时脉缓，发作时脉缓而代。药用陈皮、厚朴、川楝子、大腹皮各9g，苍术、草豆蔻、焦槟榔、枳实各6g，甘草3g。服药6剂，胃脘舒畅，矢气增多，心悸减少，夜寐转安。后曾一度食复，再进上方9剂，诸症悉平。

"脾胃居中，为上下升降之枢纽"（何梦瑶《医碥》）。若食伤脾胃，湿阻中焦，清气不升，浊气不降，必致上扰心神，悸动不已。本例心律失常起于饮食失宜，脾运失职，故有胃脘憋胀、苔腻、脉缓等症。湿阻脾胃，徒用滋阴降火、养心安神，非仅无效，甘寒滋腻反助湿浊，不利气机之宣通，"升降之机者，在乎脾土之健运"（章虚谷《医门棒喝》），故以理气燥湿健脾，和胃降逆之剂，使脾土健运，气机顺畅，浊气下降，清阳上升，疾病向愈。

3.益气温阳法

适用于器质性房性、室性早搏形成二联律、三联律，Ⅱ～Ⅲ度房室性传导阻滞，心房纤颤等心律失常属于心气不足，心阳不振者。悸动经常发作，气短，胸闷，活动时显著加重，严重者则咳逆倚息不得卧，并有面色苍白、形寒肢冷，或有浮肿、小便不利等症。选用人参或党参、黄芪、白术、茯苓、莲子肉、炙甘草、肉桂或桂枝等药。若小便不利，显著浮肿者，加猪苓、泽泻、车前子以利水消肿；若心神不宁，失眠易惊，惊剔不安者，可加枣仁、柏子仁、远志、柏子养心丸、天王补心丹等以养心安神；若四肢厥冷，脉微欲绝者，可酌情加附子、干姜以温阳救逆。常用方剂有四君子汤、苓桂术甘汤、五苓散、参苓白术散、炙甘草汤等，均可按病情斟酌服用。

例4：心房纤颤

马某，女，47岁，职工，1973年2月26日诊治。患风湿性心脏病二尖瓣狭窄、闭锁不全11年，心房纤颤1年，用洋地黄叶或地戈辛治疗7个月未效。心悸不安，气短而喘不能平卧，动则增剧；并有声音低微，颜面青紫，形寒肢冷，小便不利，双下肢明显浮肿，按之凹而不起，舌淡胖嫩，苔白水滑，脉沉数弱结。药用党参15g，白术、茯苓、炙甘草、猪苓、泽泻各9g，莲子肉、肉桂各6g。每周服药6剂，休息一天，连续治疗1个月后改为每周服药3剂，休息4天，在休息期间配服参苓白术散，每次3g，每日3次，研冲内服6个月，心房纤颤得以纠正，他症亦随之好转。

例5：窦房结病变综合征，窦性心动过缓

李某，男，16岁，学生，1974年6月3日诊治。患者2个月前参加运动会长跑3000公尺，冒雨着凉，当日夜间发热（体温38℃），翌日腮腺肿胀疼痛。按腮腺炎对症处理，3天后出现心悸，气短，胸部憋闷不适，同时发现脉搏缓慢，有时40次/分，曾昏厥过一次，在某院诊治22天，查白细胞$7×10^9$/L，中性68%，淋巴32%，中性粒细胞有中毒颗粒，抗链"O"正常，血沉11mm/h，X线胸部透视心肺未见明显变化，心电图检查3次为窦性心律，心房率、心室率为40～43次/分，T波广泛低平倒置，阿托品试验，注射硫酸阿托品1mg，心率仅增至50次/

分，诊断为病毒性心肌炎，早期窦房结病变综合征，经用阿托品、强的松、三磷酸腺苷、辅酶A、201注射液等药治疗效果不显，改为中医中药治疗观察。舌质胖嫩，舌苔白滑，脉象沉迟无力。药用党参15g，白术、茯苓、五味子、莲子肉各9g，炙甘草6g。治疗4周病情改善，虽增加体力活动亦无不适，脉搏较前增快，维持在60～70次/分，7月6日复查心电图为窦性心律，心房率、心室率70次/分，T波变为正常直立。仍用原方继续治疗8周，症状明显改善，期间复查心电图4次，均未见异常，治疗痊愈，停药观察2年亦未反复。

例6：Ⅱ度房室传导阻滞

郭某，女，34岁，农民，患者1975年1月26日因病毒性心肌炎，Ⅱ度房室传导阻滞住院治疗。心悸，气短，自汗，活动时显著加重，四肢欠温，脉搏迟慢，多为40～42次/分，心电图为窦性心律，心房率84次/分，心室率42次/分，P波按顺序出现，P波后有QRS波脱落，呈2∶1传导，T波广泛低平倒置。舌苔白，脉沉迟而弱。先用四君子汤加味治疗，药用党参15g，茯苓、白术、炙甘草、五味子各9g，莲子肉12g，后依炙甘草汤化裁服用，炙甘草15g，党参15g，桂枝9g，麦冬24g，麻仁9g，生地黄15g，大枣5枚，阿胶9g，服上2方32剂，心悸、气短、自汗现象显著好转，脉象和缓，复查心电图为窦性心律，心房率、心室率63次/分，与治疗前心电图比较：Ⅱ度房室传导阻滞（呈2∶1传导）消失。

成无己在《伤寒明理论》指出："其气虚者，由阳气虚弱，心下空虚，内动而为悸也。"又说："其停饮者，由水停心下，心主火而恶水，水既内停，心不自安，则为悸也。"可见心气不足，阳气虚弱，水饮内停亦可导致心悸。

以上3例患者，一为心房纤颤，一为窦房结病变综合征、窦性心动过缓，一为Ⅱ度房室传导阻滞。其心律失常之表现虽有不同，但其证候均为心气不足，心阳不振。都有不同程度的心悸、气短、自汗，活动时加重，脉象沉数弱结或沉迟无力。《素问·阴阳应象大论》指出："形不足者，温之以气。"《金匮要略·痰饮咳嗽病脉证并治》指出："病痰饮者，当以温药和之。"《伤寒论》指出："伤寒脉结代，心动悸，炙甘草汤主之。"故用四君子汤助正益气，健脾利湿；苓桂术甘汤温阳化水，振奋心阳；五苓散化气行水；炙甘草汤温补心阳，滋养心阴。气得助，阳得温，饮得行，而心悸好转，诸症减轻。

4. 活血化瘀法

适用于冠心病、动脉硬化性心脏病出现的心律失常属于瘀血者。其症为胸部憋闷或胸痛彻背，舌质紫暗或舌有紫点、紫痕、紫斑、紫条，脉涩迟或有结代，选用赤芍、红花、川芎、丹参、当归尾、桃仁、灵脂、元胡、三棱等药。若心气不足，脉迟涩结代，血压偏低，心悸，气短，自汗者，可加人参或党参、黄芪以助正益气；若肝阳上亢，脉弦涩结代，并有头痛头晕，心烦易怒，血压增高，应加钩藤、地龙以平肝潜阳。常用方剂桃红四物汤、血府逐瘀汤、北京冠心Ⅱ号方等，皆可随证施治。

例7：结性逸搏，Ⅱ度窦房阻滞

鲍某，女，54岁，1978年3月9日诊治。患动脉硬化性心脏病2年，常有心悸不安，最近发现脉搏变慢，心电图提示结性逸搏，Ⅱ度窦房阻滞，曾用阿托品、潘生丁治疗不效。心悸，气短，自汗，活动时加重，胸部憋闷，面唇紫暗，头晕欲仆，身倦乏力，脉搏33次/分，血压100/60mmHg，舌质紫苔薄白，脉象迟涩。药用党参、黄芪各15g，炙甘草、丹参各9g，赤芍、红花、当归尾各6g。服药3剂，结性逸搏消失，继服15剂，Ⅱ度窦房阻滞消失，心电图恢复正常，脉来和缓，疾病好转。

例 8：冠心病，心肌硬化，结性心动过速

王某，女，63 岁，农民。患者 1974 年 4 月 26 日因冠心病、心肌硬化、结性心动过速住院治疗。胸部憋闷疼痛，心悸，气短，自汗，活动时加重，舌质紫暗。脉细数无力。脉搏 118 次 / 分，血压 110/70mmHg。心电图为结性心律，125 次 / 分，P 波 Ⅰ、Ⅱ、Ⅲ、aVF 倒置，aVR 直立，QRS 波群各导联均增宽 >0.10 秒，ST 短、广泛压低或抬高。药用党参 15g，五味子 9g，炙甘草 9g，桂枝 9g，阿胶 9g，丹参 30g，鸡血藤 30g，柏子仁 15g。服药 15 剂，病情很快改善，复查心电图 10 次，均为窦性心律，心房率、心室率维持在 70～81 次 / 分，结性心动过速消失。

例 9：急性前壁心肌梗死，房性期前收缩

张某，男，45 岁，职工。1974 年 2 月 13 日因急性前壁心肌梗死，房性期前收缩住院治疗。患者心悸、气短，胸部憋闷疼痛，舌有紫痕，脉缓而结。心电图提示急性前壁心肌梗死，房性期前收缩。药用太子参 15g，五味子 12g，麦冬 9g，赤芍 6g，川芎 3g，红花 6g，柏子仁 9g，龙齿 15g。服药 12 剂病情好转，复查心电图房性期前收缩消失，ST 段始返基线，V_3、V_5 冠状 T 波，疾病进入恢复期。

例 10：冠心病心绞痛，陈旧性心肌梗死，室性早搏二联律

高某，男，54 岁，干部。1974 年 5 月 27 日因冠心病心绞痛、陈旧性心肌梗死、室性早搏二联律住院治疗。患者心悸、气短、自汗，活动或劳累后加重，胸部憋闷疼痛，唇舌紫暗，脉来细涩而代。心电图为窦性心律，心房率、心室率 55 次 / 分，Ⅱ、Ⅲ、aVF 的 Q 波 >1/4R，各导联均见宽大畸形的 QRS 波群，呈二联律，T 波 Ⅱ、Ⅲ、aVF 倒置。药用党参 15g，五味子 9g，莲子肉 9g，赤芍 9g，川芎 6g，丹参 15g。服药 22 剂，脉变和缓，复查心电图室性早搏二联律消失。

唐宗海《血证论》指出："血虚则神不安而怔忡，有瘀血亦怔忡。"王清任《医林改错》亦指出："心跳心慌，用归脾、安神等方无效，用此方（血府逐瘀汤）百发百中。"可见瘀血亦能引起心悸。上4例患者都有不同程度的瘀血不行，同时还具有心气不足的表现，均为气虚血瘀而引起的心律失常。盖"气为血帅，血随之而运行"（唐宗海《血证论》），气虚鼓动无能，必现瘀血内停，故以补气活血方药治疗，心律失常皆获改善。

5. 清热育阴法

适用于心律失常属于热毒炽盛，阴液受伤，气阴不足者。表现为高热、头痛、汗出、口渴、烦躁、面色潮红、心中悸动不已，或有时时恶风、背微恶寒、舌红、苔黄燥、脉促。选用银花、连翘、大青叶、板蓝根、栀子、生石膏、知母、五味子、麦冬等药，因有背微恶寒或时时恶风，促脉，为高热伤津，气阴不足，当加人参或党参，以助正益气。若肠道热结，大便干燥、几日不下、腹部胀满者，可加大黄、芒硝以泻热通便。常用方剂有白虎汤或白虎加人参汤、清营汤、清瘟败毒饮合生脉散等，皆可根据病情斟酌选用。

例11：大叶性肺炎，中毒性心肌炎，窦性心动过速，偶发期前收缩

姚某，男，55岁，职工，1974年10月18日诊治。患大叶性肺炎、中毒性心肌炎，心中悸动不平，脉搏120次/分，时有间歇，且伴有高热、头痛、汗出、口渴、咳嗽、胸痛。气促、略吐血痰，时恶风寒，舌红苔黄燥，脉促急数之中偶有间歇。药用银花30g，连翘、桑白皮、知母各18g，栀子15g，生石膏60g，五味子12g，麦冬9g，党参15g。服药4剂，促脉变为数脉，脉搏间歇不齐消失，再服12剂，疾病痊愈。

《素问·痹论》有"脉痹不已，复感于邪，内舍于心"的记载，证明邪毒炽盛，耗伤气阴，上侵于心，则呈心律紊乱。本例肺胃热盛，气阴两伤，而脉见促。"促脉，来去数，时一止复来"（王叔和《脉经》），"促脉数而一止"（李时珍《濒湖脉学》），"脉来急数，时而一止，止无定数"（北京中医学院《中医学基础》）。"阳盛则促"（李时珍《濒湖脉学》），"阳盛热实而阴不知"（北京中医学院《中医学基础》）。所以"促脉"是反映热炽心营受损的特征表现。故以银翘白虎法清解肺胃邪热，合生脉散助正益气护心育阴防脱，则促脉很快消失。

中医学对常见心律失常的治疗，主要依据患者的不同病因，结合脉症表现，辨别寒热虚实，分别采用滋阴养心、理气健脾、益气温阳、活血化瘀、清热育阴等不同的治疗方法，始能收到较为满意的临床效果。

此外，在治疗中还需注意异病同治与同病异治。

如例1系室性早搏二联律，例2是阵发性心房纤颤，这是两种完全不同的心律失常。尽管这2例患者所表现的心律失常类型不同，但在病因上都与精神紧张、情志刺激、情绪激动有关，同时伴有不同程度的心悸、失眠、心烦、手足心热，舌红少苔，脉象细数，因此皆属于阴虚火旺、心神不宁、心肾不交证，所以才去滋阴降火养心安神的方药治疗，均收到疗效。再如例3与例10患者所表现的心律失常皆是室性早搏二联律，但在治疗上则有很大差异。例3采取的理气健脾方药，例10采用的助正益气活血化瘀方药，两者的治疗如何有这样的不同呢？例3的室性早搏二联律与饮食不节，脾胃健运失常有关；所伴有的表现是胃脘胀满，嗳气吞酸，少有矢气，舌苔白厚而腻，脉缓而代。例10的室性早搏二联律多在活动时或劳累时出现，且伴有胸部憋闷疼痛、唇舌紫暗、脉来细涩而代。两者之病因、证候表现不同，因此采用不同的治法方药，又都取得一定疗效。诊治心律失常，掌握同病异治与异病同治法则至为重要。

小结

①本文分析了常见心律失常与中医学迟、数、促、结、代脉的联系，认为"迟、数、促、结、代脉"可以反映和代表一些比较常见的心律失常。

②阐明迟、数、促、结、代脉的脉搏强度对于分辨心律失常的虚实类别以及确立治疗法则至为重要，属于迟而有力、数而有力、脉来有力而结、脉来有力而代的若干心律失常现象，多是机能性的，为实证；迟而无力、数而无力、脉来无力而结、脉来无力而代的若干心律失常现象，多是器质性的，为虚证；促脉的心律失常多为实中夹虚。虚实不同，治法各异。

③依据心律失常患者的不同病因、证候表现，辨明寒热虚实性质，制定滋阴养心、理气健脾、益气温阳、活血化瘀、清热育阴等不同的治疗方法，选取针对性的方药，对于心律失常患者的治疗有重要意义。

④研究与掌握中医学有关心律失常的理论知识与实践经验，对于中医或中西医结合认识和治疗心律失常是有益的。

注：本文来源于"心律失常在脉象上的反映及其治法"[新医学，1978，9（10～11）：501～503]和"心律失常治疗五法"[浙江中医药，1979，5（6）：204～206]两篇论文的主要内容，并经修改、充实而成。

调养心神在心律失常中的应用

临证时体会到及时、恰当的调养心神对心律失常的恢复有重要作用，尤其对功能性或心脏实质损害兼神经调节紊乱所引起的快速心律失常合理应用则更有意义。不拙卑陋，就其实践体验略谈管见，供讨论之用。

《素问·灵兰秘典论》云："心者，君主之官也，神明出……故主明则下安……主不明则十二官危。"简明扼要论述了心神与五脏六腑（包括心主血脉）功能的生理和病理关系。众所周知，心神居于五脏六腑之上，是人体生命活动的主宰，脏腑功能必须在心神的统管下进行各自不同但又相互协调的活动。生理情况下，心神安宁，五脏六腑各司其职，各行其责，功能畅行，机体则"阴平阳秘，精神乃治"，健旺之心神更能行使其统管之职；病理状态下，心神不宁，势必影响（包括心主血脉在内的）脏腑功能，不司其职，未尽其责，功能失调，久之则致机体"阴阳离决，精气乃绝"，紊乱之心神必然失却统管之能。概言之，心神安宁，脏腑功能调和，心神逆乱，脏腑功能失调。心神既统管脏腑功能，脏腑功能又协调、影响心神。

中医学以"心主神志"和"心主血脉"概括心的基本功能，而两者之间有着密切的关系。《素问·六节藏象论》"心者生之本，神之变也……其充在血脉"，心神安宁，则心主血脉功能通畅，心搏速率适宜，节律整齐，传导正常，血流畅行，除供养五脏六腑之需外又荣养心神，以发挥其正常的统管之能；反之，"烦则心下鼓"（《素问·痹论》）、"心神恍惚，惊悸不已"（《石室秘录·内伤门》）、"悲哀愁忧则心动"（《灵枢·口问》）。心神不宁则心主血脉功能紊乱，心搏速率不调，节律不齐，传导障碍，血行有亏，心神失却心血濡养，不能尽行统管之职。现已知心肌本身虽有自动性、兴奋性、传导性和收缩性，但均受神经液体因素的调节，以适应身体内外环境的改变，而神经调节作用是在大脑皮层和皮层下中枢主导下通过植物神经系统来实现的，揭示了"心主神志"统管、制约、协调心主血脉功能的内在机理。研究证明，神经体液等外来影响在心律失常的发生中起重要作用（何瑞荣等译《临床心脏生理学》），所以临床上有些表现比较严重又难以控制的心律失常，并非心脏本身有病，恰恰是因为脑和中枢神经系统功能紊乱、调节不利所致。那么，重视调养心神，修复或重建"心神"与"心血"之间的协调关系，藉以纠正紊乱的心律失常，是一条十分重要的治疗途径。

然中医诊治并非养心安神药物的堆集成方，而是针对病情讲究"虚实之分，气血之辨，痰与饮，寒与热，外感六淫，内伤七情，在临证辨之"（《张氏医通·神志门》）。缘何心神不宁？究其因，析其理，多与情志刺激，以及情志因素日久不除导致脏腑功能失调有关。中医认为人之精神情志与五脏功能有密切关系，除"心藏神"外，还有"肺藏魄""肝藏魂""脾藏意""肾藏志"（《素问·宣明五气论》），因而机体对外界不同的七情刺激有一定的适应和调节能力。但长期的精神刺激或突然受到剧烈的精神创伤，超过五脏生理活动所能调节的阈值或范围时，则出现"怒伤肝""喜伤心""忧伤肺""思伤脾""恐伤肾"等五脏病理改变，导致阴阳失衡，气血逆乱，故"悲哀愁忧则心动"，皆可引起心神不宁，表现为心律失常。验之临床，六气郁久化火，心火亢盛，心阴不足，心神失养有之；怒气伤肝，肝阳上亢，动撼心神有之；久思伤脾，脾失健运，升降失常，心神不安有之；肺气虚损，痰浊阻肺，肺失宣降，心神受扰有之；肾水素亏，水不济火，虚火妄动，上扰心神有之。因而施治方法则有清心安神、平肝安神、调脾安神、宣肺安神、滋肾安神等诸般不同。

一、清心安神（心房颤动）

藏某，女，38岁，职工。1977年1月19日就诊。患者因精神刺激，情志不遂，于1976年以来出现心悸怔忡。查心电图示心房颤动。1天内可发作1～3次，多与精神情绪波动或劳累有关。发作时间约30分钟至2小时。几经检查已除外器质性心脏病。西药曾用安定、心得宁、奋乃静、苯妥英钠、西地兰等系统治疗无效。中药多用参术芪草、地归芎芍等方药亦未见好转。心悸阵发，惊悸怔忡不已，精神紧张，情绪激动，烦躁易怒，夜寐不宁，多梦易惊，手足心热，舌红尖绛少苔，发作时脉细数结代，平时脉细数。心火亢盛心阴不足，心神不宁。清心火，滋心阴，安心神。黄连3g，生地黄18g，知母12g，玄参9g，玉竹9g，枣仁9g，夜交藤15g，珍珠母18g，龙齿30g。朱砂安神丸9g（睡前冲服）。服药18剂，病情好转，发作次数较前减少。继服18剂，病情改善，心情舒畅，很少发作。远期随访，取得满意疗效。

"遇事繁冗，思想无穷，则心主为之不宁，故神明不安而怔忡惊悸之证作矣。"（虞抟《医学正传》）病由情志不遂，气郁化火，心火炽盛，耗伤心阴，心神不宁，故心悸怔忡每多发作。以黄连清有余之心火；生地黄、知母、玄参、玉竹滋不足之心阴；炒枣仁、夜交藤、珍珠母、龙齿，更加朱砂安神丸调养不安之心神，惊悸之证遂得好转。

二、平肝安神（室性早搏二联律）

彭某，女，56岁，城市居民。1978年3月4日诊治。心悸怔忡2月余。缘于春节期间往来于冀蜀之间，乘车劳乏，心中焦躁，更加家事纷争，烦怒不休，遂发心悸之症，脉搏歇止。心电图示窦性心动过速，室性早搏二联律。血压升高为180/90mmHg。余怒不息，声高语亢，面红目赤，头痛头晕，走路不稳，心中烦热，失眠多梦，惊惕不安，大便干燥，苔黄口苦，脉弦数结代。肝阳上亢，心神受扰。平肝潜阳，宁心安神。龙胆草9g，牡丹皮9g，钩藤9g，夏枯草9g，生地12g，知母9g，枣仁6g，夜交藤12g，珍珠母12g。服药3剂，诸症减轻，血压下降为140/80mmHg，脉搏歇止减少，再服6剂，诸症悉平。停药观察2年未见复发，疗效巩固。

三、调脾安神（房性早搏）

王某，男，50岁，干部。1980年4月19日诊治。患者于1978年秋在一次饮酒后，突然出现心悸不安。查心电图为频繁房性早搏。后经系统应用心得安、安定、炙甘草汤等方药治疗，效果不显。心悸多在饭后出现，稍进肥甘、醇酒则心中悸动不已，平时胃脘痞胀不适，常有呕恶嗳气呃逆，面色萎黄，精神不振，身倦乏力，肢体困重，大便涩滞不爽，少有矢气，舌苔白厚而腻，脉濡滑结代。饮食所伤，脾失健运，湿浊阻滞，气机不畅，浊气不能下降反而上犯，扰乱心神。运脾化浊，行气降逆。陈皮9g，苍术6g，草豆蔻6g，焦槟榔6g，厚朴6g，枳实3g，莱菔子6g。服药6剂，脘腹舒畅，矢气增多，心悸好转。再服12剂，舌苔变为薄白，心悸已平。嘱其节饮食，忌醇酒，防止食复。

"升降之机者，在乎脾土之健运。"（章虚谷《医门棒喝》）食饮不节，醇酒厚味中伤脾胃，湿浊中阻，脾失健运，气机不畅，升降失常而浊气上犯；心神受扰，发为心悸。以陈皮、苍术、草豆蔻燥湿健脾；槟榔、厚朴、莱菔子、枳实行气降逆，调畅气机。未宁神而神自安，未定悸而悸自平。在于脾得健，湿得除，气得畅耳。

四、宣肺安神（房性早搏）

周某，女，63岁，农民。1976年1月10日诊治。患者咳嗽吐痰15年，全身浮肿7天，于1976年1月6日因慢性支气管炎、肺气肿、肺心病、肺性脑病、心律失常住院救治。听诊两肺可闻及广泛干湿啰音，心脏向两侧扩大，心率90次/分，心律不整。血气分析报告呼吸性酸中毒、代谢性碱中毒。心电图示窦性心律，顺钟向转位，房性期前收缩。经用控制感染、呼吸兴奋剂等西药治疗4天未见好转，改用中药。素禀肺气虚损，宣降失常，外邪干肺则咳嗽吐痰；肺气不利则呼吸短促，面唇紫青；肺气不布，水道不通则全身浮肿；痰浊阻肺，痰迷心窍，心神受扰而神志不清，躁动不安，脉现结代。亟宜豁痰开窍，苏醒神志。郁金9g，石菖蒲9g，陈皮9g，清半夏9g，胆南星9g，前胡9g，桔梗9g，厚朴9g。3剂，鼻饲灌服。药后神志苏醒，已无躁动。痰浊阻肺，肺气宣降失常而呼吸短促，痰出黄黏，咳吐不爽，脉仍结代，舌质紫暗，舌苔黄厚浊腻。清热化痰，宣肺宽胸，祛痰宁心。瓜蒌30g，黄芩15g，黄连9g，郁金9g，石菖蒲9g，胆南星9g，前胡9g，桔梗9g，远志9g。3剂，痰出咳减，脉律规整，病情好转。

肺主气，心主血，两脏配合保障气血的运行。肺气虚损，肺气不利，失却吸清呼浊之本能。外邪干肺，痰浊阻滞，肺失宣降，浊气上扰而神迷躁动，神迷则心搏逆乱。豁痰开窍，苏醒神志，既利肺气之宣降，又益心血之畅行。清化痰热，祛除阻肺之痰浊，肺气清肃，宣降得宜，恢复吸清呼浊之职。心得清气而神宁，血得清气而顺行，故获速效。

五、滋肾安神（预激症候群）

温某，女，46岁，职工。1980年6月3日诊治。患者共孕产9胎。劳乏戕伤，耗损肾阴。近年又因精神刺激而心中悸动不安。查心电图示窦性心律，心率110/分，P-R间期0.10秒，QRS波增宽（0.13秒）、粗钝。诊断为预激症候群A型。用谷维素、心得宁、维生素等药系统治疗2个月，疗效不显。心悸怔忡不安，每遇精神刺激则心悸不已，头目眩晕，耳鸣如蝉声，失眠多梦，惊惕不安，五心烦热，手足心热甚于手足背，烦躁易怒，唇红咽干，腰膝酸软无力，舌红少苔，脉细数。肾阴亏虚无以制阳，虚火妄动，心神不宁。滋阴降火，养心安神。知母12g，黄柏9g，牡丹皮9g，生地9g，玉竹9g，柏子仁9g，酸枣仁9g，夜交藤15g，合欢花皮12g，珍珠母18g。朱砂安神丸9g（睡前冲服）。服药6剂，惊悸好转。续服12剂诸症皆瘥。期间复查心电图2次，P-R间期0.15-0.17秒，QRS波形态正常。

"水衰火旺……心胸躁动"（刘河间《素问玄机原病式·火类》），"阴虚于下，则宗气无根，而气不归原，所以在上则浮撼于胸臆，在下则振动于脐旁"（张介宾《景岳全书·怔忡惊恐》）。本例妊产戕伤，肾阴不足，虚火妄动，上扰心神，神明不安而惊悸不已。用知母、黄柏、生地黄、牡丹皮滋阴降火，壮水之主以制阳光；玉竹、柏子仁宁心定志；酸枣仁、合欢花皮、珍珠母等养心安神。水火既济，心肾相交，心神安定，病情好转。

小结

本文阐明调养心神在治疗心律失常中的意义。主要在于修复或重建"心神"与"心血"之间的协调关系，藉以纠正紊乱的心律失常。调养心神并非养心安神药物的堆积成方，必须遵循辨证施治的原则，根据证情表现分别采取清心安神、平肝安神、调脾安神、宣肺安神、滋肾安神等治疗方药，始能收到满意疗效。

注：本文系与靳红微教授临床共同观察并撰写的学术论文"调养心神治疗心律失常57例临床分析"[河北中医学院学报，1986，1（2）：11-14]。

附：调养心神治疗心律失常57例临床分析

研究证明，神经体液等外来影响在心律失常的发生中起重大作用（何瑞荣等译《临床心脏生理学》），因而调养心神，修复或重建"心主神志"（下称"心神"）与"心主血脉"（下称"心血"）之间的协调关系，藉以纠正心律失常，是一条重要的治疗途径［薛芳《辽宁中医杂志》1982，6（11）：33］。现就1983年2月至1984年1月以调养心神治疗心律失常57例的情况，总结分析如下。

一、临床资料

1. 治疗对象

本组病例选择临床及心电图诊断明确的心律失常患者，大多数病例曾用多种抗心律失常药物如镇静剂、钾盐、β受体阻滞剂等系统治疗1～3个月以上无效，改用本法治疗观察。

57例中男28例，女29例，年龄<20岁4例，21～30岁5例，31～40岁12例，41～50岁21例，51～60岁12例，>61岁3例。

病程<6个月11例，6个月～1年12例，1～2年16例，2～3年5例，

3～4年3例，>4年10例。

2. 心电图检查

频发室性早搏43例，其中二联律22例，三联律12例，9例8～10次/分；频发房性早搏14例，其中二联律2例，三联律4例，8例8～10次/分。兼窦性心动过速21例，窦性心动过缓4例，阵发性室性心动过速2例，阵发性心房颤动3例，左室高电压4例，低电压1例，Ⅰ度房室传导阻滞2例，左前分支阻滞2例，不完全性右束支传导阻滞5例，S-T段压低或T波低平倒置6例，室内阻滞1例。

3. 临床诊断

植物神经系统功能失调37例，其中包括妇女更年期综合征11例、甲状腺机能亢进症1例、病毒性心肌炎9例、冠状动脉粥样硬化性心脏病2例、风湿性心脏瓣膜病2例、高血压病4例、肥厚型心肌病2例、二尖瓣脱垂1例。

4. 病情表现

本组病例均有程度不等的心悸怔忡、心烦易怒等症状和心脏、脉搏跳动间歇感觉。失眠多梦40例，胸闷气短或胸部隐隐作痛35例，五心烦热31例，面色发红25例，口渴咽干30例，口苦14例，显著头痛头晕18例，夜尿频多12例，盗汗6例，两手掌发红8例，月经失调14例，其中经期赶前量多12例。42例舌质红，其中舌边尖红6例、全舌红5例、舌质红绛2例、紫红舌1例、舌质有紫痕及瘀斑4例、舌质淡红11例，舌苔白31例，黄苔20例，少苔6例。57例脉象均有结代，细数34例，弦数5例，缓脉14例，迟涩4例。12例血压升高，其中8例140～160/90～100mmHg，4例170～220/100～120mmHg。

追溯病史，本组病例均有不同情况的诱发因素，38例与精神刺激、情绪激动、心情抑郁有关，与劳累过度有关的12例中有7例则与饮酒有关。

病情程度按全国中西医结合防治冠心病及心律失常研究座谈会制订的标准衡量，本组轻度 11 例，中度 36 例，重度 10 例。

二、治疗方法

《素问玄机原病式·火类》云："水衰火旺而扰火之动也，故心胸躁动……阴虚于下，则宗气无根，而气不归原，所以在上则浮撼于胸臆，在下则振动于脐旁。"（张介宾《景岳全书·怔忡惊恐》）"遇事繁冗，思想无穷，则心主为之不宁，故神明不安而怔忡惊悸之证作矣。"（虞抟《医学正传》）盖惊悸之证虽为心血功能紊乱之表现，实受心神之控制，根源在于肾水之滋养。肾水不足，虚火上扰，心神不安，心悸怔忡乃作。故壮水之主以制阳光，滋肾养心、调养心神正合其证。

1. 治疗处方

生地黄 12g，牡丹皮 12g，知母 9g，黄柏 6g，黄连 6g，龙眼肉 12g，玉竹 12g，莲子肉 12g，酸枣仁 9g，夜交藤 15g，珍珠母 15g。失眠多梦加朱砂安神丸 1 丸；口苦、苔黄加龙胆草 12g；血压高、头晕加玄参 12g，钩藤 12g，地龙 12g；五心烦热、面红、盗汗加地骨皮 12g；月经失调加益母草 18g；舌质有紫痕、瘀斑，胸部隐痛加丹参 15g。

2. 煎服方法

上剂水煎 2 次，共滤出药汁 400～500mL，分 3 次空腹温服。每周服药 6 剂，休息 1 天，连续治疗 2～8 周（服药 12～48 剂）。治疗期间停用各种抗心律失常西药，并嘱其杜绝或消除诱发因素之影响，定期门诊复查病情和心电图检查。

三、疗效标准和治疗结果

疗效标准按全国中西医结合防治冠心病及心律失常研究座谈会制订的予以判断。①显效：用药后过早搏动消失（症状显著改善，心脏、脉搏跳动间歇感觉消除，结代脉消失，心电图检查无早搏出现）；②有效：用药后过早搏动较原有减少50%以上，病情减轻一度（症状有所改善，心脏、脉搏跳动间歇感觉和结代脉较治疗前显著减少，心电图检查早搏减少，但未消失，每分钟早搏次数在1~3次之内）；③无效：用药后无变化（症状、心脏和脉搏跳动间歇感觉、脉结代、心电图检查每分钟早搏次数与治疗前相较无改善）。

依上述标准判定，显效39例（68.4%），有效12例（21.1%），无效6例（10.5%）。总有效率89.5%。

四、疗效分析

1. 年龄与疗效的关系

<40岁21例中，显效16例，有效4例，无效1例；41~50岁21例中，显效14例，有效5例，无效2例；>50岁15例中，显效9例，有效3例，无效3例。年轻患者疗效较好。

2. 病程与疗效的关系

<1年23例中，显效20例，有效2例，无效1例；1~2年16例中，显效12例，有效3例，无效1例；>2年18例中，显效7例，有效7例，无效4例。病程短者疗效较好。

3. 原发疾病诊断与疗效的关系

植物神经系统功能失调37例中，显效29例，有效6例，无效2例；器质性心脏病20例中，显效10例，有效6例，无效4例。前者较后者疗效好。

4. 早搏性质与疗效的关系

室性早搏 43 例中，显效 35 例，有效、无效各 4 例；房性早搏 14 例中，显效 4 例，有效 8 例，无效 2 例。室性早搏疗效较好。

5. 诱发因素与疗效的关系

精神因素诱发 38 例中显效 23 例，有效 10 例，无效 5 例；劳累和饮酒诱发 19 例中显效 16 例，有效 2 例，无效 1 例。劳累和饮酒诱发的疗效较好。

6. 病情程度与疗效的关系

轻度 11 例中，显效 10 例，有效 1 例；中度 36 例中，显效 25 例，有效 8 例，无效 3 例；重度 10 例中，显效 4 例，有效、无效各 3 例。轻、中度病情疗效好。

7. 无效病例原因分析

本组 6 例无效的原因中，除 4 例与年龄较大、病程较长，以及原发疾病有关外，均因未能杜绝、消除诱发因素而影响疗效。在诱发因素中，劳累和饮酒较易避免，精神因素则难消除。1 例年轻女性植物神经系统功能失调，室性早搏二联律，每因精神刺激而心悸怔忡，治疗期间嘱其及时消除诱因，服药 6 剂早搏显著减少，后又因家务纠纷，恼怒不休，惊悸再发，早搏频出，继续服药，亦未获效。

五、病例介绍

例 1：植物神经系统功能失调（室性早搏二联律）

王某，女，35 岁，1983 年 10 月 15 日诊治。感觉心脏、脉搏跳动间歇 8 年之久，期间多次检查心电图，均示窦性心动过速（心房率、心室率 100～120 次 / 分），室性早搏二联律。经多次、反复、系统应用苯妥英钠、谷维素、心得宁、心得安、安定、氯化钾、维生素C、慢心律等药物治疗无效。查血压110/80mmHg，心界不大，心率110次/分，心律不齐，呈二联律，各瓣膜未闻及病理性杂音，除外器质性心脏病。心悸怔忡，每遇精神刺激或劳累时显著加重，胸闷气短，夜寐多梦，惊惕不安，心烦易怒，咽干耳鸣，五心烦热，舌质红绛少苔，脉细数结代。按本法治疗，服药6剂，早搏减少，病情好转，一般活动无不适感觉；再进6剂，早搏消失，复查心电图心房率、心室率80次/分，未见其他异常，取得显著效果，停药3个月未见复发。

例2：高血压病（室性早搏二联律）

罗某，女，57岁，1983年10月22日诊治。血压高18年，多为160～220/90～110mmHg，近年来因劳保事宜，情绪激动，恼怒不已，遂出现心律失常。心电图检查，示窦性心动过速（心房率、心室率100次/分），室性早搏三联律，左室高电压（$R_{V_5}+S_{V_1}>4.0mV$）。服用安定、慢心律4周无效。心悸怔忡不安，夜寐不宁，心烦易怒，口干咽燥，头痛头晕，形体消瘦，皮肤、毛发干枯乏津，面红目赤，腰酸腿软，舌质红，苔黄而干，脉细数兼弦而结代。按本法治疗5周，服药30剂，病情显著好转，早搏消失，舌脉正常，血压由190/110mmHg逐渐下降至170～140/90mmHg。复查心电图示：窦性心律（心房率、心室率76次/分），未见早搏。疗效显著，停药观察2个月未见复发。

例3：冠心病（房性早搏二联律）

王某，男，60岁，1983年9月10日诊治。患冠心病，心律失常2年余。多次心电图检查，均示窦性心动过速（心房率、心室率100次/分），偶发房性早搏，每分钟6～10次，T波Ⅱ、Ⅲ、aVF、V_5低平倒置。住院治疗4次，经用潘生丁、消心痛、心痛定、安定、慢心律等药，胸闷胸痛好转，早搏反而增多，心电图除上述改变外，房性早搏呈二联律。查血压 180/110mmHg，心界不大，心率 100 次/分，心律不齐，频繁早搏，各瓣膜未闻及病理性杂音，$A_2 > P_2$。症见心悸怔忡，胸闷胸痛，劳累时显著加重，自觉心脏、脉搏跳动间歇，心烦不安，夜寐多梦，口中干苦，面部红赤，头痛头晕，两手掌心发红，舌质紫红，舌苔薄黄，脉象弦数结代。按本法治疗 6 周，服药 36 剂，病情好转，血压 160/90mmHg，心率 75 次/分，脉象弦缓，结代脉消失，心电图检查无房性早搏出现，疗效显著，停药观察 3 个月未见反复。

六、讨论与体会

中医学以"心主神志"和"心主血脉"概括心的基本功能，两者之间并非机械、孤立地存在，而是相互制约、彼此协调的。《素问·六节藏象论》云："心者生之本，神之变也……其充在血脉。"《素问·灵兰秘典论》云："心者，君主之官也，神明出焉……故主明则下安（包括心血功能）……主不明则十二官危（包括心血功能紊乱）。"简明扼要地论述了心神与心血之间的生理联系和病理影响，心神居于五脏六腑之上，是机体生命活动的主宰，脏腑功能必须在心神统管、制约下进行各自不同但又相互协调的活动，当然也包括心主血脉这一基本活动在内。心神安宁，则心主血脉功能调畅，心搏速率适宜，节律整齐，传导正常，血流畅行，除供养脏腑功能活动所需外，还上荣心神，以发挥其正常的统管之能；病理状态下，"烦则心下鼓"（《素问·痹论》），"心神恍惚，惊悸不已"（《石室秘录内伤门·怔忡》），"悲哀愁忧则心动"（《灵枢·口问》），"惊忤心神……遂使惊悸"（《济生方·惊悸论治》），心神不宁，必影响心主血脉功能，心搏速率失常，节律不齐，传导障碍，血行有亏，心神失却心血之濡养，不能尽行统管、制约之职，久而久之，形成难以控制的诸般心律失常病症。

研究证明心肌本身虽有自动性、兴奋性、传导性和收缩性，但受神经体液因素的调节，以适应机体内外环境的改变，而神经调节作用是在大脑皮层和皮层下中枢主导下通过植物神经系统实现的，这一理论充分揭示了心神统管、制约、协调心血功能的内在机理。所以临床上有些表现比较严重又难以控制的心律失常，往往与脑和中枢神经系统功能紊乱、调节不利有关。

基于上述理论，本文重视调养心神的目的在于修复或重建心神与心血之间的协调、制约关系，以期纠正难以控制的心律失常。这一方法不仅对功能性的心律失常有治疗意义，对器质性心脏病兼神经调节紊乱所引起的比较复杂的心律失常，也是一条重要的、不容忽视的治疗途径。但这绝不是说本法能统治一切心律失常，临证时仍须讲究虚实之分、气血之辨，痰与饮、寒与热、外感六淫、内伤七情（《张氏医通·神志门》），应仔细辨别，方能效如桴鼓。

缘何心神不宁？审因析理，虽与情志、劳累、饮酒等外来因素有关，而肾阴不足则属内因。盖肾主水，心主火，肾阴充盛，水火既济，则心神安宁；肾阴亏损，无以荣心，虚火妄动，上扰心神，水火不济，则心神逆乱，是证乃出。故调养心神之法，用知母、黄柏、生地黄、牡丹皮滋阴降火治其本；龙眼肉、玉竹、莲子肉养心阴，黄连清心火，酸枣仁、夜交藤、珍珠母安心神，从其标。标本明晰，主从有别，故其疗效优于一般西药的道理就在于此。

注：本文系与靳红微教授临床共同观察并撰写的学术论文"调养心神治疗心律失常57例临床分析"［河北中医学院学报，1986，1（2）：11-14］。

慢性房室传导阻滞的辨证治疗

慢性房室传导阻滞临床并不罕见，目前现代医学尚缺行之有效的治疗措施，而中医学的辨证施治能收较好疗效，兹介绍医案四则：

一、心气不足，心阳不振

李某，男，14岁，1997年4月30日诊。1973年8月患病毒性心肌炎，经住院治疗，病情好转，遗留Ⅰ度房室传导阻滞，已持续3年6个月未愈，心电图：P-R间期0.2秒（儿童正常值不超过0.18秒）。虽经过多次、反复、系统应用肌苷、三磷酸腺苷、辅酶A、维生素C等治疗，亦未改善。症见心悸气短、胸闷自汗，劳累时显著加重，面色㿠白、头晕目眩、身倦乏力、食欲不振、精神不佳、四肢欠温、易感冒，舌质淡嫩、苔薄白，脉象细数无力。证属心气不足，心阳不振。治宜补益心气、振奋心阳。党参、莲子肉各9g，白术、茯苓、肉桂、炙甘草、五味子各6g。服40剂，病情好转，2次复查心电图：P-R间期0.17秒，Ⅰ度房室传导阻滞消失。

本例病愈3年，一派心气不足证情。盖心主血脉，血液在全身经脉中畅流不息，心脏传导功能的顺行，须赖心气之推动，心阳之鼓舞。心气虚弱、心阳不振，必然影响心主血脉功能，致Ⅰ度房室传导阻滞3年未愈。故以四君补益心气，肉桂、炙甘草振奋心阳。服药40剂，纠正了房室传导阻滞，其他证情亦有好转。

二、气阴两虚，心神不宁

曹某，女，32岁，1981年11月23日诊。1979年患病毒性心肌炎后遗留Ⅰ度房室传导阻滞，且伴有频繁室性过早搏动，期间住院2次，应用各种西药治疗无效。现存22次心电图检查均示Ⅰ度房室传导阻滞（P-R间期：0.22～0.24秒），室性过早搏动构成二、三联律。症见心悸气短、胸闷痛，尤以劳累或情绪变动时加重，面色苍白、自汗怕风、神倦乏力、五心烦热、易怒、失眠，两下肢轻度浮肿，舌质淡红、苔薄白，脉象沉细弱结代。证属气阴两虚，心神不宁。治宜补益气阴，养心安神。党参12g，五味子、麦冬、莲子肉、茯苓、丹参、枣仁、白术各9g，炙甘草、桂枝各6g，龙齿30g，夜交藤18g。服9剂后，心悸怔忡减轻，夜寐转安，胸闷痛好转，自汗减少，下肢浮肿消失，仍有烦躁易怒症状，脉细数，脉搏跳动整齐。复查心电图，Ⅰ度房室传导阻滞消失（P-R间期：0.20秒），室性早搏消失。继以上方加减治疗，巩固疗效。

本例持续性Ⅰ度房室传导阻滞兼频发室性过早搏动，日久不愈，证情较为复杂。心悸气短、下肢浮肿、舌淡脉弱为心气不足；面色苍白、自汗恶风、脉见结代属心阳不振；怔忡不安、烦躁易怒、脉象细数为心阴不足；夜寐不宁、失眠多梦或彻夜不眠是心神不安。正常的房室传导功能，除需心气之推动，心阳之鼓舞外，尚需心阴之濡养，心神之调节。方用生脉散益气养阴，四君子汤补益心气，桂枝甘草汤振奋心阳，枣仁、夜交藤养心安神。诸药合用，益气养阴，调和阴阳，宁心安神，持续2年之久的Ⅰ度房室传导阻滞及兼有的频发室性早搏，得以纠正，其他证情亦有改善。

三、心阴亏虚，阴虚火旺，心神不宁

马某，男，26岁，1983年1月20日诊。1977年5月因心悸胸闷住院，确诊为病毒性心肌炎，经治疗，病情有所好转，遗留Ⅰ度房室传导阻滞、P波异常、窦性心动过速，至今已持续5年，其间曾系统应用潘生丁、慢心律、安定、心得安等治疗无效。分析现存15次心电图资料，

Ⅰ度房室传导阻滞（P-R 间期：0.22～0.24 秒）；P 波Ⅱ、Ⅲ、V_1 负正双相，aVF 倒置；窦性心动过速（心率 100～120 次/分）。症见心悸气短、胸闷痛、头晕目眩、烦躁易怒、五心烦热、失眠健忘多梦、夜寐盗汗、口唇嫩红、精神不振，舌尖红，脉细数。证属心阴不足，阴虚火旺，心神不宁。治宜滋阴降火，养心安神。生地黄、丹皮、龙眼肉、地骨皮、合欢花皮各 12g，黄连 6g，麦冬、玄参、玉竹、枣仁各 9g，夜交藤、珍珠母各 15g。服 22 剂，心悸怔忡减轻，夜寐转安，烦热盗汗消失，头晕好转，惟劳累时仍有胸闷胸痛，舌质淡红，脉象细数。复查心电图，Ⅰ度房室传导阻滞消失（P-R 间期为 0.18 秒）；P 波按顺序出现，Ⅱ、Ⅲ、aVF、V_1 正常直立；窦性心动过速好转（心房率、心室率 90 次/分）。继服 18 剂，病情显著改善，再查心电图，P-R 间期：0.14 秒，疗效满意。

本例Ⅰ度房室传导阻滞、P 波异常、窦性心动过速已持续 5 年，久治不愈。心阴亏虚无以荣心，虚火妄动，心神不宁，影响房室传导功能。以生地黄、麦冬、元参、龙眼肉、玉竹滋养心阴；丹皮、地骨皮、黄连退虚热，清心火；枣仁、夜交藤、合欢花皮、珍珠母养心安神止惊悸。不足之心阴得滋，妄动之虚火得降，不宁之心神得安，5 年痼疾，40 剂而瘥，可谓速效。

四、心虚血瘀，心脉瘀阻

李某，男，56 岁，1983 年 4 月 15 日诊。1982 年春因劳累时有胸闷不适，心电图示Ⅰ度房室传导阻滞（P-R 间期：0.22 秒）、窦性心动过缓（心房率、心室率 56 次/分）。住院治疗 6 月，经系统应用阿托品、潘生丁、消心痛、通脉灵等，疗效不显。症见胸部憋闷、面色萎黄、头目眩晕、血压 110/70mmHg，口唇略紫，舌紫黯、苔薄白，脉沉细涩迟。

证属心虚血瘀，心脉瘀阻。治宜补气行瘀，活血通络。黄芪12g，桂枝、地龙、红花、当归尾、赤芍各9g，川芎、桃仁各6g，丹参15g。服48剂，胸闷减轻，脉来和缓，复查心电图，Ⅰ度房室传导阻滞消失（P-R间期：0.20秒）、窦性心动过缓改善（心率64次/分）。

本例Ⅰ度房室传导阻滞已持续1年，胸闷头晕、唇舌紫黯、脉象迟涩，皆属气虚血瘀之证。盖气为血帅，气行血行，心之脉络因气虚血行不畅而瘀阻；心脉失却血液之充养，势必影响房室传导系统。故用芪、桂、炙草补益心气，振奋心阳，推动血液运行；归尾、赤芍、川芎、桃仁、红花、丹参、地龙活血化瘀通络，瘀血得化，心脉畅通，故房室传导系统改善。

体会：

房室传导系统概属于"心主血脉"范围，正常的房室传导功能，须赖心气之推动，心阳之振奋，心阴之滋养，心血之灌溉，心脉之畅通，心神之调节，彼此相互协和，始能维护其顺利进行。临床证明，心气虚弱、心阳不振证、心阴耗损、心血亏虚、心脉瘀阻、心神不宁，其中一个或几个方面的病理改变，均可影响房室传导功能。依据证情，采用补益心气、振奋心阳、滋养心阴、养心安神、活血通络方药治疗，使虚弱之心气得补，不振奋之心阳得温，不足之心阴得养，不宁之心神得安，瘀阻之心脉得通，皆能改善房室传导系统，纠正房室传导阻滞。

浙江中医杂志，1984，19（12）：533.

安心汤治疗过早搏动的临床观察及实验研究

研究证明，神经体液等外来影响在心律失常的发生中起重大作用[1]，因而修复或重建"心主神志"与"心主血脉"之间的协调关系，藉以纠正心律失常，是一条重要的治疗途径[2]。笔者于1991年1月至1992年7月在河北中医学院、河北省中医学会专家门诊部以安心汤治疗过早搏动109例，收到满意疗效并进行了实验验证，报告如下。

一、临床观察

1. 治疗对象

109例均为临床及心电图（EKG）检查诊断明确的过早搏动患者，大多数病例曾用多种抗心律失常药物如镇静剂、β受体阻滞剂等系统治疗1～3个月无效或复发而改用本法方药治疗观察。

本组病例男54例，女55例；年龄<20岁6例，20～30岁20例，31～40岁27例，41～50岁25例，51～60岁23例，>60岁8例；病程<6个月19例，6个月至1年41例，1^+～2年27例，2^+～3年15例，>3年7例。

2.EKG 检查

频发室性早搏87例，其中二联律24例，三联律16例，43例10～20次/分；频发房性早搏21例，其中二联律5例、三联律3例，13例10～20次/分；房室结性早搏三联律1例。兼窦性心动过速88例，阵发性室上性心动过速3例，阵发性心房颤动4例，阵发性室性心动过速1例，S-T段下移或T波低平倒置14例，病理性Q波2例，左室高电压6例。Ⅰ度房室传导阻滞2例，不完全性右束支阻滞5例。

3. 临床诊断与病情表现

植物神经功能失调 58 例，更年期综合病征 8 例，甲状腺功能亢进症 2 例，病毒性心肌炎 12 例，缺血性心脏病 14 例，心肌梗死 2 例，高血压病 13 例。

本组病例均有程度不等的心悸怔忡、心烦失眠等症状和心脏、脉搏跳动间歇感觉。70 例有胸闷气短或胸部隐痛，49 例有面红、唇红和两手掌发红、五心烦热，60 例口干咽燥，口苦 35 例，盗汗 24 例，夜尿频多 11 例，头痛头晕 25 例，月经经期提前量多 24 例。82 例舌质红，其中舌尖红 28 例，全舌红 42 例，红绛舌 12 例，27 例舌质淡红。黄苔 60 例，白苔 20 例，少苔 29 例。109 例脉象均现结代，细说 88 例，弦数 12 例，弦脉 9 例。

追溯病史，本组均和不同情况的诱发因素，68 例与精神刺激、情绪激动有关，与劳累过度、剧烈活动有关 32 例，9 例与饮酒、饮咖啡、饮浓茶和刺激性食物有关。

4. 治疗方法

《素问玄机原病式》云："水衰火旺而扰火动也，故心胸躁动。""遇事繁沉，思想无穷，则心主为之不安，故神明不安而怔忡惊悸之证作矣。"（虞抟《医学正传》）。盖惊悸之证虽为"心血"紊乱表现，实受"心神"影响，根于肾水滋养；肾水不足，虚火上扰，心神不宁，心悸怔忡乃作。拟用安心汤：生地黄、丹皮、知母、黄柏、玉竹、麦冬、枣仁等药，壮水滋阴，安神养心，改善"心神"与"心血"之间的协调关系，纠正过早搏动。上 1 剂，水煎 2 次，共滤取药汁 500～600mL，分 3 次空腹温服，连续治疗 2～8 周（服药 12～48 剂，平均 26 剂）。观察疗效。治疗期间停用各种抗心律失常药物，嘱其杜绝或消除诱发因素的影响，定期门诊复查病情和 EKG 检查。

5. 疗效标准与治疗结果

疗效标准按中西医结合防治冠心病及心律失常研究座谈会定制的标准予以判断。①显效：用药后过早搏动消失（症状显著改善，心脏、脉搏跳动间歇感觉消除，结代脉消失，EKG 无早搏出现）；②有效：用药后过早搏动较原有减少 50% 以上（症状有所改善，心脏、脉搏跳动间歇感觉和结代脉较治疗前显著减少，EKG 早搏减少，<5 次/分）；③无效：用药后无变化或加重。

依上述标准判定，本组显效 71 例（占 65.14%），有效 28 例（25.69%），无效 10 例（占 9.17%），总有效率 90.83%。

二、实验研究

1. 材料与方法

（1）**实验动物：** 由本院动物房提供，大耳家兔 33 只，体重 1.5~2.5kg，雌雄不拘，随机分为模型组、实验组和生理盐水组各 11 只；Wistar 大鼠 24 只，体重 200g 左右，雌雄兼用，随机分为模型组和实验组各 12 只。

（2）**实验用药：** 0.5%$BaCl_2$ 溶液，2%$CaCl_2$ 溶液。安心汤煎剂，饮片由本院门诊部提供，经中药系鉴定无误，1 剂水煎 2 次，滤取药汁混合后浓缩为 100% 浓度备用。

（3）**实验方法：** 家兔均以氨基甲酸乙酯（乌拉坦）1g/kgBw 静脉注入麻醉后，背位固定于兔台上，将 EKG 肢导针形电极刺入四肢皮下，描记正常 EKG（Ⅱ导，电压 1mv=10mm，纸速每秒 25mm）。实验组胃管灌入安心汤煎剂（10mL/kgBw）2 小时后描记 EKG。模型组、实验组耳缘快速（10″内）注入 0.5%$BaCl_2$ 溶液 1mL/kgBw（5mg/kgBw），即刻描记心电图，持续示波监视，出现频发室性早搏等心律失常后每隔 1′描记 1 次 EKG，直至心律失常消失，观察两组心律失常出现和持续时间及严重程度。盐水组灌入等量生理盐水 2h 后描记 EKG。

大鼠用乌拉坦 1g/kgBw 空腹注入麻醉，固定、描记 EKG 同家兔法。实验组灌入安心汤煎剂（1mL/100gBw）2 小时后描记 EKG。模型组和实验组均经舌下静脉快速（10″内）注入 2%$CaCl_2$ 溶液 130mg/kgBw，即刻描记 EKG，观察心室颤动，计算两组心室颤动发生率和死亡率。

2. 实验结果

（1）**安心汤对家兔 EKG 的影响**　别测量、分析实验组与生理盐水灌入安心汤煎剂或等量生理盐水前、后 EKG 的 5 个单位[3]，计算心率、P-R 间期、T 波时间、QTc 值（QTc=Q-T/开方 R-R）。两组实验前、后及两组实验后各项比较均无明显差异（$P>0.05$）（表 1）。证明安心汤对家兔正常 EKG 没有影响。

（2）**安心汤抗 BaCl2 引起的家兔心律失常**

①推迟心律失常出现的时间：模型组静脉注入 BaCl2 后 11 只家兔 EKG 均即刻出现频发室性早搏、室上性心动过速等室性心律失常，亦可见室上性早搏或室上性心动过速。实验组 6 只即可出现，另 5 只于 30～60″出现心律失常。经四格表确切概率计算 $P=0.035$（$P<0.05$）。证明安心汤可推迟心律失常出现的时间。

表1　安心汤与生理盐水对家兔 EKG 影响比较

组别	h	心率（次/分）		P-R（msec）		T波（msec）		QTc（msec）	
		前	后	前	后	前	后	前	后
实验组	11	265±41	275±40	65±8	65±8	67±6	66±8	297±19	293±24
盐水组	11	272±36	270±37	60±7	60±8	64±14	64±13	289±21	291±20

均值 ± 标准差。两组实验前、后及两组实验后各项比较无明显差异（$P>0.05$）

②缩短心律失常持续的时间：从室性早搏开始出现至恢复规整的

窦性心律为心律失常的时间。模型组为19±10.6（均值±标准差）分；实验组为3.6±2.4（均值±标准差）分。两者相较差异非常显著（P<0.001）（表2）。证明安心汤可明显缩短心律失常的持续时间。

表2　模型组与实验组心律失常持续时间比较

组别	n	$BaCl_2$剂量（mg/kgBw）	心律失常持续时间（分）	P
模型组	11	5	19±10.6	<0.001
实验组	11	5	3.6±2.4	

均值±标准差

③减少室性心动过速的发生：$BaCl_2$引起的心律失常主要是室性心律失常，而以室性心动过速最为严重，模型组8只（72.7%）出现室速，实验组仅4只（36.4%）发生。说明安心汤可减少室性心动过速的发生。

（3）安心汤抗$BaCl2$引起的大鼠心室颤动

模型组V注入$BaCl_2$后12只大鼠均为30″内发生心室颤动，1′内全部死亡；实验组除4只在1′内发生室颤死亡外，8只未出现室颤，得以存活，EKG示室性或结性逸搏心律，逐渐演变为室性或室上性心动过速，4′内恢复窦性心律。表明安心汤可显著降低心室颤动的发生率和死亡率（表3）。

表3　模型组与实验组心室颤动发生率、死亡率比较

组别	n	$CaCl_2$剂量（mg/kgBw）	室颤（只）	室颤发生率（%）	死亡（只）	死亡率
模型组	12	130	12	100	12	100
实验组	12	130	4	33.3 △	4	33.3 △

△与模型组比较 P<0.01

三、讨论与体会

安心汤有滋肾降火、养心安神功效，临床治疗观察和实验研究表明安心汤通过调养心神这一途径有显著的纠正过早搏动、对抗心律失常作用。

中医学以"心主神志"（下称"心神"）与"心主血脉"（下称"心血"）概括心的基本功能，但两者之间并非机械、孤立存在，而是相互制约、彼此协调的。《素问·六节藏象论》云："心者生之本，神之变……其充在血脉。"《素问·灵兰秘典论》云："心者，君主之官也，神明出焉……故主明则下安（包括"心血"功能）……主不明则十二官危（包括"心血"功能紊乱）。"简明扼要地论述了"心神"与"心血"之间的生理联系和病理影响。生理情况下，心神安宁则心血功能调畅，心搏速率适宜，节律整齐，传导正常，血流畅性；病理状态下，"烦则心下鼓"（《素问·痹论》），"心神恍惚，惊悸不已"（《石室秘录》），"惊忤心神……遂使惊悸"（《济生方》），心神不宁，必然影响"心血"功能，心搏速率失宜，节律不齐，传导障碍，血行有亏，"心神"失却"心血"濡养，不能尽行统管、制约之职，久而久之，形成难以控制的诸般心律失常。

研究证明，心肌细胞虽有自律性、兴奋性、传导性和收缩性，但受神经体液因素的调节，以适应肌体内外环境的改变，而神经调节作用是在大脑皮层和皮层下中枢主导下，通过植物神经系统实现的。这一机理充分揭示了"心神"统管、制约、协调"心血"功能的内在联系。所以临床上有些表现比较严重而又难以控制的心律失常，往往与神经系统功能紊乱、调节不利有关。因而笔者重视调养心神的目的在于修复或重建"心神"与"心血"之间的协调、制约关系，以期纠正难以控制的心律失常，是一条重要的有效途径，但这绝不是说其能统治一切心律失常，仅对阴虚火旺、心神不宁者有较好疗效。所以临证时仍须讲究：虚实之分，气血之辨，以及痰与饮、寒与热、外感六淫与内伤七情（《张氏医通》）之辨。只有如此，方能效如桴鼓。

参考文献

[1] 何瑞荣，付绍萱，等译.临床心脏生理学.北京：人民卫生出版社，1978.

[2] 薛芳.调养心神在心律失常中的应用.辽宁中医杂志，1982；6（11）：33.

[3] 马胜兴，等.把马丁、奎尼丁与乙胺碘呋酮对实验性心律失常作用的比较.中西医结合杂志，1986；8（特1集）：140.

河北中医药学报，1994，9（1）：6～9.

安心汤治疗过早搏动的临床研究

我课题组曾于1986年、1994年报告过安心汤治疗过早搏动的临床观察,其疗效分别为89.5%[1]、90.83[2],为了证实安心汤的疗效,又于1998～2001年在中医学院、市中医院专家门诊对172例过早搏动患者予以治疗,并设置30例炙甘草汤对照组进行对比观察,亦取得满意疗效,再报如下:

一、观察对象

172例除有心悸、心烦、失眠、自觉心脏、脉搏跳动间歇感觉(脉象结代)等症状外,均有EKG(138例)或DCG(34例)明确的过早搏动患者。经EKG明确的过早搏动患者138例为治疗Ⅰ组,经DCG明确的过早搏动患者34例为治疗Ⅱ组,另设置30例经DCG证实的过早搏动患者用炙甘草汤治疗为对照组,并与治疗Ⅱ组进行对比观察。

多数病例曾用抗心律失常药物如镇静剂、β受体阻滞剂等系统治疗1～3个月无效或复发的患者,改用本法方药治疗观察。

本组病例,男82例,女90例;年龄<20岁16例,20～30岁42例,31～40岁36例,41～50岁30例,51～60岁32例,>60岁16例;病程<6个月29例,6个月～1年47例,1+～2年62例,2+～3年22例,>3年12例。

室性早搏83例,房性早搏57例,室性、房性早搏共有者32例;构成二联律92例,三联律46例,窦性心动过速112例,阵发性室性心动过速16例,阵发性室上性心动过速21例,S-T段下移或T波低平倒置23例。

植物神经功能失调74例,更年期综合征53例,病毒性心肌炎12

例，缺血性心脏病 11 例，高血压病 22 例。

追溯病史，多数病例均由不同情况的诱发因素，65 例与精神刺激、情绪激动有关，与劳累过度、剧烈活动有关 59 例，29 例与饮酒、饮咖啡、饮浓茶和嗜食辛辣刺激性食物有关。

二、治疗方法

治疗 I 组、II 组均用安心汤（生地黄、丹皮、知母、黄柏、玉竹、麦冬、黄连、竹叶、枣仁等），对照组用炙甘草汤［又称复脉汤，炙甘草 12g，生姜 9g，人参（另煎）6g，生地黄 30g，桂枝 9g，阿胶（烊化）6g，麦冬、麻仁各 10g，大枣 5 枚，目前已有复脉汤冲剂、合剂在临床上应用，为了有可比性仍采用煎剂］[3-4]。均为每日 1 剂，水煎 2 次，共滤药液 500～600mL，分 3 次空腹温服，连续治疗 4～8 周（服药 28～56 剂）。治疗期间均停用其他中西抗心律失常药物，并嘱其杜绝或消除诱发因素的影响。治疗后治疗组 I 组复查 EKG，治疗 II 组与对照组复查 DCG，与治疗前对比。

三、治疗 II 组、对照组治疗前后 DCG 过早搏动比较

64 例（治疗 II 组 34 例，对照组 30 例）均为 DCG 明确的过早搏动患者，其中室性早搏（24 小时 322～24226 次）36 例、房性早搏（24 小时 1234～16848 次）8 例，以及室性、房性早搏共有者（24 小时 346～6484～16848 次）20 例。45 例构成二、三联律，12 例有短阵室速，6 例有阵发性室上速，42 例活动（心率增快）时早搏明显增多，睡眠（心率缓慢）时早搏减少，本组病例均无明显的 S-T、T 改变，仅有 12 例在心率增快 >100 次 / 分时出现轻度 S-T 下移。治疗 II 组男 14 例，女 20 例，年龄 10～66（44.47±12.72）岁，病程 1～5（2.47±1.31）年；

对照组男 14 例，女 16 例，年龄 12～60（47.7±13.6）岁，病程 1～5（2.4±1.12）年。两组比较差异无显著性（P>0.05），具有可比性。治疗 II 组服药 28～56（44.88±7.53）剂，对照组服药 28～56（43.87±8.80）剂，两组比较差异无显著性（t=0.5，P>0.05）。

治疗 II 组、对照组治疗前后 DCG 过早搏动比较见表 1、表 2，两组疗效比较见表 3。

表 1　两组治疗前 DCG 比较（$\bar{x}\pm s$）

组别	n	遥测全程（时·分）	心搏次数（次）	平均心率（分）	过早搏动（次）	平均早搏（分）
治疗 II 组	34	23.53±0.33	111254.65±7576.98	77.85±5.09	11284.15±6017.98	7.91±4.21
对照组	30	23.72±0.38	110298.07±10466.06	76.80±6.35	11557.83±4012.52	8.07±2.89
		t=1.22（P>0.05）	t=0.0034（P>0.05）	t=0.74（P>0.05）	t=0.2（P>0.05）	t=0.18（P>0.05）

两组治疗前 DCG 的遥测全程、心搏总数、平均心率、过早搏动、平均早搏比较，均无显著性差异，具有可比性。

表 2　两组治疗前后 DCG 过早搏动比较（$\bar{x}\pm s$）

组别	n	治疗前后	过早搏动（次）	平均早搏（分）
治疗 II 组	34	治前	11284.1±6017.98	7.91±4.21
		治后	1158.15±2233.23	0.81±1.55
对照组	30	治前	11557.8±4012.52	8.07±2.84
		治后	5051.47±5023.47	3.56±3.50

治疗Ⅱ组治疗前后过早搏动比较（t=9.26，P<0.01,），平均早搏比较（t=9.34，P<0.01）差异有非常显著性；治疗Ⅱ组、对照组治疗后过早搏动比较（t=5.69，P<0.01），平均早搏比较（t=5.5，P<0.01）差异有非常显著性。

表3 两组疗效比较（%）

组别	n	显效	有效	无效	总有效（%）
治疗Ⅱ组	34	20（58.82）	10（29.41）	4（11.77）	30（88.23）
对照组	30	9（30.00）	11（36.67）	10（33.33）	20（66.67）

$X^2=6.57$，$P<0.01$

治疗Ⅱ组与对照组疗效比较差异有非常显著性，证实安心汤纠正过早搏动的疗效优于炙甘草汤。

四、疗效标准与治疗结果

疗效标准按中西医结合防治冠心病及心律失常研究座谈会制订的标准予以判断。①显效：治疗后过早搏动消失（症状显著改善，心脏、脉搏跳动间歇感觉消除，脉象无结代，EKG或DCG无早搏出现）；②有效：治疗后早搏较治前减少50%以上（症状有所改善，心脏、脉搏跳动间歇感觉显著减少，脉象结代减少，EKG或DCG早搏减少50%以上）；③无效：治疗后无变化或加重。

依据上述标准审定治疗结果见表4。

表 4 安心汤（治疗Ⅰ、Ⅱ组）、炙甘草汤（对照组）治疗早搏疗效比较（%）

组别	n	显效	有效	无效	总有效（%）
治疗Ⅰ组	138	66（47.83）	56（40.58）	16（11.59）	122（88.41）
治疗Ⅱ组	34	20（58.82）	10（29.41）	4（11.77）	30（88.23）
对照组	30	9（30.00）	11（36.67）	10（33.33）	20（66.67）

$X^2=10.385$，$P<0.01$

表 4 显示治疗组 172 例中有效 122 例，有效率达 88.37%，与对照组有效 20 例，有效率达 66.67% 比较差异有非常显著性（=10.385，$P<0.01$），证实安心汤有显著地纠正过早搏动的效果。

五、典型病例

叶某，男，48 岁，2000 年 5 月 22 日诊治。患者 1 年前自觉心悸，活动时显著，并有心烦、失眠等症以及心脏、脉搏跳动间歇感觉，查 EKG 示频繁室性早搏，构成二、三联律，口服心律平 300～600mg/d，治疗 3 个月未改善。5 月 19 日查 DCG（NO：2411），遥测全程 23 时 32 分，窦性心率，心搏总数 100188 次，心率范围 57～117 次/分，平均心率 75 次/分，室性过早搏动 10753 次（平均 7.59 次/分），构成二、三联律，活动时明显增多，睡眠时减少，兼有 RBBB，无 S-T、T 明显改变。舌红苔黄，脉细数结代。用安心汤治疗 2 个月，服药 56 剂后，自觉心悸，心脏、脉搏跳动间歇感觉消除，睡眠改善。遂于 8 月 29 日复查 DCG（NO：2488），遥测全程 23 时 37 分，窦性心律，心搏总数 104821 次，心率范围 59～132 次/分，平均心率 79 次/分，未出现过早搏动。随访 1 年未见复发。

六、讨论

《伤寒论》云："伤寒，心动悸，脉结代（结脉：缓而时止，止无定数；代脉：缓而时止，止有定数），炙甘草汤主之"，故尔临床上的过早搏动多用炙甘草汤治疗。本方以炙甘草、人参、大枣补益心气，桂枝、生姜、清酒温通心阳，生地黄、麦门冬、阿胶、麻仁滋阴养血，有补心气、温心阳、滋心阴、养心血之功，对于缓慢型的心律失常，如窦性心动过缓、病态窦房结综合征及Ⅱ度以上的房室传导阻滞、窦房阻滞或过早搏动等确有较好疗效，但对快速型的心律失常、过早搏动，用之则有偏颇。安心汤以生地黄、丹皮、知母、黄柏、黄连、竹叶滋阴降火，玉竹、麦冬、枣仁养心安神，有滋阴降火、调养心神功效，临床观察证明本方通过调养心神这一途径有显著地纠正过早搏动作用。

64例DCG中，活动心率增快时早搏增多者42例（治疗组24例，对照组18例），用药后治疗20例早搏完全消除，对照组仅9例消除，可见滋阴降火、调养心神方药就在于通过调整紊乱的"心神"与"心血"之间的关系而收到疗效。

中医学以"心主神志"与"心主血脉"概括"心"的基本功能，但两者之间并非孤立存在，而是相互制约、彼此协调。生理情况下，心神安宁则心血功能调畅，心搏速率适宜，节律整齐，传导正常，血流畅行；病理状态下，心神不宁必然影响心血功能，心搏速率失宜，节律不齐，传导障碍，血行有亏，心神失却心血的濡养，不能尽行统管、制约之职，久之则能形成难以控制的、频繁的过早搏动等诸般心律失常征象。

研究证明心肌细胞虽有自律性、兴奋性、传导性和收缩性，但受神经体液因素的调节，以适应肌体内外环境的改变，而神经调节作用是在大脑皮层和皮层下中枢主导下通过植物神经系统实现的。这一机理充分揭示了"心神"统管、制约、协调"心血"功能的内在联系，所以临床上表现比较严重而又难以控制的过早搏动，往往与神经系统功能紊乱、调节不利有关，因而应用安心汤滋阴降火、调养心神的目的在于修复或重建"心神"与"心血"之间的协调、制约关系，以期纠正过早搏动，则是一条重要的、有效的治疗途径，尤其对于快速型的心律失常、过早搏动，及时应用则更有意义。

参考文献

[1] 薛芳. 调养心神治疗心律失常57例临床分析. 河北中医学院学报（现河北中医药报），1986，1（2）：11-14.

[2] 薛芳. 安心汤治疗过早搏动的临床观察及实验研究. 河北中医学院学报（现河北中医药报），1994，9（1）：6-9.

[3] 薛芳，许占民. 中国药物大全（中药卷）. 北京：人民卫生出版社，1998.

[4] 许济群. 方剂学. 上海：上海科学技术出版社，1995.

河北中医学院学报，2001，16（4）：9～11.

独创知母汤调养心神

近年来，人们的日常饮食习惯和工作学习环境都在不断地发生变化，阴虚内热引起诸类疾病的发生率也日趋增高，严重困扰着人们的健康生活。阴虚内热无特定某一种疾病，相反常见于不同的疾病当中，如更年期综合征、甲状腺功能亢进、高血压、糖尿病、中风后遗症、耳鸣、失眠及各种快速型心律失常（如窦性、室上性心动过速、各类过早搏动及心房颤动）等各类疾病。患者一般多为女性，因女性月事易耗损阴血。如女性更年期以潮热、盗汗、心烦、失眠为主症，就有明显的阴虚火旺症状。传统中医药对这类疾病有着独特的优势，能够弥补现代医药的缺陷与不足。在深入研究阴虚内热病症的特点与致病机理的基础上，薛老提出滋阴降火、调养心神之法，并独创知母汤加减方药，取得了满意疗效。

一、调养心神之法含义

古时《素问玄机原病式·火类》云"水衰火旺而扰火之动，故心胸躁动"，就说明此类病的形成多与阴虚火旺有关。阴分的主要功能，除了滋养、濡养各脏腑组织外，还负责制约阳气，以免阳气外露。若阴分亏虚，无力制约阳气，人体会出现阳气偏盛的虚热状态。阴虚内热型疾病，本在阴虚，标在虚热，虚热对肌体是"食气"之"壮火"，《医门法律》云："阴虚者，十常八九；阳虚者，十之一二。"虚热实质是指阴阳失调、脏腑阴分亏虚，失于滋养，阳亢并生热化火，虚热内生，临床以肾阴虚较为常见。阴虚内热的常见症状包括潮热盗汗、心烦、失眠，或男子早泄、遗精、女子经少或经闭，或骨蒸发热、腰膝酸软、耳鸣等。此外，尚有面红、目赤、咽干、喉痛、出血、心烦、苔少、舌质红瘦、脉细数、大便干结、小便短赤等症。据现代临床观察得出，阴虚火旺之证的病人多表现为情绪激动、环境嘈杂时症状加重，安静时症状消失或减轻。现代医学认为，调养心神之法就是双向调节神经系统，主要用于植物神经功能失调引起各类疾病的治疗。

薛老审因析理，认为诸症虽与情志、劳累、饮酒等外来因素有关，而肾阴不足才是致病关键，故薛老从调养心神，协调"心神"与"肾阴"之间的关系出发，制定了具有养心安神、滋阴降火功效的独到方药。

二、基础方研究

知母汤是滋阴降火、调养心神之方，由知母、盐制黄柏、姜制黄连、牡丹皮、制龟板、生地黄、玉竹、麦冬、龙眼肉、山茱萸、炒枣仁、夜交藤、珍珠母组成。方中知母、黄柏、黄连清热泻火、生津润燥，盐制黄柏主入肾经滋阴降火、因黄连苦寒伤胃，故用姜制缓和药性；制龟板、牡丹皮滋肾潜阳、养血、凉血，用于阴虚内热之汗多之症；生地黄清热滋阴、凉血止血、养阴生津。《本草纲目》载："地黄生则大寒，而凉血，血热者需用之，熟则微温，而补肾，血衰者需用之"；玉竹、麦冬养阴生津、润肺清心，长于养阴，补而不腻，故适用于内热燔灼、耗伤肺胃阴液的证候；龙眼肉补益心脾、山茱萸补益肝肾，心脾肝肾四脏同补；夜交藤、炒枣仁宁心安神，珍珠母平肝潜阳安神，相互辅助调节心神；诸药养血、养阴、安神；主次有别，标本同治，共奏滋阴降火、调养心神之功。

本方以补阴为主，补五脏之阴以纳于肾也。藏阴亏损，不致偏倚，又能将诸藏之气，尽行纳入肾藏，以为统摄藏阴之主，而不致两歧，其配合之妙，制方妙义，故久服无虞。

三、临床经验

跟随薛老学习两年来，每遇此类病症薛老用此方加减，无不应手取效。期间遇：①植物神经功能失调·室性早搏 14 例，此类疾病症状多有心悸、失眠多梦、烦躁多思等特点，治疗方法侧重调养心神、滋养心阴，基础汤中重用炒枣仁、夜交藤、珍珠母、玉竹、麦冬、龙眼肉，如效果不佳，加用生石决明、龙齿、合欢皮等。10 例症状消失，4 例好转。②神经性头痛 4 例，此类疾病多头痛剧烈且位置不定，呈阵发性、节律性，有失眠、烦躁时症状加重等特点，治疗时重在平肝潜阳、调养心神，在基础汤上加用薄荷、益母草醒脑开窍，4 例全部症状消失。③更年期综合征 22 例，此类疾病症状多有失眠多汗、烦躁易怒、腰膝酸软、月经不调等特点，治疗时重在滋养肾阴，在基础汤中重用知母、生地黄、盐制黄柏、山茱萸滋养肾阴，烘热多汗加用地骨皮清内热，月经不调加用益母草、椿根皮。21 例症状全部消失，1 例好转。④毒性弥漫性甲状腺肿 8 例，此类疾病症状多有烦躁多怒、烘热多汗、颈部有憋胀感、浑身无力的特点，临床用药时注意气机的调达，基础汤中龙齿易珍珠母，加用酒制黄芩、川贝母、瓜蒌、醋制香附宽胸理气，地骨皮清内热治疗烘热多汗，5 例痊愈，3 例好转。

薛老强调六腑以通为用，气机条达百病皆除，上述病症如有大便不通加用姜制厚朴、枳实、焦槟榔、酒制大黄等，使大便得通；上呼吸道感染、咳嗽、咳痰加用金银花、连翘、柴胡、桔梗、杏仁、浙贝母滋阴润肺，改善肺的通换气功能。

四、典型病例

1. 植物神经功能失调（室性早搏）案

曹某，女，49岁，教师，2013年4月2日初诊。阵发性心悸20年余，心率失常，频发早搏，发作时24小时最高达22193次，早搏多出现于工作劳累、情绪激动时，近日发作频繁，每天10余次。伴心烦失眠，头晕乏力，舌红少苔，脉数。心电图可见阵发室上性心动过速及室性早搏，无ST-T改变。平素服用心律平9片/日，但近日疗效不佳，遂改用中药调养心神。处方：基础方加用苦参30g，姜制厚朴10g。服药7剂后睡眠明显改善，心悸发作次数偶有减少，头晕乏力减轻，上方加生石决明20g，合欢皮15g，再服7剂，其间心悸发作次数减少，睡眠安稳。按此法服用半年后，心悸未有发作。

按：患者情志不遂，肝郁化火伤阴，火旺耗灼阴液，阴虚则阳亢并生热化火，虚热内生，心神不宁。方中用基础方滋阴降火、养心阴；苦参清热降火、清心火；合欢皮解郁、宁心；生石决明安神定悸；姜制厚朴通畅腑气；共奏滋阴降火，调养心神之功，使火降神安。

2. 神经性头痛案

刘某，女，32岁，文职人员，2012年9月4日初诊。头痛8年，伴失眠多梦，烦躁多动、汗多，口腔溃疡，大便不通，舌红苔厚，脉数。脑血流图示血流速度较快，血压120/80mmHg，服用脑宁镇痛，近日疗效不佳，改用中药调养心神方药治疗。处方：基础方加用赤芍、地骨皮各20g，姜制厚朴10g，焦槟榔15g，酒制大黄3g。服药7剂后，头痛次数明显减少，睡眠改善，大便通畅，出汗减少，上方加用益母草20g，薄荷10g，合欢皮20g，再服7剂，其间头痛次数逐渐减少，睡眠安稳，逐渐撤除镇脑宁药物。按此法服用1月，远期随访1年未有发作。

按：患者肝肾阴亏，阳亢气血逆乱，阴虚有热，阴虚则燥，阴虚则静少动多，故用基础方滋阴清热降火；地骨皮、赤芍清热凉血；薄荷辛凉开窍；合欢皮解郁、宁心；益母草活血；厚朴、焦槟榔、大黄通畅腑气、通达气机，整方涤荡实热、通达气机、抑阳扶阴及调整紊乱的脏腑功能，复其协调的生理状态。标本兼顾，使头痛得以控制。

3. 更年期综合征案

乔某，女，50岁，干部，2013年8月6日初诊。月经失调1年，伴心悸失眠、烦躁易怒、烘热多汗、面色潮红、舌红少苔，脉细数。处方：基础方加用酒制龙胆草15g，地骨皮、益母草各20g，竹叶3g，姜制厚朴10g。7剂后烦躁失眠、烘热盗汗等症明显减轻，正值月经来潮，上方加椿根皮15g，再服5剂月经停止，继服7剂诸症消失。

按：在《丹溪心法》中将火分为实火、郁火和阴虚之火3种，并认为实火当泻、郁火当发、阴虚之火当补阴降火，并指出"火，阴虚火动难治"。患者情志不遂，肝郁化火伤阴，阴虚火旺，扰乱冲任。用基础方滋肾阴、降虚火；益母草活血调经；姜制厚朴通达气机；酒制龙胆草、地骨皮、竹叶清内热；整方使阴血充，神得安，火热清，冲任固。

4. 毒性弥漫性甲状腺肿案

刘某，女，40岁，农民，2012年8月4日初诊。主诉：心悸、烦躁、手颤6个月加重1周。患者于半年前无明显诱因出现心悸失眠、烦躁易怒、烘热多汗伴有颈部有憋胀感、浑身无力，脉细数。经北京协和医院检查 T_3：7.0nmol/L、T_4：251nmol/L、FT_3：15.6pmol/L、FT_4：40.0pmol/L、TSH：0.34U/L，基础代谢率为34%。处方：基础方中制鳖甲易制龟板，龙齿易珍珠母，加用酒制黄芩15g，川贝母10g，瓜蒌25g，醋制香附15g，姜制厚朴10g。14剂后烦躁失眠、烘热盗汗等症明显减轻，基础代谢率降为19%，上方加用焦槟榔、橘红各10g，茯苓20g，继服30剂，诸症消失，检查示各项指标正常，嘱再服10剂，隔日1剂，随访至今未见复发。

按：患者因长期忿郁恼怒或忧思郁虑，使气机郁滞，肝气失于条达，导致肝气郁闭，肝失疏泄一则可致气机郁滞，血行不畅，二则可化火生热伤阴，三则可横逆犯脾致湿生痰，终则痰热瘀互结为患，结于颈前则为颈缨肿大（甲状腺肿大），用基础方加酒制黄芩滋阴清热降火；瓜蒌、川贝母、橘红、茯苓、醋制香附、姜制厚朴、焦槟榔清肺健中通达气机；使内热清，阴血充，气得通，神得安。

薛老在治疗阴虚内热此类病证中，强调辨证论治，异病同治，善于拓展；谨守病机，通常达变；效宗古法，不泥古方；吸取精华，灵活应用。此四案病症的诊疗较为全面地阐述了薛老调养心神法之内涵，希望以小见大，为临床类似病例的治疗提供参考。

河北中医药学报，2014，29（1）：48～50.

Ⅲ 病毒性心肌炎

病毒性心肌炎与"邪毒侵心"

一、治疗病毒性心肌炎务须分辨邪正虚实、阴阳盛衰

自1956年在南非首次报道柯萨奇病毒性心肌炎以来，报道增多，各种病毒均可引起心肌炎，其中以引起肠道和上呼吸道感染的各种病毒性感染最多见。肠道病毒为微小核糖核酸类病毒，其中柯萨奇、ECHO、脊髓灰质炎病毒为致心肌炎的主要病毒；黏病毒如流感、副流感、呼吸道合胞病毒等引起的心肌炎也不少见；腺病毒也时有引起心肌炎。此外，麻疹、腮腺炎、乙型脑炎、肝炎、巨细胞病毒等也可引起心肌炎（《实用内科学》）。据国内统计，本病的发病率已占同期心血管住院病人的8.69～20.8%［朱邦贤：辽宁中医杂志，1981（7）：44］。近年来随着病毒性疾病的日益增多，病毒性心肌炎已成为循环系统较为常见的疾病之一，引起了广泛重视和深入研究。迄今为止，国内外尚无特异性的治疗方法和措施，那么，发挥中医中药的优势，予以辨证施治，不仅能提高治愈率、降低死亡率，还可弥补现代医药的缺陷与不足。

《伤寒论·太阳病篇》："太阳伤寒，心动悸，脉结代，炙甘草汤主之。"太阳伤寒，风寒之邪束表（病毒感染）出现恶寒发热，头痛，身疼，腰痛，骨节疼痛，无汗而喘，苔白脉紧等风寒表实证（病毒血症）。应用辛温解表的麻黄汤解表发汗散寒。治疗及时、得当，风寒之邪随汗而解，治不及时，治疗不当，尤其治疗错误，邪毒侵心（病毒血症至病毒性心肌炎，心肌受损），出现心中悸动不已，脉象结代（过早搏动）等严重病变，除上述表现外尚有面色苍白，心悸气短，活动时加重，手足不温或冷凉，神倦乏力等症。应用炙甘草汤治疗，炙甘草、人参补益心气，桂枝、生姜、清酒温心阳，生地黄、麦冬滋心阴，阿胶、麻仁养

心血，维护改善心脏功能防止衰竭。开创了中医中药救治病毒性心肌炎并过早搏动的治疗先河。

病毒性心肌炎的病变范围可大可小，病势有急有缓，病情有轻有重，有的病人无明显症状，有的病人可迅速并发心功能不全或阿-斯综合征等危急病症。已往中药治疗，不论病变范围大小，病势急缓，病情轻重，概用银花、连翘、黄芩、黄连、大青叶、板蓝根等清热解毒方药对抗病毒，忽视严格的辨证施治，疗效并不满意。几年来，笔者通过临床实践观察认为：辨证上务须分辨邪正虚实、阴阳盛衰，才能把握病机；治疗上分别予以祛邪扶正、扶正祛邪，始能取得疗效。

1. 病毒性心肌炎急性期务须分辨邪正虚实

病毒性心肌炎急性期有7～15天，起病急，变化多。由于病毒侵害心肌，除有发热恶寒、头痛、咽红咽痛、肌肉酸痛等全身症状外，还有胸部灼热疼痛或心前区闷痛、心悸、气急，脉象或数、或迟、或结、或代等心肌受损的热毒侵心表现。病变范围较大者，可迅速出现心功能不全、肺水肿、心源性休克，阿-斯综合征等正气不足，心阳虚衰的证情。邪毒亢盛者属热、属实，治疗应以清热解毒、滋阴凉营为主；正气不足者属寒、属虚，治疗应以扶助正气、振奋心阳为法。若治不及时或治疗错误，每因衰竭而死亡；治疗得当，护理周到，病情缓解或稳定而转入慢性期。实践证明，清热解毒或扶助正气有对抗病毒、改善心肌病变、维持心肌功能、防治心肌功能不全的作用。

（1）**热毒侵心：**多有发热恶寒，或不恶风寒，头痛，有汗或无汗，咳嗽少痰或咽喉红肿干痛，全身酸痛，心悸不安，胸部或心前区闷痛，身倦乏力，舌质红绛，苔白而干，脉象浮数或结代。心电图检查多表现为窦性心动过速，S-T段或T波异常，或出现期前收缩。病变除有中毒的症状外，病变以心肌损害或心律失常为主，很少出现心脏扩大或心力衰竭。治疗应以清热解毒、保护心肌为主。及时治疗可以控制病变发展，改善症状，纠正心律失常；治不及时或治疗错误、护理不周，可转入慢性期。

林某，女，12岁，1975年8月4日诊治。患者10天感冒发热（T38.6℃）、头痛、咳嗽、咽痛，用解热镇痛药无效，近3天来出现精神不振、身倦乏力、面红、心悸、胸痛，脉搏每分钟120～140次，时有间歇，心电图示窦性心动过速，S-T段Ⅱ、Ⅲ、aVF、V_5水平下降，T波广泛低平，Ⅱ、Ⅲ、V_5有宽大畸形的QRS波群，舌质红舌尖绛，苔白黄而干，脉浮数结代。邪毒炽盛，卫营合邪。清热解毒，滋阴凉营。银花30g，连翘18g，大青叶18g，板蓝根30g，芦根18g，生地18g，丹皮12g，麦冬18g，玄参12g。水煎成汁600mL，分4次空腹口服。服药7剂，病情好转，脉搏间歇消除，心电图检查示窦性心律，心房率、心室率86次，S-T段恢复正常，室性早搏消失，T波仍然低平。继用上方加玉竹12g，沙参9g调治，以维护心肌功能。

（2）**心阳不振**：起病急骤，病情危重，常有显著的心悸、胸闷、胸痛、气促、头晕、白汗、四肢欠温，活动时明显加重，脉沉细虚弱，或迟，或数，或结代等心气不足、心阳不振表现，治疗则以补益心气、振奋心阳，以改善、加强心肌功能。若救治不当，往往出现呼吸困难、唇面紫青、咳吐泡沫稀痰、喘促不宁等肺水肿表现，或突然出现面色苍白、冷汗大出、四肢厥冷、皮肤冷凉、脉微细欲绝、血压下降或测不出等心源性休克的危急病证，再延误失治，每因衰竭而死亡。

魏某，男，20岁，1982年4月3日诊治。患者于1982年1月感冒发热，头痛，嗣后又患肠炎腹泻腹痛，对症处理均有好转。2月份起出现心悸气短、胸部憋闷，未引起注意。近4天来发现脉搏跳动缓慢不齐,每分钟40～50次,心率50次,心律不整,心音低钝,心尖区可闻及Ⅱ级收缩期杂音,胸透心脏不大。心电图示窦性心动过缓,Ⅱ度Ⅰ型房室传导阻滞,交界性逸搏心律。心悸气短,胸部憋闷疼痛,活动或劳累时显著加重,伴面色苍白、自汗畏风、精神不振、神倦乏力、手足冷凉(手冷过肘、足冷过膝)等症状,舌质淡嫩,苔白,脉沉迟无力而结。心气不足,心阳不振。温通心阳,补益心气。茯苓6g,肉桂6g,白术6g,炙甘草6g,党参9g,莲子肉6g。服药6剂,心悸气短、胸闷自汗等症状减轻,手足转温,脉搏增至每分钟60次。复查心电图,窦性心律,心房率、心室率每分钟60次,与治前心电图比较,Ⅱ度Ⅰ型房室传导阻滞消失。继服8剂,期间复查心电图2次,均属正常。其他证情亦有好转,嘱其避免重体力活动,预防感冒,调摄饮食,巩固疗效。

2. 病毒性心肌炎慢性期务须分辨阴阳盛衰

慢性期多有急性期转变而来,在急性期未接受治疗,或治疗不彻底,或治疗无效,或护理失宜,有不少病例转入慢性期。此时病变虽较稳定,有的确属重型患者[中华医学杂志,54(3):138,1974],应坚持治疗,防止病情恶化。

中医依据慢性期的临床表现,应分辨阴阳盛衰,予以针对性治疗,可改善症状,纠正心衰,促使疾病好转,心电图恢复。北京儿童医院报道:慢性期患者以心功能不全和心律失常为特征,需要长期治疗,以降低病死率。中断治疗可使病情恶化。西医虽有能量合剂、维生素C、肌苷等促进心肌代谢疗法,但仅起辅助作用,长期应用强的松有难以克服的副作用,采用中药治疗则能显示其优越性[中华医学杂志,1974,54(3):138]。临床观察证明,慢性期患者虚多邪少,但有阴虚和阳虚之分。属心气不足、心阳不振者可用四君子汤、苓桂术甘汤、参苓白术散（丸）等方药补益心气、振奋心阳；属心阴不足、心神不宁者可用知柏地黄丸、天王补心丹等方药滋养心阴、养心安神。

上述治疗的机理并非直接对抗病毒，而是通过调理阴阳之盛衰，阳虚者温阳，气虚者益气，阴虚者养阴，心神不宁者安神，使虚弱之心气得以补益，不振之阳得以振奋，受损之心阴得以滋养，紊乱之心神得以安宁，缓慢而持久的增强或改善心脏功能，减低心肌耗氧量，纠正心律失常，扶正以祛邪，正复则邪退，可收到较好的疗效。

（1）**心气不足，心阳不振**：表现为面色苍白或萎黄、心悸怔忡、胸闷气短、自汗、活动或劳累时明显加重，头晕或昏厥，神倦乏力，精神不振、四肢欠温或四肢冷凉，两下肢浮肿，小便不利，舌质淡嫩，舌苔白滑，脉象沉细迟弱或结代，心电图多表现为窦性心动过缓，难以纠正的Ⅰ、Ⅱ、Ⅲ度房室传导阻滞，S-T段或T波异常，期前收缩；X线检查心脏扩大等。治宜补益心气、振奋心阳，有改善心肌功能、预防或纠正心衰的作用。

Ⅰ度房室传导阻滞：李某，男，14岁，1977年4月30日诊。1973年8月患病毒性心肌炎，经住院治疗，病情好转，遗留Ⅰ度房室传导阻滞，已持续3年6个月未愈，心电图：P-R间期0.20秒（儿童正常值不超过0.18秒），虽经多次、反复、系统应用肌苷、三磷酸腺苷、辅酶A、维生素C等治疗，亦未改善。症见心悸气短、胸闷自汗，劳累时显著加重，面色苍白、神倦乏力、食欲不振、精神不佳、四肢欠温、易感冒，舌质淡嫩，苔薄白，脉象细数无力。证属心气不足，心阳不振。治宜补益心气，振奋心阳。党参、莲子肉各9g，白术、茯苓、肉桂、炙甘草、五味子各6g。服药40剂，病情好转，2次复查心电图P-R间期0.17秒，Ⅰ度房室传导阻滞消失。

心脏扩大：易某，男，17岁。1977年5月31日就诊。8个月前患感冒发热（体温38.6℃）后出现心悸、气促、头晕、周身不适、倦怠乏力等症，活动时显著加重。查X线胸部平片报告心脏增大。心电图为窦性心律，T波Ⅲ负正双向，aVF、V_5低平，左室高电压$R_{V_5} + S_{V_1}$ >4.0mV，诊断为病毒性心肌炎，用强的松、吗啉双胍、201注射液等药物治疗8个月，效果不显，病情日渐加重，改用中药治疗。除有上述症状外，面色萎黄，精神不振，舌质胖嫩苔白腻，脉象沉细缓弱。证属心气不足，心阳不振。依补益心气，振奋心阳法。党参9g，白术9g，茯苓9g，炙甘草6g，莲子肉12g，肉桂6g。服药96剂（4个月），病情显著改善。其间复查心电图4次，除$R_{V_5} + S_{V_1}$ >4.0mV 外，T波已恢复正常直立。X线胸部平片报告心脏较治前缩小。又继续服药48剂（2个月），病情大有进步。复查心电图2次均为窦性心律，未见异常改变，$R_{V_5} + S_{V_1}$ <4.0mV，再摄X线胸部平片，心脏面积已恢复正常范围。嘱其常服参苓白术散（丸），以巩固疗效。远期随访6年，恢复工作，疗效巩固。

窦房结病变综合征（窦性心动过缓）：李某，男，16岁，1974年6月3日诊治。患者于2月前参加运动会长跑3000米时冒雨着凉，当日夜间发热（体温38℃），翌日腮腺肿胀疼痛，按腮腺炎对症处理，3天后出现心悸、气短、胸部憋闷不适，同时发现脉缓慢，有时40次/分，曾晕厥一次，遂住某院治疗22天，查白细胞计数$7×10^9$/L，中性68%，淋巴32%，中性粒细胞有中毒颗粒，抗链"O"正常，血沉11mm，X线胸部透视心肺未见著变，心电图检查3次为窦性心律，心房率、心室率40～43次/分，T波广泛低平倒置，阿托品试验：注射硫酸阿托品1mg，心率仅增至50次/分。诊断为病毒性心肌炎，早期窦房结病变综合征，经用阿托品、强的松、三磷酸腺苷、辅酶A、201注射液等药治疗效果不显，改为中医中药治疗观察。舌质胖嫩、舌苔白滑，脉象沉迟无力。药用党参15g，白术、茯苓、五味子、莲子肉各9g，炙甘草6g。治疗四周，病情改善，虽增加体力活动亦无不适，脉搏较前增快，维持在60～70次/分，7月6日复查心电图为窦性心律，心房率、心室率70次/分，T波变为正常直立。仍用原方继续治疗8周，症状明显改善，期间复查心电图4次，均未见异常，治疗痊愈。停药观察2年亦未反复。

Ⅱ度房室传导阻滞：敦某，34岁，农民。患者于1975年1月26日因病毒性心肌炎、Ⅱ度房室传导阻滞住院治疗。心悸、气短、自汗，活动时显著加重，四肢欠温，脉搏迟缓，多为40～42次，P波按顺序出现，P波后有QRS波脱落，呈2:1传导，T波广泛低平倒置。舌苔白，脉沉迟而弱。先用四君子汤加味治疗，药用党参15g，茯苓、白术、炙甘草、五味子各9g，莲子肉12g；后依炙甘草汤化裁服用：炙甘草15g，党参15g，桂枝9g，麦冬24g，麻仁9g，生地15g，大枣5枚，阿胶9g。服上二方32剂，心悸、气短、自汗现象显著好转，脉象和缓，复查心电图为窦性心律，心房率、心室率63次/分，与治疗前心电图比较，Ⅱ度房室传导阻滞（呈2:1传导）消失。

（2）**心阴不足，心神不宁**：表现为心悸阵发，胸闷胸痛，尤以精神情绪激动时加重，烦躁易怒、失眠多梦、五心烦热、盗汗，舌尖红、舌苔薄黄，或舌红少苔，脉细数或结代，心电图多表现为窦性心动过速，难以控制的期前收缩，同时有S-T段、T波异常改变。少数病人亦可有Ⅰ度房室传导阻滞。治宜滋阴降火、养心安神，有纠正心律失常、改善心肌损害、保护心肌的作用。

Ⅰ度房室传导阻滞、P波异常：马某，男，26岁，1983年1月20日诊。1977年5月因心悸、胸闷住院，确诊为病毒性心肌炎，经治疗，病情有所好转，遗留Ⅰ度房室传导阻滞、P波异常、窦性心动过速，至今已持续5年，其间曾系统应用潘生丁、慢心律、安定、心得安等治疗无效。分析现存15次心电图资料，Ⅰ度房室传导阻滞（P-R间期：0.22～0.24秒）；P波Ⅱ、Ⅲ、V_1负正双相，aVF倒置；窦性心动过速（心率100～120次）。症见心悸气短、心闷痛、头晕目眩、烦躁易怒、五心烦热、失眠健忘多梦、夜寐盗汗、口唇嫩红、精神不振，舌尖红，脉细数。证属心阴不足，阴虚火旺，心神不宁。治宜滋阴降火，养心安神。生地、丹皮、龙眼肉、地骨皮、合欢花各12g，黄连6g，麦冬、玄参、玉竹、枣仁各9g，夜交藤、珍珠母各15g。服22剂，心悸怔忡减轻，夜寐转安，烦热盗汗消失，头晕好转，惟劳累时仍有胸闷胸痛，舌质淡红，脉象细数。复查心电图，Ⅰ度房室传导阻滞消失（P-R间期：0.18秒）；P波按顺序出现，Ⅱ、Ⅲ、aVF、V_1正常直立；窦性心动过速好转（心房率、心室率90次/分）。继服18剂，病情显著改善，再查心电图，P-R间期：0.14秒，疗效满意。

室性早搏二联律：王某，男，24岁，1986年1月9日诊治。患病毒性心肌炎2年余。复习现存12次心电图资料，均示窦性心动过速，室性早搏成二三联律，S-T段斜坡样下移，左室高电压，$S_{V_1}+R_{V_5}=5.0mV$。经用病毒灵、三磷酸腺苷、辅酶A、肌苷、慢心律、复方丹参治疗，效果不显，改用中药。心悸不安，尤以精神情绪激动时显著加重，脉搏频繁间歇、烦躁易怒、失眠健忘多梦、盗汗、唇红、五心烦热，舌红苔薄白，脉细数结代。心阴不足，心神不宁。滋养心阴，养心安神。生地12g，丹皮12g，知母9g，黄柏6g，黄连3g，麦冬12g，玉竹12g，龙眼肉12g，莲子肉12g，地骨皮12g，枣仁9g，夜交藤15g，珍珠母15g。服药6剂，脉搏间歇减少；再服24剂，脉搏整齐，很少间歇。期间复查心电图3次，与治疗前比较，室性早搏消失，S-T段斜坡样下移恢复正常，仍有左室高电压，$S_{V_1}+R_{V_5}=4.5\text{mV}$，病情好转，继续服药治疗观察。

河北中医学院学报，1986，1（1）：21-24.

扶正益气法治疗病毒性心肌炎 3 例

各地报道病毒性心肌炎中药治疗的资料很多，治疗不一，笔者在门诊中遇到 3 例患者属于心气不足证，遂以扶正益气为发，选用四君子汤加味予以治疗观察，收到满意效果，远期随访亦未复发，兹报告如下：

一、病历摘要
例 1：病毒性心肌炎，并发病窦综合征

患者，男，16 岁，学生，1964 年 6 月 3 日诊治。患者于二月前参加运动会长跑 3000 米时冒雨着凉，当日夜间发热（体温 38℃），翌日腮腺肿胀疼痛，按腮腺炎对症处理，3 天后出现心悸、气短、胸部憋闷不适，同时发现脉缓慢，有时 40 次/分，曾晕厥一次，遂住某院治疗 22 天，查白细胞计数 7.4×10^9/L，中性 68%，淋巴 32%，中性粒细胞有中毒颗粒，抗链 "O" 正常，血沉 11mm/h，X 线胸部透视心肺未见著变，心电图检查 3 次为窦性心律，心房率、心室率 40～43 次/分，T 波广泛低平倒置，阿托品试验：注射硫酸阿托品 1mg，心率仅增至 50 次/分，诊断为病毒性心肌炎，并发病窦综合征，经阿托品、强的松、三磷酸腺苷、辅酶 A、201 注射液等药治疗效果不显著，改为中药治疗观察。症见舌质胖嫩，舌苔白滑，脉象沉迟无力。辨证为心气虚，治宜扶正益气，以四君子汤加味治疗：党参 15g，白术、茯苓、五味子、莲子肉各 9g，炙甘草 6g。治疗 4 周病情改善，虽逐渐增加体力活动亦无不适，脉搏较前增快，维持在 60～70 次/分，7 月 6 日复查心电图为窦性心律，心房率、心室率 70 次/分，T 波变为正常直立。仍用原方继续治疗 8 周，症状明显改善，期间复查心电图 4 次，均未见异常，治疗痊愈，停药观察 2 年亦未反复。

例2：病毒性心肌炎

患者，男，17岁，学生，1977年5月31日就诊。患者于8月前感冒发热（体温38.6℃）后出现心悸、气促、头晕、周身不适、倦怠乏力等症状，活动后显著加重，查X线胸部平片报告心脏扩大，心电图为窦性心律，T_3负正双向、aVF、V_5低平，左室高电压$R_{V_5}+S_{V_1}>4.0mV$，诊断为病毒性心肌炎，曾用强的松、马磷双肌、201注射液等药物治疗8各月效果不著，病情日渐加重。症见面色萎黄，精神不振，舌质胖嫩，舌苔白腻，脉象沉细缓弱。辨证为心气不足，脾失健运。治宜助正益气，健脾利湿。以四君子汤加味治疗：太子参（有时改为党参）、炙甘草、白蔻仁各6g，白术、茯苓各12g，莲子肉9g，通草5g。连续治疗4个月，病情显著改善，其间复查心电图4次，除$R_{V_5}+S_{V_1}>4.0mV$外，T波已变为正常直立，X线胸部平片报告心脏已较前缩小。按前方继续治疗2个月，病情大有进步，复查心电图2次均为窦性心律，余无异常改变，$R_{V_5}+S_{V_1}<4.0mV$，证候消失，获得治愈，停药观察随访1年，疗效巩固。

例3：病毒性心肌炎

患者，男，14岁，学生，1977年4月30日就诊。患者于1973年8月因病毒性心肌炎，Ⅰ度房室传导阻滞住院70天，经用青霉素、201注射液及少量强的松治疗，病情虽有好转，稍加劳累则有心悸、自汗、胸闷不适、气短等症状出现，并遗留Ⅰ度房室传导阻滞日久未愈（多次心电图提示窦性心动过速、心房率、心室率>100次/分，P-R间期0.2秒）。症见面色㿠白，神倦乏力，四肢冷凉，且易感冒，舌苔薄白，脉象细数无力。辨证为心气不足，心阳不振。治宜扶正益气，温通心阳。以四君子汤加味治疗：党参、莲子肉各9g，五味子、白术、茯苓、炙甘草、肉桂各12g。服药20剂病情好转，心电图提示心率较前变慢，P-R

间期有缩短趋势。继服20剂病情显著改善，心电图2次均为窦性心律、心房率、心室率>75～86次/分，P-R间期0.17秒恢复正常，停药观察1年未见反复获得治愈。

二、讨论

病毒性心肌炎系由滤过性病毒直接侵害心肌而引起弥漫性或局限性炎症疾病，近年来大有增长趋势，受到高度重视，但截至目前尚缺乏理想的特异性疗法，多采用对症处理，临床应用激素治疗意见尚不一致，据动物试验证明似无益处（实用内科学），三磷酸腺苷、辅酶A仅起辅助作用，至于马甲双胍、201注射液等对抗病毒的疗效尚难估价，中药治疗一般也多用银花、连翘、黄芩、黄连、苦参、大青叶、板蓝根等清热解毒，忽视严格的辨证施治。此3例患者尽管有窦房结病变、心脏扩大、房室传导阻滞等不同病变，但在整个疾病过程中表现出来的心悸、气短、自汗、胸部憋闷不适，活动时明显加重，四肢冷凉，面色萎黄或㿠白，神倦乏力，舌质胖嫩，脉象沉迟无力或沉细缓弱，或细数无力等症状，均为病毒感染引起心肌病理损害后导致心脏功能低下而反映出来的外在表现。这是一派气虚证候，并非热毒炽盛现象。遵循"虚则补之""损则益之"的辨证论治原则，确立扶正益气的治疗方法，选取具有助正益气的四君子汤加味治疗。其作用并非直接对抗病毒，而是通过保护或改善心脏功能，达到扶正祛邪、正复邪退的目的，从而获得治愈效果。

注：与马新云教授共同治疗观察并撰写临床报告.河北医药，1980，（5）：44.

补益心气和滋养心阴治疗病毒性心肌炎慢性期 26 例临床体会

病毒性心肌炎在急性期未接受治疗，或治疗不彻底，或治疗无效，或护理失宜，有不少病例转入慢性期，此时病变虽较稳定，但有的却属重型患者，应坚持治疗，防止病情恶化。笔者以补益心气及滋养心阴治疗 26 例，结果 21 例病情好转，异常心电图得到改善。现报告如下：

一、临床资料

26 例均为病毒性心肌炎慢性期患者。诊断主要依据临床表现和心电图检查。治疗对象均有上呼吸道和/或消化道病毒感染史。除外其他心脏病引起的心肌劳损，细菌感染引起的中毒性心肌炎、风湿性心肌炎、植物神经功能失调引起的心律失常。病程超过 1 个月以上，已脱离急性期，但仍有程度不等的心悸气短、胸闷心痛、脉象沉迟细数或见结代，心电图检查均示不同情况的病理异常。

26 例中，男 14 例，女 12 例；年龄 5～10 岁 5 例，11～20 岁 9 例，21～30 岁 8 例，31～34 岁 4 例；病程 2～6 个月 16 例，6～12 个月 4 例；病程，1～5 年 6 例。本组中 29 例曾分别应用能量合剂/维生素C/肌苷/病毒灵/强的松等西药系统治疗 4 周以上效果不显，改用中药治疗观察。26 例心电图检查均有病理性异常，以 S-T 段下降或 T 波低平、倒置为主 11 例，以频繁过早搏动为主 10 例，其中房性早搏 1 例、室性早搏 9 例，多数表现为二、三联律；以房室传导阻滞为主 5 例，其中 I 度 3 例（P-R 间期：0.22～0.24 秒），II 度 I 型（文氏现象）和 II 型（2:1 传导）各 1 例，窦性心动过缓 4 例，室性心动过速 1 例，P 波 II、III、V_1 负正双向、aVF 倒置 1 例，右束支传导阻滞 4 例，左前分支传导阻滞

1例，低电压2例，左室高电压3例。

26例查白细胞计数：23例为$(4\sim10)\times10^9/L$，3例$(1\sim1.2)\times10^9/L$，20例查血沉：17例为$6\sim20mm/h$，3例为$25\sim40\ mm/h$；26例X线胸部透视：23例未见异常，3例心脏增大；X线平片心胸比>$0.52\sim0.54$，其中1例心功能检查示左心功能重度异常（P/L=0.6）。

二、治疗方法

1. 补益心气，振奋心阳

治疗14例。适用于心气不足，心阳不振证。症见心悸怔忡、胸闷气短、自汗，活动或劳累时加重，面色苍白，神倦乏力，精神不振，四肢欠温或冷凉，舌质淡嫩苔白滑，脉沉迟虚弱或沉数无力。四君子汤合苓桂术甘汤加味：党参$9\sim15g$，茯苓、白术、炙甘草、肉桂、莲子肉各$6\sim9g$。血压偏低，心脏扩大加黄芪$9\sim15g$，车前子12g；失眠多梦加枣仁、柏子仁、合欢花各9g；食欲不振，胃脘痞闷加白蔻仁3g。病情好转后，嘱其常服参苓白术散（丸）9g，1日3次。助正益气，健脾利湿，以巩固疗效，防止病情反复。

2. 滋养心阴，养心安神

治疗12例。适用于心阴不足，心神不宁证。症见心悸阵发，胸闷胸痛，烦躁易怒，失眠多梦，五心烦热，盗汗，舌尖红苔薄黄或舌红少苔，脉细数或结代。知柏地黄汤合天王补心丹化裁：知母、黄柏$6\sim9g$，生地、丹皮各12g，麦冬、五味子、龙眼肉、莲子肉、天门冬、枣仁、柏子仁各$9\sim12g$，夜交藤15g。口苦、苔黄加黄连须6g或黄连3g；午后低热加地骨皮9g；胸痛较甚加瓜蒌皮9g；失眠、惊悸加服朱砂安神丸1丸。病情好转后，嘱其常服天王补心丹（丸）9g，1日3次。以巩固疗效，滋阴养心，防止疾病反复。

本组病例分别按以上两法治疗观察1~2个月（服药34~48剂），每剂水煎2次，共滤取药汁400~500mL，分3次空腹温服。治疗期间嘱其避免重体力活动，预防感冒和肠炎。服药12剂后复查心电图1次。

三、治疗结果

疗效标准按中医研究院西苑医院1979年[《中医杂志》20（12）：24]拟定的好转、无效两级判断。好转：临床症状改善或消失，心电图好转或恢复正常；无效：治疗前后无变化或病情加重。

按上述标准判定：本组21例好转，5例无效。好转病例中14例得到随访，半年至1年者5例，其中1例以心律失常为主者，因劳累、上呼吸道感染而复发，余4例未见反复；1~6年者9例，疗效巩固，未见复发。

四、病例介绍

易某，男，17岁。1977年5月31日就诊。8个月前患感冒发热（体温38.6℃）后出现心悸、气促、头晕、周身不适、倦怠乏力等症，活动时显著加重，查X线胸部平片报告心脏增大。心电图为窦性心律，T_3正负双向，aVF、V_5低平，左室高电压$R_{V_5}+S_{V_1}>4.0mV$，诊断为病毒性心肌炎，用强的松、马甲双胍、201注射液等药物治疗8各月效果不显，病情日渐加重，改为中药治疗。除有上述症状外，面色萎黄，精神不振，舌质胖嫩苔白腻，脉象沉细缓弱。证属心气不足，心阳不振。依补益心气，振奋心阳法治疗。服药96剂（4个月），病情显著改善，期间复查心电图4次，除$R_{V_5}+S_{V_1}>4.0mV$外，T波已变为正常直立。X线胸部平片报告心脏较治前缩小。又继续服药48剂（2个月），病情大有进步。复查心电图2次均为窦性心律，未见异常改变，$R_{V_5}+S_{V_1}<4.0mV$，再摄X线胸部平片心脏面积已恢复正常范围。嘱其常服参苓白术散

（丸），以巩固疗效。远期随访6年，恢复工作，疗效巩固。

五、体会

中医依据病毒性心肌炎慢性期的临床表现，分辨寒热虚实、阴阳盛衰，予以针对性治疗，可改善症状，促使疾病好转，心电图恢复。北京儿童医院等单位报告：慢性期患者以心功能不全和心律失常为特征，需要长期治疗，以降低病死率，中断治疗可能病情恶化。西医虽有能量合剂、维生素C、肌苷等促进心肌代谢疗法，仅起辅助作用，长期应用强的松又有难以克服的副反应，采用中药治疗则能显示其优越性［中华医学杂志，1974，54（3）：138］。

临床观察证明，慢性期患者，虚多邪少，但有阳虚和阴虚之分。属心气不足，心阳不振者，用四君子汤、苓桂术甘汤、参苓白术散（丸）等方药补益心气、振奋心阳；属心阴不足，心神不宁者，用知柏地黄、天王补心丹等方药滋养心阴、养心安神。上述两法的治疗机理并非直接对抗病毒，而是通过调理阴阳气血之胜衰，阳虚者温阳，气虚者益气，阴虚者养阴，心神不宁者安神，使虚弱之心得以补益，不振之心阳得以振奋，受损之心阴得以滋养，紊乱之心神得以安宁，缓慢而持久的增强或改善心脏功能，减低心肌氧耗量，纠正心律失常，扶正以祛邪，正复则邪退，从而收到较好疗效。

辽宁中医杂志，1985，（10）：26.

附：薛芳教授诊治病毒性心肌炎的经验

笔者在随师薛芳教授侍诊中，深感其对病毒性心肌炎的成因和病机变化以及病证诊断有着系统而独特的认识,治疗则突出滋阴降火、调养心神之法,临床每获良效。

一、诊病首重鉴别诊断

薛师治学严谨,医术精湛。对于病毒性心肌炎的诊断,特别强调须与植物神经功能紊乱区别开来。因为二者均以心慌、早搏为主要表现,但病毒性心肌炎多由柯萨奇病毒等侵犯心肌,引起病变部位心肌细胞变性、坏死,从而影响心脏的起搏及传导系统所形成,多见于少年儿童;而植物神经功能紊乱则主要与精神紧张、情绪不稳等因素有关,主要呈现为神经血管功能异常,且以中青年妇女多见。前者有实质性心肌损害变化,心电图有缺血改变(ST-T变化)及心律失常表现;后者多无缺血改变,少数患者虽然可见缺血性心电图变化,但多在心率快时出现,口服心得安后心率变缓时即可恢复正常。对曾"确诊"但值得怀疑的"病毒性心肌炎"患者,吾师必要求做"心得安试验"以明确诊断。在此严谨的治学态度下,部分患者摘掉戴了多年"病毒性心肌炎"的帽子,确定了"植物神经功能紊乱"的诊断,运用中药并结合心理疗法,使病人很快得到了康复。此外,对于两者的鉴别意义还在于能够有针对性地指导患者的日常活动,因为"病毒性心肌炎"患者需要绝对避免劳累;而"植物神经功能失调"患者适当地活动对于疾病的恢复有一定的帮助。

二、审因当察脏腑虚实

吾师认为,从中医学的角度讲,病毒性心肌炎多因感受温热毒邪所引起。感邪之后是否引起心脏受损,则多与脏腑虚实有关。该病临床表现多先有咽痛、发热等全身性病毒感染的表现,而后才出现心悸、胸闷、乏力等心肌炎症状，此为温热毒邪由表及里侵犯心肌，使心之气阴耗伤的缘故。初时以温热毒邪侵犯肺卫为主，症见咽痛、发热；毒邪深入，火热耗伤营阴，心失所养，故见心悸；阴虚血涩，心脉不通，宗气斡旋不利，则见胸闷；疾病后期阴伤气耗，故又兼见气短、乏力等表现。其病机变化多以阴虚为主在先，常兼火热之象，久之则气阴两虚。

三、辨证须参中西诊法

对于如何认定证候虚实？是阴虚还是气阴两虚？吾师强调除按中医传统四诊进行辨证诊断之外，尚须将中医的诊法与现代医学的心脏听诊结合起来。例如：临床所见，病毒性心肌炎患者出现弱脉时，若同时伴见心音亢进，则证属阴虚火旺者居多；若现心音低钝，则又多为气阴两虚。疾病早期或久病又复外感而致病情加重时，多属虚实夹杂。

四、治疗强调润降安心

本病以温热毒邪为因，以热毒伤阴、阴虚火旺、心神不安为变，吾师强调本病治疗当以滋阴降火、养心安神为法，以自拟安心汤（经验方）对主方加减调治。方剂组成如下：生地黄15～30g，丹皮、知母各10～15g，盐制黄柏、玉竹、麦冬各15～20g，山萸肉20～30g，龙眼肉15～20g，姜制黄连6～10g，竹叶2～6g，赤芍15～20g，炒枣仁20～30g，夜交藤15～20g。方中生地黄、麦冬、山萸萸、龙眼肉、知母、玉竹等养阴清热；姜制黄连、盐制黄柏、竹叶等清热泻火，同时黄连、竹叶又能清心火以安神；赤芍、丹皮清热凉血；炒枣仁、夜交藤养心安神。诸药共用，可收阴复热清、神安悸除之效。

若属疾病初期或久病又复外感而致病情加重者，加银花、连翘、玄参清热解毒利咽；阴虚明显，则加龟板大补阴精；热扰心神，寐差、心悸不能自主者，加龙齿以镇心安神；若见心悸、乏力、气短、自汗、脉缓，听诊心音低钝，则兼阳气不足，可于前方加用西洋参、炙黄芪、桂枝以益气温阳通脉；脉率不整、叁伍不调者，加苦参（据现代药理研究证实：苦参中所含苦参碱、苦参总碱、氧化苦参碱、苦参总黄酮等均有抗心律失常作用）。在方中，常依情加入姜制厚朴、砂仁以顾护脾胃，调整气机，亦利于药物吸收。全方组方严谨，加减灵活，验之临床，收效甚佳。

五、典型病例

李某，女，17岁，学生。因心悸、气短两个月，加重伴胸闷3天，于1997年3月10日就诊。曾在省级某医院诊断为"病毒性心肌炎"，服用"心律平"等药物及静脉点滴"能量合剂"，未见明显好转，以至休学在家。诊时见心悸、气短、心烦、胸闷、活动后加重、咽痛、夜寐不安、盗汗、手足心热、便干、尿黄、舌红少苔、脉细数而促。听诊心音亢进，心率增快，频发过早搏动。生化检查：血清柯萨奇病毒阳性。心电图示多个导联ST-T异常，呈现缺血改变。经进一步做心得安试验，确诊为"病毒性心肌炎"，中医诊断"心悸"。证属阴虚火旺。治以滋阴降火、调养心神为法，佐以凉血解毒。方用安心汤加减：生地黄、丹皮各20g，知母15g，盐制黄柏、赤芍各20g，制龟板30g，麦冬20g，玉竹20g，山萸肉20g，龙眼肉20g，姜制黄连10g，竹叶2g，炒枣仁、龙齿、珍珠母各30g，苦参20g，银花、连翘各30g，水煎，每日1剂，分3次温服，同时嘱其忌食辛辣及参类补品，注意休息。以此方为基础，依情加减治疗3个月后，患者自觉症状消失，早搏偶现，心电图恢复正常。为求彻底治愈，仍以安心汤为基础方加制龟板、当归、醋制香附等制成丸药服用以巩固疗效。调治半年未再复发,现已停药,入学复读。

河北中医药学报,2000,15(1):38~39.

IV 风湿性心脏瓣膜病

慢性风湿性心脏瓣膜病与心气虚弱

一、慢性风湿性心脏瓣膜病的标本论治

对于慢性风湿性心脏病心功能Ⅱ级以上的患者，除少数病人能得到心脏外科手术治疗的机会外，大多数存在着如何维护和改善心脏功能，治疗或杜绝心房颤动、脑栓塞、心力衰竭等严重并发症的问题。基于现在洋地黄药的普遍应用，而发生洋地黄中毒现象亦随之增多，尤其过量洋地黄中毒反而招致心力衰竭或使心力衰竭加重，有些呈顽固性心衰［都本洁.中华内科杂志，1963，（1）：45］。因而正确运用辨证施治的方法，合理选用中医方药治疗，补救洋地黄药物的治疗缺陷实有必要。

1. 慢性风湿性心脏瓣膜标本论治的临床意义

中医学的精髓是辨证施治。临证时要求辨证准确，治法恰当，用药贴切，因而必须分清标本。《素问·标本病传论》云："治有取标而得者，有取本而得者……知标本者，万举万当，不知标本，是谓妄行。"慢性风湿性心脏瓣膜病的表现十分复杂，如心悸、气短、咳喘，或咳逆倚息不得卧、咳吐痰涎或咯血、小便不利、肢体浮肿或腹水、四肢冷凉或厥冷等主要和次要症状不易分辨；阴阳失衡，气血逆乱，五脏俱病，很难辨清。尽管症状表现迭出，病例变化繁杂，但依标本分析还是有规律可循的。如心脏瓣膜损害为本，心脏功能低下、衰减为标；心脏功能低下、衰减为本，而表现出一系列症状为标；气虚为本，血瘀为标；阳虚为本，阴盛为标。从标本分析本病病症的主次先后、轻重缓急，对于临床辨证施治、选方用药有着指导意义。

2. 辨证分标本，心气不足，心阳虚衰为本；血液淤滞，水饮停蓄为标

心居胸中而主血，肺在膈上而主气，气血运行须赖心脏之鼓动，始能荣养五脏六腑、四肢百骸。姜春华认为，心脏瓣膜恰似囊钥，慢性风湿性心脏病因瓣膜有轻、中、重度的病理损害，犹如囊钥有损，则气不能鼓，血行有亏［上海中医药杂志，1981，(3)：6］，势必引起程度不等的血流动力学改变，心脏增大，静脉瘀血，心功能不全。因而临床上表现为轻重不同的心悸，气短，咳喘不能平卧，呼吸困难，咳吐泡沫稀痰或咯血，面唇紫青，小便不利，下肢浮肿或腹部肿胀，四肢冷凉或四肢厥冷，舌质淡胖，舌苔白滑，脉沉细数弱或有结代等症。体力活动不可避免地受到限制甚至丧失，防护或治疗不当每多并发心力衰竭。中医学因受历史条件的限制，对心脏瓣膜的病理损害缺乏认识，但对瓣膜损害导致的上述一系列心功能不全症状，认为是"心气不足，心阳虚衰，血液瘀滞，水饮停蓄"证候，并概括为"气虚、血瘀、饮停"。

《素问·痿论》云"心主一身之血脉"，《素问·五脏生成》云"诸血者皆属于心"。显然是说心脏既有推动血液流行到全身，又有接纳血液从全身流回的功能，不过这一功能是由心气的作用实现的。或者说血液的正常运行（流出与流回）主要是依靠心气的正常推动和接纳，因而有"气为血帅，气行血行"的名言。在生理情况下，囊钥开合适宜，心气旺盛，才能鼓动血液在脉管中沿着固定的方向和次序顺流而出，畅流而回，这样不断地流出和流回，如环无端，周流不息，以维持人体的生命活动。在病理状态下，囊钥损伤，开合失度，开少和/或合少，心气不足，心阳虚衰，心脏接纳和推动血液功能必然受到影响，首先是接纳流回入心的血液遇到障碍，然后是推动流出到全身的血液减少。接纳障碍，血液流回不畅，瘀滞于脏腑、经脉之中，瘀积于心脏，引起心脏增大是"心血瘀";咳喘憋气,咯吐泡沫稀痰或咯血,气喘不能平卧,或夜间出现阵发性呼吸困难是"肺血瘀";肝大是"肝血瘀"。但这种瘀血改变(流回障碍)与一般所言瘀血病理(流去障碍)有显著差异,不能泾渭不分,混淆不明。推动流出到全身的血液减少,机体则缺少足够的血液荣养,因而劳累时必然会出现心悸气短、自汗、面色少华、身倦乏力、形寒怕冷、四肢不温或冷凉或厥冷、脉象细弱等症状。

根据上述分析,从病因病机而论,橐钥损害为本,心气不足、心阳虚衰为标;从气血病理而论,心气不足、心阳虚衰为本,血液瘀滞于脏腑、经脉为标;从脏腑疾病先后来看,心脏先病为本,他脏后病为标;从气化功能来看,气虚不能运化水湿,阳虚不能温化水饮为本,小便不利、肢体浮肿或腹水、水饮停蓄为标;从阴阳盛衰来说,阳虚为本,阴盛为标。由此可以看出,本病的辨证关键在于:心气不足,心阳虚衰为本,血液瘀滞、水饮停蓄为标。简言之,即气血为本,血瘀为标;阳虚为本,阴盛为标。盖气虚导致血瘀,阳虚导致阴盛,是本病引起标病;血瘀不行必加重气虚,阴盛不除则阳虚更甚,是标病影响本病。这样由本及标,由标及本,标本相互影响,其结果必然造成病情发展,日渐危笃。

然疾病过程中所反映出来的心气不足、心阳虚衰证情,包括三个程度不同的证候在内。心气虚证为轻,心阳虚证为重,心阳衰证危重。心气虚证的表现有心悸,气短,自汗,活动时加重,四肢欠温,小便不利,两下肢轻度浮肿,舌质淡红,苔白滑,脉沉细弱。以活动或劳累时出现心悸、气短或气喘为特点。心阳虚证的表现是心气虚证基础上加重,一般活动则有心悸,气短,咳吐多量泡沫稀痰或咯血,呼吸困难不能平卧,或夜间出现阵发性呼吸困难,面唇紫青,四肢冷凉,小便不利,两下肢显著浮肿,尤以午后为甚,形寒怕冷,舌质淡胖苔白滑,脉沉细数弱或有结代,以一般活动就有比较严重的心悸、气喘症状和形寒肢冷表现为特点。心阳衰证的表现是心气虚、心阳虚证情基础上继续恶化,休息时仍有心悸,气喘,稍微活动则心气气喘不已,咳喘气逆不能平卧,呼吸困难,面唇显著紫青,咳吐多量泡沫稀痰或咯血,小便不利,两下肢重度浮肿,或肚腹水肿,手足厥冷,手冷过肘,足冷过膝,舌质淡胖嫩,苔白滑,脉沉细数弱结代或脉微细欲绝,以休息时还心悸气喘、稍动则悸喘不已、高度浮肿、四肢厥冷、脉象微细为特点。心气虚是心主血脉功能减低;心阳虚是心主血脉功能衰竭。心气虚治护不当可转化为心阳虚;心阳虚治护不当,病情加重,可发展为心阳衰。心气虚是心阳虚、心阳衰的基础,心阳虚是由心气虚演变而来的,心阳衰则由心气虚、心阳虚逐渐演变或突然加剧而成。心气虚证治护得当,可不出现心阳虚、心阳衰证;心阳虚证治疗及时得当,护理周到,可使病情减轻转回心气虚;心阳衰证救治及时得当,护理周到,可使病情减轻转回心阳虚,再加强治疗还可转回心气虚。三个病情轻重不等的证候在一定条件下可以转变或逆转。

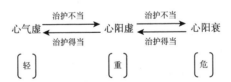

3. 论治分标本,补气温阳治其本,利尿消肿治其标

依据上述标本分析,既然心气不足、心阳虚衰为病之本;血液瘀滞,水饮停蓄是病之标。因而治疗应当采取补气温阳治其本,利尿消肿治其标的方法,标本同治。但必须以治本为主,一拔其本,诸症尽除(张介宾《景岳全书》卷1),辅以治标,宜精简轻锐,适当其可,及病

则已，毫无犯其正气（张介宾《景岳全书》卷40）。治本之法，在于改善心主血脉功能，瘀血留滞之标自能畅行消除；忽视其本，徒治其标，非仅瘀血不去，阴翳不除，更虚为本，致病益甚。昔治一女性（38岁）二尖瓣狭窄患者。某医据其面唇紫青、肝大等症，与一般瘀血证混同起来，率用归尾芎芍、桃红棱莪等诸般活血祛瘀之药，服1剂后心悸气喘不已、小便减少、浮肿加重，服2剂后则有汗出喘脱之虞。急更补气温阳，利水消肿方药，病始稳定。究其因，系标本不明，本末倒置。舍本求末之故。又治一女性（54岁）心源性肝硬化腹水如鼓患者。某医治用双氢克尿噻、安体舒通强行利尿，非仅腹水不去，且周身干涸，病情虚衰至极。改用中药补气温阳治其本，利尿消肿治其标，病情始稳定下来，腹水渐消。

诸如具有补气温阳作用的人参、党参、黄芪、炙甘草、莲子肉、肉桂、附子等药，健脾利尿消肿作用的白术、茯苓、猪苓、泽泻、车前子、木通等药，以及四君子汤之助正益气，健脾利湿；苓桂术甘汤之振奋心阳；五苓散之温阳化气利尿；四逆汤之温阳救逆；参苓白术散之助正益气，补虚健脾等方药均可斟酌病情选择应用。这些方药已经药理研究和临床观察证明有缓解和持久的强心利尿作用。因而对慢性风湿性心脏瓣膜病心功能Ⅱ、Ⅲ级的患者不仅有维护或改善心功能的作用，还有预防或治疗心房颤动、脑栓塞、心力衰竭等并发症的疗效。

（1）改善心功能

刘某，男，41岁，干部。1972年5月18日诊治。患者从1948年起劳动时有心悸气喘感觉，逐年加重，1971年9月确诊为慢性风湿性心脏病，二尖瓣狭窄，心功能二级。近年来劳动时有显著的心悸，气短，胸闷，自汗症状。曾因劳累过度，冷汗大出，淋漓不止而晕倒过1次。夜间常有咳喘憋气现象，唇略紫青，两下肢轻度浮肿，小便不利，四肢欠温，舌质胖嫩苔白滑，脉细弱略数。心气不足。补益心气。党参 12g，白术 9g，茯苓 9g，炙甘草 6g，莲子肉 9g，肉桂 6g，参苓白术散（丸）9g（研磨冲服）。服药 24 剂，病情改善，一般体力活动无心悸气喘，夜间睡眠良好，少有咳喘憋气，浮肿消失，小便通利。嘱其避免重体力活动。若有不适，仍可照方继服。坚持正常工作 10 年，病情稳定，心功能得到改善，维护在第Ⅰ级。

（2）治疗房室传导阻滞

张某，男，43 岁，干部，1978 年 1 月 8 日诊治。患者于 1972 年确诊为风湿性心脏病，二尖瓣狭窄关闭不全，主动脉瓣关闭不全，心功能Ⅱ级。由于治护失宜，近几年来病情加重。1978 年 1 月 8 日查心电图，提示双室肥厚劳损、完全性左束支传导阻滞、Ⅰ度房室传导阻滞（P-R 间期 0.24 秒）。劳累时有显著心悸、气喘、自汗、口唇发紫症状，常有头晕、胸闷、四肢欠温、小便不利、两下肢轻度浮肿、午后肿甚、舌质胖嫩淡、苔薄白而滑，水冲脉（血压 140/50mmHg）。心气不足，心阳不振。助正益气，振奋心阳。党参 15g，白术 9g，茯苓 9g，炙甘草 6g，莲子肉 9g，肉桂 6g。服药 15 剂，复查心电图：Ⅰ度房室传导阻滞消失（P-R 间期 0.17 秒），完全性右束支传导阻滞消失。其他病情亦有所好转。

（3）纠正心房颤动

马某，女，47 岁，职工。1973 年 2 月 26 日诊治。患风湿性心脏病、二尖瓣狭窄关闭不全 11 年余。曾于 1972 年 5 月 14 日至 7 月 5 日、8 月 20 日至 9 月 5 日因心房颤动、阵发性心动过速（心率 180 次/分）、心房扑动（心房率 375 次/分、心室率 200 次/分）、心力衰竭两次住院抢救，经分别使用毒毛旋花子素 K、西地兰、狄戈辛、洋地黄叶治疗，但心力衰竭、心房颤动未能纠正，维持使用狄戈辛或洋地黄叶治疗 7 个月亦未改善。患者语音低怯，精神萎靡，气短喘气，端坐呼吸，稍动则心悸气喘不已，呼吸频促不得接续，咯吐多量痰涎泡沫，两颧和口唇显著紫青，小便不利，两下肢中度浮肿，午后肿甚，四肢冷凉，形寒怕冷，舌质淡胖略青紫苔白略腻，脉沉细数弱结代。心阳虚衰，水饮停蓄。温补心阳，利水消肿。党参15～30g，白术、茯苓、猪苓、泽泻、莲子肉各6～15g，炙甘草、肉桂各6～9g，参苓白术散（丸）9g（研末冲服）。坚持治疗6个月，收到显著效果：①心力衰竭，心房颤动得到纠正；②撤换了狄戈辛、洋地黄叶；③小便通利，浮肿消失，一般活动无心悸气喘，心功能改善并维护在第Ⅰ级。停药观察远期随访3年未见反复，疗效巩固。多次复查心电图均为窦性心律、心房率、心室率70～80次/分。除有二尖瓣型P波外，余未见异常。

（4）治疗脑栓塞

斐某，男，38岁，职工，1974年11月27日诊治（住院号：7410915）。患风湿性心脏病、二尖瓣狭窄10余年。劳累时，有显著心悸气喘、胸部憋闷症状。2年前曾因咯血、心力衰竭住院救治。1974年11月27日晨起后觉头晕，到医务室诊查：血压90/70mmHg，未作处理。于上午11时劳动中突然晕倒，神志不清，经人扶起后始苏醒，发现左半身活动不便、舌头发麻、说话不利、语言不清，两目向左凝视、鼻唇沟变浅、伸舌偏左，左上肢肌力0-Ⅰ度，下肢Ⅱ度，腱反射活跃，踝阵挛（±），巴彬斯基征（+），右下肢肢体正常，面唇紫青，小便不利，两下肢轻度浮肿，舌质紫暗，脉象细弱。证属心气不足，血瘀不行。治宜补益心气，活血化瘀。脑栓塞之栓子系心脏瓣膜赘生物脱落，随流出血液堵塞于脑之脉络。补益心气在于加强或改善心脏功能，以推动多量流出的血液荣养全身，增加脑血流量。活血化瘀的目的：一是促进流去的血液顺利通过；一是溶化堵塞的栓子，改善脑血循环。党参15g，白术 9g，茯苓 9g，莲子肉 12g，黄芪 30g，川芎 9g，当归尾 9g，红花 9g，赤芍 9g，桃仁 6g，地龙 9g。服药 10 剂，病情好转。左上肢肌力 Ⅱ - Ⅲ，下肢 Ⅲ - Ⅳ度。下床活动无任何不适，其他症情已有所改善，收到良好的疗效。

二、小结

1. 本文提出慢性风湿性心脏瓣膜病的辨证施治方法在于分清标本。心气不足，心阳虚衰为本；血液瘀滞，水饮停蓄为标。对临床辨证有一定的指导意义。

2. 临床施治亦须分标本。补气温阳治其本，利尿消肿治其标。其目的在于改善和加强心主血脉的功能。对于维护心脏功能，防止或治疗心房颤动、脑栓塞、心力衰竭等并发症有一定临床意义。

辽宁中医杂志，1982，(66)：1～4.

苓桂术甘汤治疗心脏急难重危证

苓桂术甘汤（茯苓、桂枝、白术、炙甘草）来源于《伤寒论》，是临床内科常用方剂之一。主治伤寒吐下损伤脾胃之阳，水饮内阻，心下逆满，气上冲胸，头晕目眩，脉沉紧，或胸胁支满、短气等症。有温通阳气，化饮利水之功。用之对证，取效甚捷。

一、病毒性心肌炎（Ⅱ度Ⅰ型房室传导阻滞）

魏某，男，20岁，学生，1982年4月3日诊治。患者于1982年1月中旬感冒发热头痛，嗣后又患肠炎腹泻腹痛，对症处理均好转。二月份起，出现心悸气短，胸部憋闷，未引起注意。近4天来发现脉搏跳动缓慢不齐，40～50次/分。心率50次/分，心率不整，心音低钝，心尖区可闻及Ⅱ级收缩期杂音。胸透心脏不大。心电图示窦性心动过缓，Ⅱ度Ⅰ型房室传导阻滞。心悸气短，胸部憋痛，活动或劳累时显著加重；伴面色苍白，自汗畏风，精神不振，身倦乏力，手足冷凉（手冷过肘，足冷过膝）等症。舌质淡嫩苔白，脉沉迟无力而结。心阳不足，心气虚弱。温通心阳，补益心气。茯苓6g，肉桂6g。白术6g，炙甘草6g，党参9g，莲子肉6g。服药6剂，心悸气短、胸闷自汗等症减轻，手足转温，脉搏至60次/分。复查心电图：窦性心律，心房率、心室率60次/分，与治前心电图比较Ⅱ度Ⅰ型房室传导阻滞消失。继服18剂，其间复查心电图2次均属正常。其他证情亦有好转。嘱其避免重体力活动，预防感冒，调摄饮食，以求早愈。

对病毒性心肌炎一般多用银翘芩连、板蓝根、大青叶等清热解毒方药，忽视严格的辨证施治。本例在病变过程中表现出来的心悸气短、胸闷自汗、四肢冷凉、脉沉迟无力等证情，均为一派气虚见证，并非热毒炽盛现象。心阳不足，心气虚弱，则心主血脉功能低下，非温通不足之心阳；党参莲肉补益虚弱之心气。其作用并非直接对抗病毒，而是扶正以祛邪。正气复则邪气退，心阳得通，心气得助。不仅心脏传导系统恢复正常，而且其他证情亦有好转。

二、肥厚型心肌病（完全性右束支传导阻滞、室内传导阻滞）

侯某，男，38岁，干部，1981年9月22日诊治。患者1974年以来出现胸部闷痛，心悸气短，已逾7年。先后4次住院，经检查心电图、X线胸部平片、超声心动、心向量图，诊断为肥厚型心肌病。据现存（1975～1981年）22次心电图资料均示右心肥厚，电轴右偏+175°，完全性右束支传导阻滞。室内传导阻滞（QRS = 0.16″）。久服强的松、潘生丁、消心痛、心得安、维生素以及瓜蒌、薤白、菖蒲、远志等中西方药无效。近年来病情加重，劳累时有显著心悸气短，胸部闷痛，自汗怕风，恶寒肢冷，两下肢轻度浮肿，舌质淡胖苔白滑，脉沉细弱略数。证属心阳不足，心气虚弱。治宜振奋心阳，补益心气。茯苓9g，肉桂6g，白术9g，炙甘草6g，党参12g，黄芪15g，莲子肉9g，丹参15g。服药9剂后，胸部闷痛显著减轻。心悸气短、浮肿等症好转。复查心电图，与治疗前比较完全性右束支传导阻滞消失、室内传导阻滞消失（QRS = 0.12″）。嘱其继续服药，以巩固疗效。

本例病程已达7年，久治未愈。从胸部闷痛来看，有因气滞者，有因气虚者。前两者脉当弦紧，后者脉为虚弱。本例胸部闷痛多在活动或劳累时加重，并伴有心悸气短、自汗、浮肿、恶寒肢冷等症，更加脉来细弱，证属气虚无疑。误用蒌薤更伤不足之气，致使心阳愈虚。盖心主血脉，血液之所以能在脉管中循环无端，周流不息，全赖心之阳气鼓动。若心气虚弱，心阳不振，必然引起心气鼓动无力。这一病机不仅影响心脏血液循环的正常运行，出现胸部闷痛、心悸气短等症，而且还会影响心脏的传导系统，导致诸般传导阻滞。故用苓桂术甘振奋心阳；参芪莲肉补益心气；丹参入心活血脉。虚弱之气得助，不振之心阳得振。心之脉络得血液濡养，心气鼓动有力，既可增强心主血脉之功能，又能改善心之传导系统，纠正传导阻滞。仅服9剂，病情好转。继续治疗，更能进步。

三、风湿性心脏病二尖瓣狭窄（心力衰竭）

刘某，女，21岁，农民，1975年12月27日诊治。患风湿性心脏病二尖瓣狭窄4年。近因劳累病情骤剧，心悸不已，面唇紫青，稍动则气喘吁吁，咳吐多量清稀泡沫痰涎，夜寐不能平卧，常于寐中憋醒咳喘端坐,；两下肢显著浮肿，按之没指，小便不利，四肢厥冷，舌质淡胖嫩，苔白灰水滑，脉沉细数弱。证属心阳虚衰，水饮泛滥。治宜温阳化饮，温补心阳。茯苓15g，肉桂9g，白术9g，炙甘草6g，莲肉9g，党参30g，猪苓12g，泽泻9g，人参精15滴。服药12剂，小便续通，尿量增多，咳喘减轻，浮肿渐消。再进24剂，病情改善。遂改服参苓白术散（丸）9g研化冲服，日3服，病情稳定。后因结婚妊娠分娩，病情一度反复。照方继服30余剂，始离险期。嘱其避孕，休养善息。停药4年未再反复。坚持一般生产劳动，疗效巩固。

《金匮要略·痰饮咳嗽病脉证治》云："夫短气有微饮，当从小便去之。"本证心阳虚衰，阳气不化，水饮内停，妨碍升降之气，是证迭出水饮犯肺，肺气不利。短气而喘。咳吐多量清稀泡沫痰涎。阳主昼，阴主夜，本阳衰阴盛，昼则阳尚能制饮故病轻，入夜饮邪益盛阳气愈虚，故常于寐中憋醒咳喘端坐；中阳不运，阳气不化，小便不利，饮无去路，犯于上则咳喘，停于下则肢肿。《金匮要略心典》谓："气为饮抑则短,欲引其气,必蠲其饮。饮,水类也,治水必自小便去之。"方中苓桂术甘益土以行水;桂枝甘草温通心阳;四君子补益心气;五苓散化气利水,使饮邪从小便而出,此逐阴扶阳之法。饮邪去阳得复,气机升降如常,诸症悉平。

四、心源性肝硬化腹水

李某,女,56岁,工人,1982年5月6日诊治。患风湿性心脏病(二尖瓣狭窄、闭锁不全)20年。1964年行心脏外科手术治疗,效果不显。后曾3次发生心力衰竭住院救治。平时用地戈辛0.25mg/d,间服双氢克尿噻25mg,尚能维持。近3个月来小便日渐短少,腹部胀满隆起如鼓,腹围102cm。先用双氢克尿噻50mg、安体舒通20mg,1日3次,治疗2周。小便量虽有增多而腹满依旧,腹围不减,全身皮肤干涸脱水,肌肤甲错,毛发晦暗,苔白乏津,脉之沉细弱数结代。心阳素衰,阳气虚惫,气不化水,饮聚腹中,周身失泽。急停西药之利尿,亟宜温运中阳制化水饮,化气利水祛饮于下,温阳运津输布周身。茯苓12g,白术12g,肉桂9g,炙甘草9g,车前子(布包)18g,莱菔子15g,三棱9g,莪术9g,川椒目9g,灯心草6g。服药12剂,小便量保持在1500~2000mL/d,腹部胀满已减,腹围减至95cm,全身皮肤较前润泽。上方再加陈皮6g,大腹皮12g,焦槟榔6g,佐以行气。继服60剂,腹部胀满好转,腹围逐渐减至76cm,小便续通,全身皮肤润泽,口舌转润,精神振作,下床活动亦无不适,病情改善。

《医门法律·胀论》云"胀病亦不外水裹、气结、血瘀",须分主次、轻重、缓急。水裹者健脾利水为先;气结者行气为首;瘀血者化瘀为要。三者兼而有之,则利水行气化瘀并顾。本例水饮停蓄腹中,缘于中阳虚衰无以化饮,阳衰阴盛,本虚标实,强行西药利尿,徒治其标,非仅腹水不去，反伤周身之津，遂成肚腹胀满、皮肤干涸、肌肤甲错之状。中虚水停为主，气结、血瘀为次，既不胜十枣、舟车之攻逐，又不任行气破瘀之疏凿。以苓桂术甘温阳化饮；参芪益气健脾运津输布周身以润泽；五苓加车前、椒目、灯心化气行水，通利小便；佐三棱、莪术活血化瘀以疏通瘀聚于肝之血脉；陈皮、腹皮、焦槟榔、莱菔子行气利水，始收肿满去、皮肤润、小便痛之效。是病转危为安，化险为夷。

体会：上举四例治案，均为心脏急难重危证。前二例心脏传导阻滞的有效机理在于温通心阳，改善心脏传导系统。现已知心脏传导失常，多因心脏某一部分的传导组织或心肌的病理改变，引起不应期异常延长或传导的损害以致割断而使传导能力降低或完全丧失（董承琅《实用心脏病学》）。对这一机理似可用心气不足，心阳不振予以解释。因心气不足，心阳不振必然引起心主血脉功能低下或减损，不仅影响心脏的血循，还会影响心脏本身的传导系统，导致传导失常。所以设想心脏传导阻滞与心气不足、心阳不振非仅有关，而且可能两者之间有内在联系，这是需要认真加以研究的。基于目前尚少特异疗法，温通心阳方药似可补其不足之一二。至于本方能否或怎样改善心脏传导功能，须经多数病例的临床观察和科学研究予以验证。后2例系水饮停阻为患，其获效机理在于温阳化饮，即仲圣"温药和之"之意。水饮停聚之理，源于阳虚无以制化。欲除饮邪之际，必从阳虚之本着手。悖其理，违其旨，非但饮邪不去，更虚不足之阳或有伤津液。例4以双氢克尿噻、安体舒通强行利尿而不效便是明证。所以中医温阳化饮远非西药单纯利尿可比。近代药理研究证实，肉桂能增强血循；甘草含有类似肾上腺皮质激素的物质；白术、茯苓具有缓慢而持久的利尿功能。因此，对于诸般心脏疾患出现心功能不全时，即可斟酌病情化裁应用。

目前心脏疾患较为多见，其中不少属于急难危重证。有的西医西药疗效满意，有的却不理想，甚至难做处置。如心脏传导阻滞、窦房结病变综合征、心房颤动、难以控制的频繁早搏、病毒性心肌炎、心肌病、主动脉瓣关闭不全、顽固性心衰等。阴阳失衡，气血逆乱，五脏俱病，病理复杂，病情多变，症状迭出，主要表现和次要表现混为一体，辨证弗明，施治棘手。只要遵循辨证施治的原则，首辨阴阳之盛衰，再分脏腑之虚实，三察气血之盈亏，四审证情之标本，五看病情之缓急，如此细致体察，终可提纲挈领，条分缕析，辨别明白。针对证情的标本缓急，及时、恰当的选择方药，调整阴阳，调和五脏，调养气血。并嘱患者密切配合，加强护理，定能获效，有的可能取效较速。热望同道见仁见智，为征服心脏急难危重证而努力。

辽宁中医杂志，1983，（8）：23～25.

V 脑血管疾病

短暂性脑缺血发作与"小中风"

短暂性脑缺血发作简称"TIA",又称"复发性脑局部缺血发作""脑血循环动力性危象""短暂性脑局部缺血发作""一过性脑缺血发作",是指伴有局部症状的颈内动脉系统或椎-基底动脉系统短暂的脑血液循环障碍,属于脑血管疾病的一种临床类型,临床上以出现反复发作的短暂性失语、运动或感觉障碍为其特点,因其反复发作后症状逐渐加重,若不及时控制,就有约1/3(14%～25%)的病例可演变为完全性梗死,甚至危及生命。国内自1962年报告以来,始为人们所重视,中医虽无此名,但远在金元时期,中医学有关"小中风"的记载和论述就与"TIA"酷似。《杂病源流犀烛·中风源流》指出:"又有小中,小中者何,其风之中人,不至如脏腑、血脉之甚,止及手足是也,切不可用正风药深切之,或至病反引而向里,只需平和之剂调理,虽未必为完人,亦不至有伤性命也,若风病即愈,而根株未能悉拔,隔一二年或数年必再发,发则必加重,或至丧命,故平时宜预防之。第一防房劳,暴怒郁结,调气血,养精神,又常服药以维持之,庶乎可安。"这段记载说明:①中医学早有"小中风"之名,其表现与"TIA"所具有的临床特点基本相同,近年来亦有学者称"TIA"为"小中风"的。②"小中风"的病因病机也是"风之中人",因而有手足麻木、短暂偏瘫等感觉、运动障碍,不过"止及手足",表现轻微,时间短暂,并能自行恢复。因而"不至如脏腑、血脉之甚",应与完全性中风昏厥、偏瘫等严重的神志、运动功能丧失相鉴别。③既然"小中风"的病情表现较完全性中风为轻,所以采用"平和之剂调理"就可起到治疗作用,因而告诫勿用治疗完全性中风的方药,否则"反引而向里",加重病情。④"根株未能悉拔,隔一二年或数年必再发",表明"小中风"具有反复发作的特点。反复发作病情"必加重",甚至能演变成完全性中风,预后不佳,乃至"丧命"。⑤强调"防房劳,暴怒郁结,调气血,养精神"等预防措施,随时避免不良因素的刺激,保持机体阴阳脏腑气血平衡,对于防治"小中风",有极其重要的临床意义。中医学在当时的历史条件下,能有上述比较正确的认识,的确难能可贵。他如《症因脉治》《寿世保元》《辨证录》《名医类案》《续名医类案》《临证指南医案》等著作的"中风""麻木""眩晕"门中均有类似"TIA"发作症的详尽论述和证治记录,对认识和防治"TIA"有重要的参考价值。

本文仅就中医学的认识以及辨证治疗 18 例临床观察的情况予以分析,并对发作与诱因的关系、防治应注意的问题作初步探讨,供临床参考,谬误之处不少,敬请指正。

一、中医学有关"小中风"的记载和认识

1. 言语障碍 有舌本牵强;舌下牵强;不能言;口噤;言语謇涩等。

2. 感觉障碍 有眩晕;头痛甚剧;初不识人,少间略省;手大指、次指、小指麻木;左臂或右肢麻木;两足麻木;足胫上忽然酸重顽痹;面麻;环口作麻等。

3. 运动障碍 有卒然昏倒;身欲时时颠仆;手足抽掣;肌肉�动;四肢运用不便;两足少力,体软筋驰;右颊拘急或口㖞于右;口眼㖞斜;两臂不能伸举,两小指无力,且不为用等。

4. 反复发作,时间短暂 《名医类案》江篁南治休宁临塘范本济邑君之内案是反复发作的典型记录:"年五十余,夜间卒然昏倒在灶前,口眼㖞斜,口角流涎,初不知人,少间略……夜半汗出不止,复昏晕甚,手足抽掣……次早颇能言,右手能举动,苦头痛及遍身痛……夜半因恼怒复晕移时,至次早,头痛未解,要人以手按痛处稍安,时时欲人执转

两手,时日头痛稍减。"此案在2日内反复发作3次。第1次是夜间卒然昏倒在灶前;第2次在夜半昏倒甚;第3次在翌日夜半因恼怒复昏移时,发作时的表现有运动障碍的卒然昏倒、手足抽掣、口眼㖞斜,感觉障碍有头痛头晕、初不知人,少间略省。案中虽无明言语言障碍,但从"次早颇能言"来看,发作时必有口舌謇涩、言语不清等症。2日内发作3次,不仅说明"小中风"有反复发作的特点,还可证明每次发作所持续的时间短暂,约数分钟至1小时,而每次发作的症状和体征均于24小时内完全消失。

此外,《症因脉治》所谈"一年半载,又复举发,三四发作,其病渐重"和《杂病源流犀烛》所讲"根株未能悉拔,隔一二年或数年必再发,发则必加重,或至丧命"。不仅证明中医对反复发作早有明确记载,而且反复发作后预后多属不良。这与近代医学所论"TIA"反复发作后症状逐渐加重,发生严重的瘫痪,甚至危及生命[王新德.中华医学杂志,(11):788,1975]是类似的。

5. 中风先兆 中医早就论及发作是完全性中风的先兆表现,如朱丹溪云"眩晕者中风之渐也"、《证治汇补》指出"平人手指麻木,不时眩晕,乃中风先兆"。他如《沈氏尊生》《寿世保元》《东医宝鉴》也认为"大指次指忽然麻木不仁""非时足胫上忽酸重顽痹""大拇指及次指麻木不仁,或手足少力,或肌肉瞤动"等发作表现为"中风之候",判断"三年内必有大风之至"或"三年内有中风之患"。这与近代医学所说"TIA"是完全性中风的早期警报是一致的。

6. 预防措施 历代医家经过长期、反复、大量的实践观察,发现七情六欲、风寒外袭、起居失常、饮食不节、肥甘厚味以及色欲过度等因素与发作或演变成完全性中风有一定关系。《续名医类案》选录龚子才治桑环川、刘前溪一案即可说明这一问题:"年近五十,而桑多欲,刘嗜酒，时常手足酸麻，肌肉瞤动。此气血虚而风痰盛也，谓三年内具有瘫痪之患，因劝其服药谨慎，以防未然。桑然其言，后果无恙，刘不信，纵欲无忌，未及三年，果中风卒倒，瘫痪语涩。"因此，强调"慎起居，节饮食，远房帏，调情志"（《证治汇补》），"防房劳，暴怒郁结，调气血，养精神"（《杂病源流犀烛》），"急摒除一切膏粱厚味，鹅肉面酒，肥甘生痰动火之物……远色戒性，清虚静摄"（《医学准绳六要》），避免和消除上述不良因素的刺激，保障机体阴平阳秘，气血调和，是杜绝"TIA"和预防完全性中风的重要措施。目前，"TIA"发作与不良因素的关系问题已为国内学者所注视，韩中岩在报告中就曾指出精神刺激、疲劳或用力过度，以及冬春季节因气候突变而受寒着凉等不良因素的刺激可诱发"TIA"[中华神经精神科杂志，7（1）：19，1963]，可见中医学所论之预防措施，至今仍不失其指导意义。

7. 治疗方药 《寿世保元·预防中风》云："朝服六味地黄丸或八味丸，暮服竹沥枳术丸与搜风顺气丸，二药间服，久而久之，诸病可除，何风之有，是以圣人治未病而不治已病。"可见积极治疗不仅能消除或减少发作，而且对完全性中风的预防也起到良好作用。

综观历代医学家的治疗方法和用药经验，不外两个方面：一为补气疏风化痰活血，常用方药有人参、黄芪、炙甘草、桂枝、肉桂、天麻、僵蚕、独活、桑寄生、防风、桑枝、橘红、半夏、制南星、当归、川芎、丹参、红花、桃仁、赤芍等，以入竹沥枳术丸、搜风顺气丸（《寿世保元》），人参汤加竹沥煎膏（《医学准绳六要》），愈风汤、天麻丸（《东医宝鉴》），白金丸（《张聿青医案》），六君加柴胡、逍遥散加槐角、秦艽（《古今图书集成·医部全录风门》）等方。二是滋补肝肾育阴潜阳，常用方药有生地黄、白芍、山药、枸杞、阿胶、女贞子、沙苑蒺藜、山茱萸、黑豆、杜仲、怀牛膝、丹皮、菊花、钩藤、石决明、牡蛎、地龙、龟板、精羊肉胶、磁朱丸等，以入六味地黄丸、八味丸（《寿世保元》）及延龄固本丹（《续名医类案》）等方。上述治法和方药大有借鉴之必要，可在临床上针对病情选择应用。

总之，中医学对短暂性脑缺血发作的论述，不仅有丰富的理论知识，而且有宝贵的实践经验，分析研究掌握其精神实质，无疑是认识、防治 TIA 和预防完全性中风的重要内容之一。

二、辨证治疗 18 例临床分析

1. 临床资料

（1）**一般情况和诊断标准**：18 例中男 14 例，女 4 例；年龄 45～50 岁 6 例，51～60 岁 7 例，>60 岁 5 例。全部病例均为脑动脉硬化患者，并经脑血流图检查所证实，符合中华医学会神经精神科 1978 年学术会议讨论提出关于发作的诊断标准［中华内科杂志编委会. 中华内科杂志，20（3）：182～184，1980］，6 例兼有高血压。

（2）**发作症、次数和持续时间**：18 例均表现为反复发作的短暂性言语、运动或感觉障碍。其中突然肢体无力、偏瘫、口舌謇涩、言语不清 12 例；突然肢体麻木、掉物或摔物 3 例；眩晕、两下肢无力跌倒 1 例；肢体麻木、步态不稳、共济失调 1 例；剧烈头痛、癫痫样发作 1 例。本组共有 61 次发作，其中发作 1 次 4 例；2～5 次 10 例；6～11 次 4 例。发作持续时间 5～30 分钟 14 例；31～60 分钟 3 例；仅 1 例长达 2 小时。发现 3 例因多次发作持续时间有所延长，发作症均于 24 小时内完全消失。

（3）**诱发因素**：本组病例之发作均与不同情况的诱发因素有关。因工作紧张、劳累过度、行走过急或一时性超重体力劳动而诱发者 4 例；冬春季节气候骤变，因受寒着凉诱发者 7 例；由于精神刺激、情绪激动、吵架恼怒或心中郁闷而诱发者6例；1例发作与饮食不节、厚味饱餐有关。

（4）**血压情况**：发现16例发作时的血压（当日或翌日）与平时比较有显著变化。6例平时血压160～180/90～110mmHg者，发作时除2例分别降低50/30mmHg和40/20mmHg外，4例升高40～60/20～30mmHg，其中1例高达230/140mmHg；10例平时血压160～140/90～80mmHg，发作时除1例升高40/20mmHg外，9例降低，其中下降40～60/30～20mmHg7例，40～30/20mmHg2例。

（5）**舌苔脉象**：18例中有14例舌质发紫，其中5例紫红，与肝肾阴虚、肝阳上亢、血脉瘀滞有关；9例紫暗，或舌上有紫点、紫斑、紫条，与气虚血瘀有关；4例舌质淡胖有齿痕，均为气虚的反映。舌苔白15例，白腻1例，白黄2例。5例脉有弦象，其中弦数4例，细弦而数、弦缓各1例；细涩5例；8例脉迟涩无力。

（6）**心电图表现**：16例作此检查，4例示窦性心动过速，左室高电压，其中2例兼左室肥厚劳损，均为阴虚阳亢者；5例示窦性心动过缓，均为气虚血瘀者；7例无异常发现。

2. 辨证施治

（1）**气虚血瘀**：计13例。多由劳累过度、天气骤变受寒着凉，或饮食不节、厚味饱餐等因素引起血压较原有水平降低而出现发作。素有头晕或眩晕，面色萎黄或苍白，形体肥胖，气短嗜卧，身倦乏力，恶寒肢冷，或两下肢轻度浮肿，舌质紫暗，或舌上有紫点、紫斑、紫条，或舌质淡胖嫩，舌苔白或白腻，脉细涩，或迟涩无力。治以补气活血化瘀通络，黄芪、党参各15～30g，当归尾、赤芍、川芎、红花、桃仁各6～9g，地龙9～15g，丹参18～30g。血压低于100/60mmHg，有显著恶寒肢冷加肉桂9g，增强温阳作用；呕恶食少，脘腹痞闷，苔白腻加陈皮、苍术各9g，厚朴、草豆蔻各6g，以燥湿健脾，和胃降逆。

《素问·举痛论》指出"劳则气耗"。过度劳累可以伤气、耗气，使本来不足之气更加虚弱，气虚则血瘀，血瘀不行，脉络流行不畅出现发作。又云"寒气入经而稽迟，泣了不行，客于脉外则血少，客于脉中则气不通"。寒为阴邪，易伤阳气，寒性收引，凝滞血脉，受寒着凉，血脉收缩，血液流行不畅引起发作。《素问·痹论》指出："饮食自倍，肠胃乃伤。"饮食不节，恣食肥甘，脾胃失调，气机不畅，脾胃居中，为上下升降之枢纽，脾胃既伤，运化失职，升降失常，清阳不升，浊阴不降，势必影响气血运行而发作。

（2）**肝阳上亢**：计5例。多因精神刺激、情绪激动、吵架恼怒、心中郁闷引起血压较原有水平升高而出现发作。平时有头痛头晕，面红耳赤，口苦耳鸣，心烦易怒，心悸不安，失眠多梦，夜尿频多，或大便干燥，舌质紫红，舌苔白或白黄，脉弦数，或细弦而数，或弦缓。治以平肝潜阳活血通络，玄参、夏枯草、龙胆草各15g，钩藤、地龙各18～30g，益母草30g，桃仁、夜交藤各9～15g，川芎、赤芍、红花、丹皮各6～9g。血压高于200/120mmHg，钩藤、地龙加量至45g，增强平肝潜阳之力；舌苔黄、大便干燥加大黄6g，泄热通便；失眠、烦躁、心悸较甚者加服安眠丸或朱砂安神丸9g，养心安神。

《素问·举痛论》指出"怒则气上"。精神刺激、情志不遂、吵架恼怒、情绪激动均可使肝气上逆。肝阳上亢，血亦随上逆之气菀于上，气血上冲，络脉不通导致发作。

本组病例按上述两型辨证治疗2个月（服药48剂）后，停药4个月观察疗效。治疗和停药观察期间嘱其避免诱发因素，不用西医血管扩张药和抗凝药。

3. 疗效观察

疗效标准分显效、好转、无效三级。显效：治疗和停药期间发作终止，病情改善；好转：治疗时发作终止，停药观察期间重复发作，但发作次数较治疗前减少1次以上，病情减轻；无效：治疗前后无变化，或演变为完全性脑梗死。按上述标准判定，本组显效10例，好转5例，无效3例。10例显效者得到随访，2～4年6例，1～2年4例，除2例于1年和1年半时因工作劳累、精神刺激重复发作外，3例疗效巩固，未见反复，其中1例于2年半时发生了心肌梗死，后经治疗恢复。

4. 疗效分析

（1）**年龄与疗效的关系**：45～50岁6例，均为显效；51～60岁7例，显效3例，好转3例，无效1例；60岁以上5例，显效1例，好转2例，无效2例。60岁以下患者疗效较好。

（2）**发作次数与疗效的关系**：发作1次的4例，全部显效；2～5次的10例，显效5例，好转4例，无效1例；6～11次的4例，显效1例，好转1例，无效2例。发作次数少者较次数多者疗效好。

（3）**发作持续时间与疗效的关系**：持续5～30分钟14例，9例显效，5例好转；持续时间31～60分钟3例，显效1例，无效2例；1例持续2小时者治疗无效。发作持续时间短者疗效较好。

（4）**血压与疗效的关系**：发作时血压较原有水平升高的5例，显效1例，好转2例，无效2例；血压较原有水平降低的13例，显效8例，好转2例，无效1例；血压无明显变化的2例，显效、好转各1例。说明血压较原有水平降低和无明显变化者疗效较好。

（5）**心电图速率与疗效的关系**：窦性心动过速4例，显效1例，好转1例，无效2例；5例窦性心动过缓和7例无异常变化者，显效8例，好转3例，无效1例。心动过速者不如心动缓慢和无变化者疗效好。

（6）诱发因素与疗效的关系： 因劳累、受寒、饮食不节因素诱发的12例，显效8例，好转3例，无效1例；因精神因素诱发的6例，显效2例，好转2例，无效2例。精神因素诱发的疗效差。

（7）辨证分型与疗效的关系： 气虚血瘀的13例中显效9例，好转3例，无效1例；肝阳上亢者5例，显效2例，好转与无效各2例。前者较后者疗效好。

（8）无效病例原因分析： 3例无效者均与治疗和观察期间未能杜绝、消除精神刺激因素有关，其中1例因连续受到不良因素的刺激，反复发作后演变为完全性脑梗塞。

5. 典型病例

例1： 赵某，男，48岁，职工。形体肥胖，嗜好烟酒，素有头晕、面色萎黄、气短自汗，平时血压多为150～140/90mmHg，脑血流图检查证实两侧脑动脉硬化，外周阻力增高。1976年10月5日下午4时，因劳动过累，行走过急，在街上突然感到左侧肢体麻木无力，左手不能持物，左下肢瘫软，说话不清，约20分钟自行恢复，回家后于19时30分又重复发作1次，病情如前，查血压下降至110/70mmHg。舌质紫暗，苔白，脉迟涩无力，心电图示窦性心动过缓，心房率、心室率52次/分。证属气虚血瘀，用补气活血化瘀通络方药治疗，血压逐渐回升，并稳定原有水平，发作终止。随访4年，坚持工作，未见复发。

例2： 贾某。男，54岁，干部。患高血压10年余，常见头痛头晕，心烦易怒，失眠惊悸，平时血压多为180～170/110～100mmHg，脑血流图检查证实为脑动脉硬化，左颈动脉反应异常。1978年5月10日因工作纠纷，情绪激动，吵架恼怒，于20时30分出现剧烈头痛，突然右侧肢体瘫软，口舌謇涩，言语不清，约10分钟自行恢复，血压升高为220/120mmHg。又于同日21时30分、22时30分、24时重复发作3

次，表现一致，持续时间分别为 10、20、40 分钟。舌质紫红，舌苔白黄，脉弦数，心电图检查示窦性心动过速，心房率、心室率 100 次/分，左室高电压。证属肝阳上亢，用平肝潜阳活血通络方药治疗，病情改善，血压逐渐下降并稳定与原有水平，发作终止。随访 1 年，未见复发。

6. 讨论与体会

（1）发作与诱发因素的关系： 本组病例的发作均与不同情况的诱发因素有关，与韩中岩氏所论基本一致［中华神经精神科杂志，1963，7（1）：19］。

众所周知，脑动脉硬化或兼高血压患者是引起发作的最常见原因，但在同样疾病情况下，发作与否，还要取决于外在诱因之有无。一般认为，患者所处的外在环境较好，劳逸适度，七情平和，避免寒冷侵袭，节制饮食，阴平阳秘，脏腑气血流行顺畅，则不发作；相反，患者所处的外在环境较差，劳乏过度，情志不遂，受寒着凉，食饮不节，阴阳失却平衡，脏腑气血流行障碍，则多发作。盖劳则气耗，气虚血瘀；寒凝血脉，流行不畅；饮食自倍，肠胃乃伤，脾胃升降失常；怒则气上，血亦随上逆之气菀于上。皆可使机体阴阳失却平衡状态，脏腑气血逆乱，遂致发作。这些不良因素刺激，不仅对心脏血管系统有所影响，对中枢神经系统的机能亦有危害。尤其对脑动脉硬化或兼高血压患者的危害就更显著，使血压在原有水平上增高或降低，引起脑血流动力学改变。脑动脉硬化时，血管腔已狭窄，血压正常时脑部供血已感勉强，血压显著波动时脑部供血必然不足，当脑血流降低到影响神经细胞的功能时，临床就会出现发作症征。因此随时避免和及时消除不良因素的刺激，保障机体阴阳平衡，气血调和，是杜绝发作和预防完全性脑梗死的重要措施之一。

本组病例在治疗期间，明确告诉患者能否认真杜绝和消除不良因素的刺激，可影响治疗效果，不容忽视。凡能做到者，疗效多属满意，否则疗效不佳。本组 3 例无效者就是没能认真解决和正确对待这一问题，影响了治疗结果。其中 1 例肝阳上亢（女性，57 岁）患者，因家庭纠纷血压升高（220/120mmHg），头痛，癫痫样发作，经过一段治疗和患者及家属的密切配合，病情好转，血压平稳下降，发作终止，后因家务纷争，恼怒不休，重复发作 7 次，后演变为完全性脑梗死。亦可证明诱发因素与发作之间的关系是密切的，至于其内在机理，迄今尚未阐明，有待今后的工作研究证实。

临床观察证明，不良因素刺激对于导致发作有一定作用，那么随时避免和及时消除这些诱发因素，是防治"TIA"，预防完全性脑梗死不可忽视的重要措施之一，因此对于患脑动脉硬化或兼高血压患者，中医学提倡"慎起居，节饮食，远房帏，调情志"等预防措施，杜绝不良因素对机体的影响，具有积极意义。

（2）辨证施治中应注意的问题：目前有资料介绍活血化瘀中药，如丹参、川芎、红花、赤芍、当归等，对终止和减少发作有一定的疗效。但中医治疗并非上述的堆积成方，而是辨证施治。本文依据患者的临床表现、舌苔脉象，以及血压之高低，分为气虚血瘀和肝阳上亢两型辨证施治，收到一定效果。

气虚血瘀者，主要是通过补气活血化瘀通络，使降低的血压逐渐提高并稳定于原有水平，扩张脑血管，增加脑动脉血流，改善脑血循环而获得疗效。黄芪、党参能兴奋中枢神经系统，加强心脏的收缩功能，尤其对疲劳的心脏其强心作用更为显著，对改善血流动力学有一定的意义；还能扩张血管，改善皮肤血液循环。除此之外，黄芪还具有保护肝脏，防止肝糖原分解以及利尿作用。当归尾、赤芍、川芎、红花、丹参、地龙能扩张脑动脉，降低血管阻力，增强血流量，其中川芎的生物碱可通过血脑屏障，在脑干分布较多，改善微循环，增加毛细血管张力和降低毛细血管通透性，降低血脂，抑制或改善动脉粥样硬化的形成，抑制多种因子诱导的血小板聚集，对抗血栓形成。肝阳上亢者主要是通过平肝潜阳、活血通络，使升高的血压得到调整而逐渐下降，解除血管平滑肌痉挛，减低血管阻力，改善脑血循环而获得疗效。玄参、川芎、赤芍、红花、地龙扩张血管，解除血管平滑肌痉挛，降低血压；夏枯草、益母草利尿降压；龙胆草、夜交藤、枣仁镇静安眠，降低血压；钩藤有显著的扩张血管，降低血压作用，并有镇静和减慢心率的作用。

在治疗观察中，应时刻注意血压变化，依据血压变化情况随证施治。本文所拟补气活血和平肝潜阳方药，其主要目的在于调整血压，前者可使降低的血压逐渐回升，并稳定于原有水平；后者则使升高的血压逐渐降低，亦须稳定于原有水平，从而改善脑血循环，收到发作减少，病情改善的疗效。曾遇1例男性60岁高血压患者，平日血压在160～170/90～100mmHg时，无发作症状，一次因家庭纠纷，情绪激动，血压上升为226/120mmHg时，出现小中风，经用平肝潜阳方药治疗，血压逐渐下降至原有水平，发作终止。后又因劳保事宜，恼怒之下突然发作，血压骤升至240/130mmHg，某医给复方降压胶囊和利血平治疗，血压下降过快，当降至130/80mmHg时又出现发作，遂停用西药，改用补气活血方药治疗，血压又逐渐回升至原有水平，发作停止。由此看来，中医治疗必须依据证情变化（包括血压变化）予以针对性的治疗，既有分型施治，还须灵活掌握，不能机械呆板，固执己见，严格掌握辨证施治法则，是中医治疗TIA，并进一步提高疗效的关键。由于本文报告病例尚少，谨望通过较多病例的临床观察，摸索出一条疗效可靠的中医药治疗途径，实属必要。

注：本文根据"短暂性脑缺血发作与小中风.辽宁中医杂志，1981，5（12）：20-22"及"中医辨证治疗短暂性脑缺血发作18例临床观察.中医杂志，1982，23（2）：33-35"两篇文章修改补充而成。

补阳还五汤新解

一、名称

补阳还五汤。清代医学家王清任认为半身不遂证,系元气亏五成,只剩五成,周流一身,必见气亏,故用此方补其不足之五成,因而得名。

二、方药组成

黄芪120g(生),归尾6g,赤芍4.5g,地龙(去土)、川芎、桃仁、红花各3g(剂量根据《医林改错》所载,折合公制)。关于本方剂量,目前认识尚未统一,有的主张把黄芪剂量改为15~30g;有的提出应先从30~60g开始,效果不明显再酌情加量;有的认为黄芪用量应适当减少,其他药物剂量适当增加。临床应用时须依据病情和体质状态调整用量,不必拘泥。

三、源流发展

本方是清代王清任(1768—1831)制订的,见于《医林改错》。主治半身不遂,口眼㖞斜,言语謇涩,口角流涎,大便干燥,小便频数等症。近代多用此方治疗短暂性脑缺血发作,高血压性脑出血后遗症,脑血栓形成,脑栓塞,癔病性瘫痪等多种疾病,临床运用得当,可获满意疗效。

四、性能效用

本方药物性味甘温,属补气活血剂,有补气、活血、化瘀、通络之功。适用于气虚血瘀所致的半身不遂,口眼㖞斜,口舌謇涩,言语不利,下肢瘫软等诸般证候。

五、方义分析

本方针对气虚血瘀证。中医认为人体的生理活动,需赖气血的正常运行,五脏六腑才能维持其正常的功能,反之气血不和,则百病乃生。且"阴阳互根,气血相关",气病可延及血病,血病亦能导致气病,两者互为影响,前贤所论"气行血行,气滞血滞",多提示气滞可导致血瘀的病机,对气虚引起血瘀之变少有论及,而《医林改错》所云"六气既虚,必不能达于血管,血管无气,必停留而瘀",则阐明了气虚导致血瘀的病理。

气虚血瘀是一种气虚为本,血瘀为标,本虚标实的病证。气虚是指全身或某一内脏功能低下或衰减的病理改变,临床多有头晕、心悸、气短、自汗、食欲不振、浮肿、面色苍白,舌质淡胖,苔白滑润,脉沉、迟、细、弱、虚等症。血瘀是指人体某一部或某脏由多种原因(包括气虚)造成血行不畅或血液留滞不行的病理变化。一般认为瘀血所在的部位不同,则有不同的症状反映出来,如瘀血在头,可见头痛头晕,甚至眩晕仆倒、肢体瘫软、口舌謇涩、言语不利;心脉瘀阻,则有胸部疼痛憋闷,甚至胸痛彻背;内脏瘀血,可出现肿块疼痛;体表瘀血,可见皮肤青紫、瘀斑等。但其共同特点,则有面色晦暗、口唇紫青、舌质紫暗,或舌上有紫点、紫斑、紫条,脉多迟涩等症。血瘀病变的本质已经研究证实:①与血流动力学异常有关,如心脏衰弱时,收缩功能下降或减低,心搏出血量减少,导致血液流动减慢或停滞;②微循环障碍,血流缓慢,血细胞聚集,血管缩窄或闭塞;③血液流变学异常,血液浓度增高和成分改变,血液黏滞性增加,血液凝固性增强和血凝速度增快,血细胞之间聚集性增加。

气虚者补气，血瘀者活血，两者兼有，则补气与活血并用，标本同治，且勿偏执一端。中医研究院西苑医院等单位的研究结果已经证明补气药与活血药并用，其效果较单用活血化瘀药为优。基于上述，本方用黄芪补气，辅以归尾、川芎、赤芍、桃仁、红花、地龙活血通络。黄芪生用量多，力专性走，周行一身，推动诸药活血通络，其目的并非祛瘀，而是补气通络，气旺血行，络通瘀祛，诸症自可渐愈。

六、药理作用

本方具有补气、活血、化瘀、通络功能，药理试验证明有广泛的药理作用。

黄芪的作用主要有：①兴奋中枢神经系统；②加强心脏的收缩功能，尤其对疲劳的心脏其强心作用更为显著；③扩张血管，降低血压，改善皮肤血液循环；④利尿。

赤芍、川芎、红花、归尾、桃仁、地龙的作用主要有：①扩张脑、冠状动脉和肢体血管，降低血管阻力，增加血流量。川芎的生物碱可透过血脑屏障，在脑干部分布较多；②解除血管平滑肌痉挛，降低心肌氧耗量；③改善微循环，增加毛细血管张力和降低毛细血管通透性；④降低血脂，抑制和改善动脉粥样硬化的形成；⑤抑制多种因子诱导的血小板聚集，降低血小板的表面活性，增加纤维蛋白溶解酶活性，降低纤维蛋白稳定因子的活性，从而降低血液凝固性；⑥溶解血栓或对抗血栓形成；⑦促进局部血液循环，改善血流，提高皮肤的温度。

此外，本方用当归尾而不用头、身，取其活血行瘀。现经测定证明，当归头、身、尾三个不同部位的金属元素含量有显著差异，归尾部含钾量最高，为头、身部的1.5～2倍，这对维持肌肉收缩蛋白的三磷酸腺苷酶活性，改善神经肌肉的应激性有重要意义，因而可以促进瘫软肢体的恢复。

七、临床运用

本方主要治疗神经系统疾病而表现为气虚血瘀证者。使用本方的基本指征是：眩晕仆倒，口舌謇涩，言语不利，口眼㖞斜，半身不遂，或两下肢无力跌倒，肢体麻木，步态不稳，共济失调，唇舌紫暗，脉沉、细、迟、涩、弱等症。

1. 治短暂性脑缺血发作 短暂性脑缺血发作（TIA）是脑血管疾病的一种临床类型，中医根据其反复发作的短暂性言语、运动或感觉障碍等临床特点，属于"小中风"范围，近代亦有称 TIA 认为小中风的。本方适用于 TIA 属气虚血瘀者，除有反复发作的短暂性言语、运动或感觉障碍等表现外，还有头晕或眩晕，形体肥胖，面色白黄，气短嗜卧，身倦乏力，恶寒肢冷，或下肢轻度浮肿，舌质紫暗，脉细涩或迟涩无力等症，发作时血压常较平时下降或偏低。以本方加党参、丹参治疗其效更优，主要是通过补气活血通络使降低的血压逐渐提高并稳定于原有水平，增加脑动脉血流，扩张血管，改善脑循环而终止发作。若血压低于 100/60mmHg，恶寒肢冷显著者加肉桂适量，若有呕恶食少，脘腹痞闷，舌苔白腻加陈皮、苍术、厚朴、草豆蔻。

2. 治高血压性脑出血后遗症 高血压性脑出血因其卒然昏迷，不省人事，肢体偏废属于中医"中脏腑"范围。经抢救脱险所遗半身不遂症，手足肿胀、紫红、冷凉、汗出，血压稳定，脉虚，表现为气虚血瘀证时，可选用本方酌情加入钩藤、桑树枝尖、川牛膝等药治疗，有改善末梢循环，消除肿胀，提高皮温的作用，对患肢的早日恢复有所助益。

病例介绍：邢某，男，46 岁，1982 年 2 月 26 日诊治。患高血压 20 年，平时血压 150～180/100～120mmHg，今年初因工作紧张、精神刺激、情绪激动，血压骤然升高（230/150mmHg），于1982年1月14日突然昏迷，意识不清，右侧肢体功能丧失，急诊入院，诊断为高血压性脑出血，经抢救脱险，遗留右侧肢体活动不便，手足皮肤肿胀、紫红、冷凉、汗出，气温变化时显著，稍加活动则头晕、汗出，舌质紫暗，脉虚，血压多为140～150/90～100mmHg。属气盛血瘀，宜补气活血通络：黄芪15g，当归尾9g，赤芍、川芎各6g，红花9g，桃仁6g，地龙、钩藤各9g，桑树枝尖30g。服药4剂，手足肿胀好转，肢体活动较前进步，再服4剂，手足肿胀消失，肢体活动更有进步，血压多稳定于150～160/90～100mmHg，病情改善。

3. 治动脉硬化性脑梗死 中医依据本病突然出现口眼㖞斜，口舌謇涩，言语不清，口角流涎，半身不遂，活动不便，而神志多为清晰的临床特点，属于"中经络"范围。本病多因正气不足，脉络空虚，气血流行不畅或瘀血闭塞所致，治以补气活血通络，用本方治疗多获良效。若口舌謇涩、言语不清、舌苔白腻者可加制半夏、菖蒲、郁金、竹沥；血压偏高者可加钩藤；腰膝酸软无力可加杜仲、桑寄生、怀牛膝；若患肢手足拘挛，伸屈不利，在用本方治疗的同时，可用红花3g，透骨草3g，伸筋草8g，水煎温洗局部，有改善肢体功能的作用。

病例介绍：周某，男，45岁，职工，住院号：7411066。素有头晕，血压偏低，经脑血流图检查证实有脑动脉硬化。于1974年12月1日"中风"发作入院。当日中午睡眠醒后发现右半身活动不便，肢体无力，舌头发硬，言语不清，但意识清楚，无头痛呕吐。血压110/70mmHg，鼻唇沟变浅，伸舌偏右，右侧肢体肌张力Ⅰ～Ⅱ度，腱反射低下，左侧肢体活动正常，舌质紫暗，舌苔白滑，脉细涩无力。属气虚血瘀，治宜补气活血通络：黄芪30g，当归尾12g，桃仁9g，川芎、赤芍各6g，红花、地龙各9g。服药7剂，肌张力提高为Ⅲ～Ⅳ度，继服7剂，肢体恢复如常，言语流利，病情好转出院。

4. 治癔病性瘫痪　对癔病性躯体机能障碍，如单瘫或截瘫，舌淡苔白，脉虚弱属气虚血瘀证者，在采用暗示疗法的同时可试用本方治疗，若肢体有震颤或不规则抽动，可在本方中加入钩藤、全蝎、蜈蚣。

病例介绍：孙某，男，25岁，农民。患者于1970年5月10日上午因劳动工分问题与人争吵，遂于12时吃饭时突然出现左上肢麻木、软弱，不能持物，摔掉饭碗，20分钟后又出现两下肢麻木、瘫软，不能步履。入院检查：神志清楚，言语流畅，生理反射存在，病理反射未引出，肌张力正常，脑脊液化验无异常，舌淡苔白，脉虚缓，患肢冷凉，汗出恶风。治以补气活血通络疏风，用本方合桂枝汤治疗：黄芪12g，当归尾、赤芍、川芎、红花、地龙、桂枝、川牛膝各9g，生姜3片，大枣3枚。服2剂左手麻木消失可以持物，两下肢能活动，肢体温暖，行走时自觉有沉重感，再服2剂诸症皆愈。

8. 注意事项　①对证使用无明显副反应；②本方甘温益气活血，对于短暂性脑缺血发作、高血压性脑出血后遗症、脑血栓形成属于肝阳上亢，血压显著升高，舌苔黄，脉弦数，以及癔病性瘫痪属于阴虚火旺、心神不宁，舌红少苔，脉细数者当为禁用之列。

9. 剂量用法　煎剂，1剂水煎2次，共滤取药汁300～400mL，分8次空腹温服。依据病情可每日1剂，亦可每周服5～8剂。

10. 加减化裁　①气虚血瘀偏寒者，可加熟附子以温经散寒；②脾胃虚弱者，可加党参、白术、茯苓、炙甘草以补气健脾；③痰多苔腻者，可加制半夏、制南星；④言语不利，口舌謇涩者，可加菖蒲、郁金、远志、竹沥以开窍化痰。

新医学，1983，14（1）：41～43.

VI 高血压病

高血压病与"阴虚阳亢"
——调压煎治疗高血压病的临床观察及实验研究

高血压病在我国是一种常见的、多发的心血管疾病，普查资料显示全国已超过一亿患者，目前尚少理想的中医药治疗方药。我研究组依据高血压病的基本病机在于肝肾阴虚，肝阳上亢，于1993年1月～1996年12月拟定方药调压煎治疗高血压病310例（一期103例，二期157例，三期50例），并设置天麻钩藤饮（目前已有天麻钩藤饮冲剂用于治疗高血压病，为了有可比性仍用天麻钩藤饮煎剂）对比观察组90例（一、二、三期各30例），分别治疗4周，取得较好疗效，总有效率92.26%，并优于对照组（$P<0.01$），为证实其对血压的影响，进行了动物实验，结果显示调压煎对卵巢切除型高血压、肾型高血压和丙睾型高血压，均呈明显下降趋势，而前两种高血压模型的降压效果，显著优于对照组（$P<0.05$）。报告如下。

一、临床观察

1. 病例来源和检测方法 全部病例均来源于门诊，接受治疗者均停用其他中、西降压药物。采用上海医院设备厂产台式血压计，测血压前均休息15～20分钟，取坐位右臂肱动脉血压，进行2次测量，以相对稳定为准，舒张压以声音消失为准。

2. 诊断标准 治疗组310例和对照组90例均符合卫生部1989年制订的"高血压病新的诊断标准"，收缩压≥160mmHg（21.3kPa）或舒张压≥95mmHg（12.7kPa），只要符合其中一项，即可确诊，除外"临界高血压"（收缩压>140，<160mmHg，或舒张压>90，<95mmHg）、恶性高血压和继发性高血压。并按临床分为三期的标准（一期：血压达到确

诊水平，临床无心、脑、肾并发症表现；二期：血压达到确诊水平，并有 X 线、心电图或超声检查见有左心室肥大，眼底检查见有眼底动脉普遍或局部变窄，蛋白尿 / 和血浆肌酐浓度升高之一者；三期：血压达到确诊水平，并有脑出血或高血压脑病、左心衰竭、肾功能衰竭、眼底出血或渗出、视神经乳头水肿之一项者）进行分期。治疗组一期103例，二期157例，三期50例；对照组一、二、三期各30例。两组患者均有程度不等的头痛、眩晕、心悸、失眠、耳鸣、烦躁、腰酸腿软、舌红苔黄、脉弦或弦数等临床表现。

3. 一般资料 治疗组、对照组一般资料比较见表1。

表1 高血压病一、二、三期一般资料比较

分期	组别	n	性别		年龄（岁）	病程（年）
			男	女		
一期	治疗组	103	42	61	46.58±6.53	1.98±1.44
	对照组	30	14	16	46.43±8.2	1.48±1.27
二期	治疗组	157	82	75	56.97±7.82	6.03±3.59
	对照组	30	15	15	57.50±6.71	5.13±2.87
三期	治疗组	50	33	17	62.22±7.44	8.54±2.86
	对照组	30	18	12	63.20±7.95	8.13±4.33

P>0.05　P>0.05

4. 治疗方法 接受观察者，治疗期间嘱其心情愉快，避免情绪激动，精神紧张；调摄饮食，杜绝辛辣醇酒；适当活动，避免剧烈运动、过度劳累。

治疗组用调压煎：玄参、夏枯草、钩藤、地龙、赤芍、生地黄、丹皮、知母、黄柏、黄连、龙胆草、地骨皮、炒枣仁、益母草、竹叶。对照组用天麻钩藤饮：天麻、钩藤（后下）、石决明（先煎）、山栀、黄芩、川牛膝、杜仲、益母草、桑寄生、夜交藤、石朱茯神。治疗组、对照组用药均每日一剂，水煎2次，共滤取药汁600mL，分3次空腹温服。连续治疗4周。

5. 治疗观察

（1）高血压病一期治疗组、对照组治疗前后血压变化及比较见表2

表2　高血压病一期治疗前后血压变化及比较

组别	n	周次	治疗前后血压[mmHg（kPa）]	
			收缩压	舒张压
治疗组	103	治疗前	164.53（21.9）±9.07（1.2）	97.97（13.1）±6.42（0.8）
		治疗后 1	140.97（18.8）±12.17（1.6）	88.50（11.8）±6.83（0.9）
		2	131.83（17.6）±11.50（1.6）	84.16（11.2）±6.08（0.8）
		3	123.30（16.4）±11.10（1.5）	80.34（10.7）±5.83（0.7）
		4	122.33（16.3）±7.79（1.1）	79.22（10.5）±6.21（0.8）
对照组	30	治疗前	164.83（22.0）±7.60（1.1）	99.83（13.3）±5.71（0.8）
		治疗后 1	155.67（20.8）±7.40（0.9）	96.00（12.8）±5.32（0.7）
		2	149.33（19.9）±8.17（1.1）	93.20（12.4）±3.61（0.5）
		3	143.00（19.1）±11.42（1.5）	90.93（12.1）±3.43（0.4）
		4	140.67（18.8）±12.64（1.7）	90.67（12.1）±5.11（0.7）

治前血压（收缩压、舒张压，下同），治疗组与对照组比较无明显差异（$P>0.05$）；治疗1～4周血压，治疗组与对照组相比均有非常显著性差异（$P<0.01$）；治疗组1～4周分别与治前血压相比差异非常显著

（P<0.01）。

（2）高血压病二期治疗组、对照组治疗前后血压变化及比较见表3。

表3　高血压病二期治疗前后血压变化及比较

组别	n	周次	治疗前后血压 [mmHg（kPa）]	
			收缩压	舒张压
治疗组	157	治疗前	173.15（23.1）±16.58（2.2）	102.04（13.6）±7.11（0.9）
		治疗后 1	157.17（20.3）±15.28（2.0）	93.61（12.6）±6.87（0.9）
		治疗后 2	149.22（19.9）±15.36（2.0）	90.27（12.0）±6.34（0.8）
		治疗后 3	143.16（19.1）±14.49（1.9）	85.13（11.3）±6.45（0.8）
		治疗后 4	138.17（18.4）±14.49（1.9）	85.13（11.3）±6.45（0.8）
对照组	30	治疗前	173.27（23.1）±14.95（2.0）	103.57（13.8）±7.72（1.0）
		治疗后 1	166.35（22.2）±14.11（1.9）	99.77（13.3）±5.55（0.8）
		治疗后 2	160.50（21.4）±12.75（1.7）	96.83（12.9）±6.23（0.8）
		治疗后 3	156.00（20.8）±11.4（1.5）	94.00（12.5）±6.75（0.8）
		治疗后 4	152.30（20.3）±15.96（2.1）	93.83（12.5）±8.17（1.1）

治前血压，治疗组与对照组相比无显著性差异（P>0.05）；治疗1～4周血压，治疗组与对照比较均有非常显著性差异（P<0.01）；治疗组治疗1～4周分别与治前血压相比差异非常显著（P<0.01）。

高血压病三期治疗组、对照组治疗前后血压变化及比较见表4。

表 4　高血压病三期治疗前后血压变化及比较

组别	n	周次	治疗前后血压 [mmHg（kPa）]	
			收缩压	舒张压
治疗组	50	治疗前	181.00（24.1）±18.35（2.4）	103.50（13.8）±9.95（1.3）
		治疗后 1	166.10（22.1）±14.54（1.9）	98.16（13.1）±8.27（1.1）
		治疗后 2	159.00（21.2）±14.29（1.9）	93.90（12.5）±8.48（1.1）
		治疗后 3	151.60（20.2）±14.23（1.9）	90.90（12.1）±8.30（1.1）
		治疗后 4	146.33（19.5）±14.53（2.0）	88.88（11.9）±6.40（0.8）
对照组	30	治疗前	175.83（23.5）±15.32（2.0）	103.17（13.7）±6.23（0.8）
		治疗后 1	168.17（22.2）±12.54（1.7）	99.00（13.2）±6.00（0.8）
		治疗后 2	166.5（22.2）±12.54（1.7）	99.00（13.2）±6.00（0.8）
		治疗后 3	161.33（21.5）±12.17（1.7）	96.67（12.9）±6.00（0.8）
		治疗后 4	161.00（21.5）±13.98（1.9）	96.53（12.9）±6.84（0.9）

治前血压，治疗组与对照组比较无明显差异（$P>0.05$）；治疗 1 周，治疗组与对照组血压相比无明显差异（$P>0.05$），治疗 2 周，治疗组与对照组收缩压相比有显著性差异（$P<0.05$），而舒张压相比差异非常显著（$P<0.01$）；治疗 3～4 周，治疗组与对照组血压相比均有非常显著性差异（$P<0.01$）；治疗组，治疗 1～4 周分别与治前血压相比均有非常显著性差异（$P<0.01$）。

6. 治疗结果

（1）疗效标准： 按卫生部 1989 年制订的疗效标准予以评定，显效：舒张压下降 10mmHg（1.3kPa）或以上，并达到正常范围；舒张压虽未降至正常但已下降 20mmHg（2.7kPa）或以上；头痛、眩晕、心悸、失眠、耳鸣、烦躁、腰酸腿软等症状消失。有效：舒张压下降不及10mmHg（1.3kPa）但已达到正常范围；舒张压较治前下降10～19mmHg（1.3～2.5kPa）但未达到正常范围；收缩压下降30mmg（4kPa）以上；头痛、眩晕、心悸、失眠、耳鸣、烦躁、腰酸腿软等症状减轻。无效：治疗前后无变化或较治前血压升高，临床表现无变化或加重。

（2）**疗效评定与治疗结果**：按上述标准评定，高血压病一、二、三期治疗组、对照组疗效见表5。

表5 高血压病治疗组与对照组疗效比较

组别	高血压病一期				高血压病二期				高血压病三期			
	n	显效	有效	无效	n	显效	有效	无效	n	显效	有效	无效
治疗组	103	89	11	3	157	82	63	12	50	18	23	9
对照组	30	10	12	8	30	7	8	15	30	4	12	14

经Ridit检验，高血压一、二、三期治疗组疗效优于对照组（$P<0.01$）。治疗组总计显效189例（60.97%），有效97例（31.29%），无效24例（7.74%），总有效率92.26%，与对照组比较显效21例（23.33%），有效32例（35.56%），无效37例（41.11%），总有效率58.89%，也有非常显著性差异（$P<0.01$）。

二、实验研究

1. 实验与材料

（1）**实验动物**：由本院动物室提供，WistaV大鼠60只，体重20g（±），分成Ⅰ组（雌性）和Ⅱ、Ⅲ组（雌雄不拘）各20只。

（2）**实验用药**：调压煎、天麻钩藤饮之饮片均由本院门诊部提供，经中药系鉴定无误，各1剂，分别水煎2次，滤取药汁混合后浓缩为

100%浓度备用。丙酸睾丸酮注射液（天津市氨基酸公司生产，批号：940719）。

（3）**实验仪器**：SY-型大鼠血压测定仪（天津分析仪器厂生产）。

2. 实验方法

（1）**模型制作**：模型Ⅰ（卵巢切除型高血压），Ⅰ组大鼠用氨基甲酸乙脂（乌拉坦）腹腔注射麻醉（下同）后腹位固定，取最末位肋骨下、腋中线脊柱外侧约2cm处，剪除长毛，局部消毒，切开皮肤和背肌1.5～2cm，暴露并切除卵巢后缝合，术后防止伤口感染，自由摄食，饮1%盐水，1周后用于实验。模型Ⅱ（肾型高血压），Ⅱ组大鼠麻醉后俯卧位固定，腰脊部去毛后消毒，从第10胸椎至第3腰椎处沿脊椎中线切开皮肤，在季肋下1.5～2cm和距脊椎1cm处，用小血管钳分开肌肉，用两指从腹下部将肾脏自创口中挤出，移植于皮下，缝合肌肉，留一小孔供肾血管和输尿管出入，缝合皮肤，10日后切除另一侧肾脏，术后护理，饮食同上，一周后用于实验。模型Ⅲ（丙睾型高血压），Ⅲ组大鼠在后肢肌注丙酸睾丸酮注射液4mg，一日一次，连续注射2周。饮食同上。

（2）**测压方法**：采用天津产SY-1型大鼠血压测定仪测后肢小腿动脉收缩压。每只大鼠分别于造模前、治疗前及治疗后1、3、5、7天测血压3次，取平均值，测压时间规定在上午10时左右。

（3）**实验步骤**：造模后Ⅰ组17只，Ⅱ组18只，Ⅲ组19只存活，大鼠血压均明显升高>10mmHg（1.3kPa）。模型Ⅰ组随机分为调压煎治疗组（简称"调压组"）6只，天麻钩藤饮治疗组（简称"天钩组"）6只和模型对照组（简称对照组）5只；将模型Ⅱ组随机分为调压组、天钩组、对照组各6只；将模型Ⅲ组随机分为调压组7只、天钩组6只、对照组6只。调压组和天钩组分别取药汁灌胃，1mL/100gBW，2次/日，连续7日。对照组不用任何治疗措施。一周后统计实验结果，并计算、比较各组血压净升降百分比（采用方差分析及两两比较）。

3. 实验结果 3种高血压模型大鼠经用调压煎和天麻钩藤饮治疗，血压均呈明显下降趋势，但不同模型表现为不尽相同的结果，见表6～9。

表6 调压煎对模型Ⅰ组大鼠血压的影响

组别	n	血压［mmHg（kPa）］		净升降百分比（%）
		治前	治后	
调压组	6	134.00（17.9）±6.80（0.9）	112.70（15.1）±5.60（0.8）	－12.70±1.00
天钩组	6	131.20（17.5）±8.70（1.2）	116.40（15.5）±9.80（1.3）	－8.90±1.10
对照组	5	131.10（17.5）±8.30（1.1）	130.60（17.5）±8.30（1.1）	－0.40±0.60

调压组、天钩组治疗后血压绝对值及血压净升降百分比与对照组比较均有显著性差异（P<0.05），说明调压煎与天麻钩藤饮对模型Ⅰ组大鼠有明显实验性降低血压作用。调压组与天钩组血压净升降百分比比较有显著性差异（P<0.05），证明调压煎降压效果显著优于天麻钩藤饮。

表7 调压煎对模型Ⅱ组大鼠血压的影响

组别	n	血压［mmHg（kPa）］		净升降百分比（%）
		治前	治后	
调压组	6	134.80（18）±6.70（0.9）	113.20（15.1）±7.00（0.9）	－12.40±1.60
天钩组	6	140.60（18.8）±3.90（1.9）	119.50（16）±11.60（1.6）	－10.00±1.30
对照组	6	136.50（18.3）±4.40（0.5）	134.80（18）±5.30（0.7）	－0.73±0.70

调压组、天钩组与对照组比较血压绝对值及血压净升降百分比有显著性差异（P<0.05），说明调压煎与天麻钩藤饮对模型Ⅱ组大鼠有明显实验性降压作用，而调压组与天钩组比较血压净升降百分比又有显著性差异（P<0.05），证明调压煎的降压效果优于天麻钩藤饮。

表8 调压煎对模型Ⅲ组大鼠血压的影响

组别	n	血压［mmHg（kPa）］		净升降百分比（%）
		治前	治后	
调压组	7	120.50（16.1）±9.30（1.2）	108.30（14.4）±9.80（1.3）	－5.30±3.20
天钩组	6	119.90（16.0）±11.90（1.6）	108.60（14.5）±12.60（1.7）	－6.30±0.70
对照组	7	119.90（16.0）±12.30（1.6）	120.70（16.0）±12.40（1.6）	－0.70±0.70

调压组、天钩组与对照组比较血压绝对值及血压净升降百分比有显著性差异（P<0.05），但调压组与天钩组比较降压效果无明显差异（P>0.05）。

表9 调压煎治疗3种高血压模型大鼠降压效果比较

模型	n	血压［mmHg（kPa）］		净升降百分比（%）
		治前	治后	
Ⅰ	6	134.00（17.9）±6.80（0.9）	112.70（15.1）±5.60（0.8）	－12.70±1.00
Ⅱ	6	134.80（18）±6.70（0.9）	113.20（15.1）±7.00（0.9）	－12.40±1.60
Ⅲ	7	120.50（16.1）±9.30（1.2）	108.30（14.4）±9.80（1.3）	－5.30±3.20

调压煎治疗卵巢切除型高血压（模型Ⅰ）、肾型高血压（模型Ⅱ）和丙睾型高血压（模型Ⅲ）均有明显降压效果，但以模型Ⅰ、Ⅱ降压效果最显著。与模型Ⅲ比较有显著性差异（$P<0.01$），而模型Ⅰ与模型Ⅱ之间比较无明显差异（$P>0.05$）。

三、讨论

流行病学证明，血压愈高，病程愈长，心脑肾并发症的发病率和死亡率愈高，寿命愈短，防治高血压病当属重要的研究课题之一。

高血压病的病因确属复杂，有精神神经源学说、内分泌学说、肾源学说、遗传学说、过多摄钠学说等。它可能是在一定的内环境加上一定的外因等综合作用的结果。本病早期由于外界和内在不良因素的刺激，引起大脑皮质功能障碍，下丘脑神经内分泌中枢功能失调，缩血管神经冲动增强，出现全身小动脉痉挛，周围总阻力增加，使血压升高。数年后随着容量与阻力血管的进行性收缩，外周阻力和血压持续增高，引起全身小动脉硬化，表现为小动脉内膜下玻璃样变，管壁增厚变硬，管腔变窄。其中尤以肾细小动脉的病变最为显著，肾脏缺血后，肾素-血管紧张素-醛固酮系统分泌增多，进一步加重血压升高。

针对上述最基本的病因学说和病理改变，发挥中医药优势，从整体观念出发，着眼于调整紊乱的神经-内分泌-血管系统，可视为中医药治疗高血压病的途径之一。中医认为本病与肝肾阴阳失调有关，由于肾阴不足，水不涵木，肝失滋养，阴虚火旺，致使肝火旺盛，肝阳上亢。所以肾阴不足是其本，肝火旺盛、阴阳上亢是其标。基于上述调压煎方药以滋养肾阴治其本，平肝清热、止痉息风治其标。方中玄参滋养肾阴、凉血清热，钩藤平肝止痉、清热息风为君。臣以生地加强玄参滋养肾阴作用；赤芍、丹皮、地骨皮增强玄参凉血功效；地龙通络止痉加强钩藤止痉作用；夏枯草、龙胆草泻肝火，利头目；黄连、竹叶泻心火，除烦躁；知母、黄柏滋肾水，泻相火。佐以益母草活血行瘀，引血下行。使以枣仁调养心神，镇静安神。共奏滋肾平肝，凉血止痉，泻火安神之功能，可能具有调整神经－内分泌－血管系统失调的作用，从而起到调整血压功效。临床观察证明本方治疗高血压病总有效率92.26%，并优于天麻钩藤饮对照组，尤其对高血压病一、二期患者的疗效最为显著。动物实验也充分考虑到临床高血压病的病因复杂性，其中肾源学说、内分泌学说等占重要地位，因此通过单肾包埋单肾切除，切除卵巢，肌注丙酸睾丸酮等方法手段，严重扰乱大鼠内分泌，肾素－血管紧张素及水、钠代谢等系统功能，成功复制成三种大鼠实验性高血压模型，用以观察调压煎的降压效果。结果显示，本方对卵巢切除型高血压、肾型高血压和丙睾型高血压均有实验性降低血压作用，而前两种高血压模型提示调压煎的降压效果优于天麻钩藤饮，为调压煎治疗高血压病提供了可靠的实验依据。综上所述，高血压病作为一种对人类健康有重大威胁的常见病、多发病，在目前尚少理想的中医药治疗方药情况下，我组通过临床观察和实验研究证明调压煎有较好地降压作用，临床观察未发现毒副反应，为高血压病的中医药治疗提供了新的方药，颇值开发应用。由于本项研究尚属初步，至于本方调治高血压病的有效机理、量效关系等均有待深入研究。

河北中医药学报，1999，14（4）：1～6.

VII 肺性脑病与『痰热阻肺』

浅谈肺性脑病的辨证论治
——《王旭高医案》《临证指南医案》等学习体会

肺性脑病是慢性肺部疾患由于严重的呼吸功能不全所引起的神经系统障碍。中医学虽无此病名，但针对本病的临床表现，在中医学著作中却有不少记载。①意识朦胧、嗜睡、昏睡甚至昏迷等意识障碍，属于"痰迷心窍"的范畴；②烦躁不安、谵语妄言甚至精神失常等精神症状，属于"痰火扰心"的范畴；③震颤、抽搐、循衣摸床、撮空理线、两目上视、癫痫样发作等运动障碍，属于"肝风内动"的范畴。

复习中医学的某些"医案"著作，如《王旭高医案》《余听鸿医案》《古今医案按》《张聿青医案》《临证指南医案》等，不仅有类似肺性脑病的描述，而且有辨证论治的记载，这些"医案"中的病历，运用辨证论治的方法，分别采取清泄肺热、疏腑涤痰、化痰开窍、平肝息风以及温阳利尿、温阳补肾、纳气归肾等治疗措施，取得一定疗效，积累了一些经验，这是颇值得分析研究和加以借鉴的。

一、辨证的关键：分辨虚实

虚实是疾病过程中代表人体正气强弱与邪气盛衰的两个纲领，辨别虚实在肺性脑病的辨证问题上至为重要。

医案中属于肺性脑病虚证的病历，都轻重不同地具有正气虚弱、脏腑功能明显低下甚至衰竭的表现，或者说肺性脑病同时存在呼吸、循环功能衰竭、肾上腺皮质功能低下。如《余听鸿医案》《张聿青医案》《古今医案按》《临证指南医案》中的病历，在出现邪浊上蒙心窍（意识障碍）之神昏、神衰、神识迷糊、目瞑呓语、目定口呆，肝风内动（运动障碍）之身体强硬、循衣摸床的同时，还有肺气虚、心气虚、心阳虚、心阳衰、脾阳虚、肾阳虚、肾不纳气（呼吸、循环功能低下甚至衰竭、肾上腺皮质功能不全）的气喘不能吸入、咳吐白痰不休、吸音频促、形枯汗泄、舌苔薄白不渴饮或苔起灰霉，脉象虚缓无力、细弱、沉伏或脉大无根等现象，所以辨证认为是肺性脑病虚证；分析医案中的肺性脑病实证，是指邪气亢盛，脏腑功能障碍的证候，或者说肺性脑病同时存在严重的肺部感染和呼吸功能障碍的表现，如《王旭高医案》《张聿青医案》中的病历，出现痰迷心窍（意识障碍）、痰火扰心（精神症状）之神识迷乱、神糊、懊侬欲去衣被，肝风内动（运动障碍）之两手引动、体作振痉的同时，还有肺热炽盛、痰热阻肺、肺气不宣、肺气壅滞、胃肠热实、腑气不通、肝胆之火内炽（肺部感染、痰多通气不利、呼吸功能障碍、胃肠功能紊乱）的灼热、气喘不止或陡然喘逆、痰嘶、呕出黏痰皆属胶黏稠腻、遍身作痛、脘胁胀痛、恶心不食、大便不行，舌苔满布白腻，脉象弦滑、沉弦，所以辨证认为是肺性脑病实证。

肺性脑病的虚实证鉴别要点：①脑病表现：神志昏迷，鼾声如雷，谵语妄言，烦躁不安，精神失常，手足抽搐，癫痫样发作，多属实证；意识朦胧，嗜睡呓语，手足蠕动，目睛呆滞，撮空理线，循衣摸床，筋惕肉瞤，多属虚证。②诱因与病程：外感诱发，病程较短，证多属实；内伤久病.病程较长，证多属虚。③邪正盛衰与症状表现："邪气盛则实"，表现为邪气亢盛之发热、灼热、咳嗽剧烈、痰多黏腻或白或黄或白黄相兼咳吐不爽、胸闷气粗、气喘痰鸣、口中苦黏、脘腹胀满、大便秘结等严重的肺部感染、肺通换气功能障碍、胃肠功能紊乱现象，多属实证；"精气夺则虚"，表现为正气不足、脏腑功能低下或衰竭的气喘低微不能吸入、呼吸喘促而不规则、呼多吸少、气息奄奄、少尿浮肿、大便溏薄、汗出身冷、四肢厥冷等严重的呼吸、循环功能衰竭、肾上腺皮质功能低下的症状，多为虚证。④舌质、舌苔：舌质红绛、苍老，舌苔白腻、黄腻、白黄而腻或黄黑焦干起刺,多为实证;舌质淡、胖嫩、紫晦,舌苔薄白或白灰黑水滑,多属虚证。⑤脉象:脉象弦滑数实,多为实证;细弱、微细欲绝、沉伏、虚缓无力、虚大无根、数而无力,多为虚证。

二、论治的原则:祛邪与扶正

肺性脑病实证,治疗以祛邪为主;肺性脑病虚证,治疗以扶正为主。

清泄肺热、宣肺祛痰、疏腑涤痰、化痰开窍、平肝息风法,起到控制感染、祛除痰涎、改善通换气功能、镇静止痉以及苏醒神志作用,是治疗肺性脑病实证的重要方法。

医案中属于肺性脑病实证的病历,病变特征为肺热炽盛、痰热阻肺、气机不畅、痰迷心窍、肝胆之火内炽、痰火扰心、肝风内动,治疗上反复多次采用制半夏、胆南星、瓜蒌皮、瓜蒌仁、桑白皮、栀子、前胡、杏仁、贝母、海浮石、竹茹、冬瓜子、竹沥、蛤粉、皂荚子、丹皮、羚羊片、青黛、夏枯草、桑叶、天麻、钩藤、濂珠粉、白僵蚕、白蒺藜、茯神、石菖蒲、郁金、白金丸、橘红、枳壳、枳实、风化硝、礞石滚痰丸、新绛、枇杷叶、旋覆花、代赭石、苏子、生姜汁、沉香、款冬花、青葱管等药。这些药物的作用比较复杂,有双重或几重作用:①有清泄肺热、平肝泻火,起到消炎抗感染作用;②有祛痰、化痰、涤痰,起到祛除痰涎作用;③有宣肺平喘,起到扩张支气管、解除支气管痉挛,改善肺的通气作用;④有理气降逆通腑,起到调节胃肠道功能,改善代谢作用;⑤有养心安神、平肝息风,起到镇静止痉作用;⑥有化痰开窍,起到复苏作用。

温阳利尿、温阳补肾、纳气归肾法,起到强心利尿、改善呼吸、循环功能、加强肾上腺皮质功能、纠正呼吸衰竭的作用，是治疗肺性脑病虚证的重要方法。

《医案》中属于肺性脑病虚证的病历，病变特征在于脾阳虚、心阳虚、肾阳虚、肾不纳气，因此分别采用千金炙甘草汤、小温中丸、吴萸、茯苓、猪苓、泽泻、附子、熟地、胡桃肉、车前子、磁石、沉香、青铅等方药：①温阳利尿，起到改善循环作用；②温阳补肾，起到改善肾上腺皮质功能作用；③纳气归肾，起到改善肺的通换气功能、纠正呼吸衰竭作用。

中医学依据肺性脑病所兼有的不同表现，予以辨证论治，分别采取祛邪与扶正的治疗方法，收到热退、痰去、喘平、痉止、神清的疗效，证明了辨证论治的必要性和可靠性。

1. 清泄肺热问题

现代医学认为呼吸道感染是引起肺性脑病的重要诱因，有效的控制感染，是治疗肺性脑病的极其重要的原则之一。如《医案》中的一些病历，反复使用桑白皮、前胡、瓜蒌、桑叶、冬瓜子、竹沥、橘红、丹皮、山栀、竹茹、羚羊片等药，就是通过清泄肺热达到消炎抗感染的目的。因此，常用的、具有清泄肺热消炎抗感染作用的药物，除上述之外尚有牛蒡子、菊花、银花、连翘、黄芩、黄连、葶苈子、青黛、蚤休、败酱草、鱼腥草、板蓝根以及桑菊饮、小陷胸汤、泻白散、贝母瓜蒌散、清气化痰丸等方剂，均可在临床上针对病情选择应用，尤其对于肺部感染较重、反复发作、曾多次使用抗生素治疗已经产生耐药性的患者则更有意义。

2. 祛痰、化痰、涤痰问题

祛除痰涎，保持呼吸道通畅，改善肺的通换气功能，是纠正缺氧、二氧化碳潴留及酸中毒的重要措施。如《医案》中的一些病历，在采取清泄肺热的同时，选择了很多具有祛除痰涎作用的药物，如半夏、南星、瓜蒌仁、前胡、贝母、海浮石、竹茹、冬瓜子、竹沥、蛤粉、皂荚子、白金丸、礞石滚痰丸等，目的在于通过祛除贮留于气管、支气管中的痰涎，从而获得疗效。

要正确运用祛痰、化痰、涤痰的方法。

（1）必须区别痰的寒热燥湿性质

①寒痰：痰多清稀，兼有寒象，治宜温化寒痰。

②热痰：痰多稠黏而黄，兼有热象，治宜清化热痰。

③燥痰：痰稠干燥，不易咳出，兼有燥象，治宜润燥化痰。

④湿痰：痰白量多，容易咳出，多有脾虚表现，治宜燥湿化痰。

（2）合理配伍理气药物：中医学认为："善治痰者，不治痰而治气，气顺则一身之津亦随气而顺矣。"所以在运用祛痰、化痰、涤痰法时，不是将具有祛痰作用的药物堆积成方，而是合理配伍理气药物，才能使祛痰药更好地发挥作用，因气郁而痰滞，痰阻则气机更为不畅，调气则痰易去，因此适当配伍理气药是很重要的。

①祛痰与宣肺相结合。如《医案》中的病历，祛痰药配伍橘红、杏仁、蒌皮、新绛、青葱管等宣肺理气药，肺气宣畅则痰涎易出。

②化痰与降逆相结合。如《医案》中的病历，化痰配合枇杷叶、旋覆花、代赭石、苏子、生姜汁、沉香等，目的在于化痰之同时，下气降逆，谨防呕逆喘脱。

③涤痰与通腑相结合。肺性咳病患者，由于痰热阻肺、肺气宣降失常，可造成胃肠热结成实、腑气不通而大便闭结不行，因胃肠功能紊乱，代谢产物不能排出而吸收，刺激神经中枢，亦可出现或加重神昏谵妄现象，这时涤痰必须配合泻下通腑的药物，如大黄、芒硝、枳实、厚朴等，达到痰涎从上去，邪浊从下出，以改善代谢。如《医案》中的病

历选用礞石滚痰丸、风化硝、枳实,目的即在于此。

中医学运用祛痰、化痰、涤痰的方法治疗肺性脑病,不仅有独特的理论,而且积累了丰富的经验,这是值得引起注意的一个问题。

3. 化痰开窍与养心安神、平肝息风问题

针对肺性脑病出现的意识障碍,适当选取具有化痰开窍作用的药物,如石菖蒲、郁金、胆南星、白金丸等是必要的。《医案》中的病历,反复多次选择应用,这对于患者的复苏醒神肯定是有意义的,至于这些药物是否具有改善脑代谢、促进苏醒作用,尚待进一步研究证实。

肺性脑病出现精神症状、运动障碍,适当的应用镇静剂予以控制是必要的,否则增加氧耗,促使呼吸衰竭,若使用过量,亦可引起呼吸抑制,是应当审慎的。不过中医学采取养心安神、平肝息风的方法和药物,配合于清泄肺热、祛痰化痰、涤痰通腑、化痰开窍之中,既发挥了养心安神、平肝息风的镇静止痉作用,又避免了呼吸抑制现象,如《医案》中的病历,针对病情选用茯神、煨天麻、白僵蚕、白蒺藜、丹皮、钩藤、羚羊片等,确实起到一定作用。根据《医案》的实践,适当选取具有养心安神、平肝息风作用的药物。除上述之外,尚有枣仁、远志、珍珠母、朱砂、全蝎、地龙、蜈蚣,以及至宝丹、安宫牛黄丸、紫雪丹、羚羊钩藤汤、天麻钩藤饮、止痉散等方药用于肺性脑病之精神症状、运动障碍,也是有道理的。

4. 温阳利尿问题

肺性脑病常与肺心衰并发,由于循环衰竭更加影响肺的通换气功能,加重缺氧、二氧化碳潴留及酸中毒,因此恰当地控制心衰是必要的。中医学认为"病痰饮者当以温药和之",痰饮为阴邪,易伤阳气,若阳气功能正常,运化自如,痰饮自消,所谓"温药和之"就是选取具有振奋阳气作用的药物治疗。如《医案》中的病历,针对病情而用千金

炙甘草汤、小温中丸、吴萸、茯苓、猪苓、泽泻，通过温阳利尿改善循环，使呼吸得到改善，促进苏醒。中医之温阳利尿，虽作用缓慢，但疗效可靠，且无洋地黄之类强心药物纠正心衰，易出现中毒及快速利尿，造成电解质紊乱、痰液黏稠的弊病，颇值得临床效法。根据《医案》的实践，诸如具有温阳利尿的肉桂、干姜、白术、茯苓、猪苓、泽泻、车前子、党参、炙甘草以及四君子汤、苓桂术甘汤、五苓散、炙甘草汤等方药皆可针对病情选择应用。

5. 温阳补肾与纳气归肾问题

中医学认为，人体的呼吸，主要由肺所主，但吸入之气是由肾所摄纳，因此有"肺主呼气、肾主纳气"的说法。在生理情况下，肾气充沛，纳气功能正常，才能使肺主气司呼吸的功能正常，气道通畅，呼吸均匀；病理状态下，肾虚不固，影响肾的纳气功能，摄纳无权，气浮于上，临床上就会出现呼多吸少，吸气困难，呼吸浅表而不规则的喘息病变，这种现象与呼吸衰竭的表现大致相同。肺性脑病因严重呼吸功能衰竭而使二氧化碳大量潴留于脑组织内，造成脑代谢紊乱，同时由于肾上腺皮质供氧不足，引起肾上腺皮质功能不全，可进一步加重呼吸衰竭。中医学正是通过肾主纳气理论指导临床实践，运用温阳补肾与纳气归肾的治法，从改善肾上腺皮质功能着手，来纠正呼吸衰竭，如《医案》病历中用附子、熟地、胡桃肉，同时配伍磁石、沉香、青铅、牛膝等药而获得疗效。因此认为，温阳补肾与纳气归肾在改善肾上腺皮质功能的同时，可能还具有解除或减轻支气管痉挛，减轻右心负荷，使肺的换气功能得到改善，纠正缺氧，减轻脑水肿，改善脑代谢，对抗休克，纠正呼吸衰竭等作用。因而临床上常用的温阳补肾与纳气归肾的附子、破故纸、巴戟肉、熟地、山萸肉、五味子、胡桃肉、磁石、沉香以及人参胡桃汤、人参蛤粉散、六味地黄汤、桂附八味丸、都气丸等方药，皆可在临床上酌情使用。

三、小结

1. 复习中医学类似肺性脑病的一些"医案"著作，掌握辨证论治规律，这对加强中西医结合防治肺性脑病有积极意义。

2. 通过实践，针对肺性脑病，在辨证上要分清虚实，在治疗上分别采取祛邪与扶正。

新中医，1978，（2）：6～9.

清化痰热治疗肺性脑病

肺性脑病是慢性肺部疾患由于严重呼吸功能不全所引起的神经系统障碍,病情危笃,死亡率很高,是中医治疗的急重病症之一。笔者以清化痰热方药治疗1例,收到痰去神清的疗效。从中体会到,中医中药治疗肺性脑病,不仅能体现特色、发挥优势,还可弥补近代医药的缺陷与不足。兹介绍于下:

周某,女,63岁。主因咳嗽咳痰15年,全身浮肿7天,神志不清3天,1976年1月6日住院救治。除有慢性支气管炎、阻塞性肺气肿、肺源性心脏病症外,二氧化碳结合力:70容积%;血液气体分析,氧分压:73.1mmHg,二氧化碳分压:52.3mmHg,标准碳酸盐:23毫当量/升,碱剩余:8.1毫当量/升。报告:呼吸性酸中毒,代谢性碱中毒。诊断为肺性脑病。用青霉素、链霉素、强力霉素、喘定、潘生丁、氢化可的松、尼可刹米、山梗菜碱、回苏灵等药治疗4天效果不显,改用中药治疗。患者素有咳嗽、气喘、咳痰史。今冬因呼吸道感染而病情加重,咳嗽加剧,咳吐白黄黏稠,痰浊不爽,胸部憋闷塞窒,气喘不能平卧,呼吸困难,唇面青紫,脘腹痞闷胀满,大便不通,少有矢气,小便不利,全身浮肿。曾系统应用抗感染、止咳平喘和利尿药无效,突然大量呕血后精神萎靡不振,嗜睡,躁动不安,渐至神志不清、谵妄,不时出现手足震颤、抽动,撮空理线,循衣摸床等症,舌质紫红,苔黄厚浊腻,脉象滑数,时有代结。证属痰热阻肺,浊气蒙蔽心神。亟宜清化痰热,开窍醒神。瓜蒌30g,黄芩9g,败酱草30g,半夏、胆南星、陈皮、前胡、桔梗、杏仁各9g,厚朴、枳实各6g,茯苓、郁金、石菖蒲各9g,远志6g。鼻饲灌入2剂后,神志渐清,抽动减少,咳喘减轻,黏稠黄痰虽能咯出,但仍不爽利,苔黄浊腻未退。上方加黄连9g,鱼腥草30g,浙贝母15g,增强清化痰热,促进神志苏醒。进药6剂,痰出较易,咳喘平息,神志清楚,抽动停止,大便通畅,矢气增多,脘腹舒适,小便通利,浮肿消退,舌苔转白,脉象缓和,病情好转出院。

本例病变甚为复杂,病理关键在于痰热阻肺,肺气宣降失常,失却呼浊吸清之能,致使浊气蒙蔽心神而见咳、喘、痰、昏、谵;痰热阻肺,肺气不降,腑气不通又见痞、满;痰热阻肺,不能通调水道,痰饮留着又见身肿;痰热阻肺,心神受扰,引动肝风而见震颤、抽动和撮空。故以芩、连、败酱、鱼腥、蒌仁、贝、夏、星清化痰热,清肃肺金为主。配伍蒌皮、前胡、桔、杏宣肺止咳,祛除痰浊;菖蒲、郁金芳香开窍,苏醒神志;陈、朴、枳通畅腑气,开痞除胀;茯苓分利水邪,消除浮肿;远志镇静安神,制止抽动。痰热清化,痰浊祛除,肺气清肃,呼浊吸清,蒙蔽之心神自能苏醒,收到痰去、神清、抽停、咳止、喘平、腑通、肿消之效。

近代医学认为,呼吸道感染是引起肺性脑病的重要诱因,有效地控制感染是重要的治疗原则之一。本例应用芩、连、败酱、鱼腥是通过清泄肺热达到抗感染的目的,尤其对于呼吸道感染较重、反复发作,曾多次接受抗生素治疗已产生耐药性的患者,及时、恰当的选用清泄肺热药物治疗则更有意义。祛除痰浊,保持呼吸畅通,改善肺的通换气功能,是纠正缺氧、二氧化碳潴留的重要措施。本例应用陈、夏、星、蒌、贝等药在于通过化痰作用祛除贮留于气管、支气管中的痰浊,使呼吸道通畅。另外,中医认为"善治痰者,不治痰而治气",因气郁而痰滞,痰阻则气机更为不畅,宣开肺气痰浊易去。选用蒌皮、前胡、桔、杏宣肺平喘,便于痰浊排除,对改善肺的通换气功能有积极意义。中医运用化痰宣肺方药治疗肺性脑病不仅有独特的理论,而且积累了丰富的经验,这是值得深入研究的一个重要课题。肺与大肠相表里,痰热阻肺,肺失宣降，必然影响肠道传导功能。腑气不畅，大便不通，邪浊之气不能从下排出，反而上扰神明，引起或加重躁动、谵妄、神志不清等神志障碍。选以朴、枳消痞胀，改善肠道传导功能，排除糟粕和代谢产物，邪浊之气从下而出，可促进神志苏醒。本例还有肺心病全身浮肿证情，由于循环障碍势必影响肺的通换气功能，加重缺氧和二氧化碳潴留。盖肺为水之上源，通调水道，痰热阻肺，通调失职，小便不利，水饮留着，在清化痰热、宣肺平喘的同时配以茯苓分利水邪，通利小便，改善循环、呼吸功能，对苏醒神志也有助益。中药利尿虽作用缓慢，而疗效可靠，且无双氢克尿噻、速尿等快速利尿引起电解质紊乱、痰浊黏稠的弊病。肺性脑病出现神志不清，应用菖蒲、郁金芳香开窍，促进神志苏醒是有意义的。实践证明芳香开窍中药即能苏醒神志，又无西药尼可刹米、山梗菜碱等呼吸中枢兴奋剂使用过量引起躁动、抽搐的缺陷。对肺性脑病表现的躁动、震颤、抽搐，适当应用镇静剂予以控制是必要的，否则增加耗氧，加重呼吸衰竭；若过量使用，亦可导致呼吸抑制，应当审慎。选用远志镇静安神，既可发挥镇静止痉作用，又能避免抑制呼吸现象。通过清化痰热治疗肺性脑病的实践，体会到中医中药辨证施治既能体现特色、发挥优势，又可弥补近代医药的缺陷与不足。以上管见，必有谬误，敬请教正。

辽宁中医杂志，10（7）：25，1986.

清气化痰丸的妙用

清气化痰丸来源于明代医家吴崑所著《医方考·痰门》，由黄芩、瓜蒌仁、杏仁、胆南星、半夏、陈皮、枳实、茯苓组成。有清化痰热、下气止咳作用，主治痰热阻肺之证。舌苔黄腻。脉象滑数者。临床对症略作化裁，取效甚捷，举例如下：

浮肿案：孙某，女，65岁。1984年3月10日诊。咳嗽、吐痰、气喘30余年，20年前确诊为左肺硬变，右肺代偿性肺气肿。近因感冒，宿疾加重，用西药抗感染和桂、附、苓、术等中药治疗乏效。刻下颜面、下肢显著浮肿，唇甲青紫，咳喘不能平卧，动则益剧，咳吐黄痰，黏稠不爽，胸部憋闷，烦躁不寐，脘腹痞闷胀满，呕恶食少，心悸怔忡，小便不利，尿量减少，日500～800mL。舌苔黄厚浊腻，脉细弦而数。予清气化痰丸加猪苓、泽泻、车前子，服药3剂，咳吐多量黄痰，气喘平息，小便增多，日1500～2000mL，浮肿渐消。

本例浮肿系痰热阻肺，肺失宣降，通调水道功能失职而成。盖肺为水之上源，通调水道，下输膀胱，今痰热阻肺，水道不利，水饮留着不去而发为水肿。桂、附、苓、术温阳利尿，有悖病机，更助痰热，故未能获效。本方清化痰热、宣降肺气，配以猪苓、泽泻、车前通利水道，痰热得清，肺气宣降，水道得以通调，则小便自利，浮肿自消。

高热案：王某，女，28岁。1975年4月8日诊。患右下肺炎，治疗不当，高热不退，体温39℃～40℃，咳嗽加剧，胸部灼热疼痛，呼吸气粗，咳痰不爽。色黄有脓血。胸片显示右肺下叶有圆形透亮区，可见液平面，周围有较浓密的炎性浸润。血白细胞25×10^9/L，中性粒细胞92%，淋巴细胞8%。舌苔黄腻，脉数滑。予清气化痰丸去茯苓，加芦根、鱼腥草、败酱草、冬瓜仁、桃仁、黄连、桔梗，嘱其体位引流排脓。服药3剂,咳吐多量脓腥臭痰,日300~500mL,热势减退,咳嗽减轻,胸痛好转。又服4剂,体温37.5℃~37.8℃,胸片复查脓腔缩小,血象恢复正常。

本例高热因痰脓壅肺,热毒亢盛而不退,用本方清化痰热,再加黄连、鱼腥草、败酱草、冬瓜仁、桃仁、桔梗、芦根解毒排脓,切合病机,故能获痰清热退之效。

心悸案:陈某,男,67岁。1983年12月7日诊。素有咳喘,近因感冒,咳嗽加剧,心悸不已,发现脉搏频繁间歇,尤以精神刺激、情绪激动时为剧,服炙甘草汤无效。刻下证如上述,痰黄稠黏,胸部憋闷,烦躁不安,呕恶食少,脘腹胀满,大便不畅,少有矢气。舌苔白黄厚腻,脉滑数结代。心电图示窦性心动过速、室性早搏形成三联律。予清气化痰丸加远志、枣仁,服药6剂,痰出较爽,咳喘减轻,心悸好转,已无脉搏间歇,复查心电图室性早搏消失。

本例心悸、脉搏间歇乃由痰热阻肺,心神不宁所致,故炙甘草汤不能中病。本方清化痰热、宣降肺气,又加远志、枣仁养心安神,治病求本,故能收痰去咳减、悸消脉复之效。

神昏案:周某,女,63岁。1976年1月6日诊。素有咳喘,近因感受风寒加剧,咳痰不爽,黄白黏稠,胸部憋闷窒塞,气喘不能平卧,唇面紫青,脘腹痞闷胀满,大便不通,小便不利,渐至全身浮肿。3天前突然大量呕血,旋即神靡嗜睡,渐至神志不清,谵妄,不时出现手足震颤、抽动。舌质紫红,舌苔黄厚浊腻,脉滑数时有结代。急予清气化痰丸加厚朴、前胡、桔梗、远志、石菖蒲、郁金、败酱草,鼻饲2剂,神志渐清,抽动减少,咳喘减轻,痰仍难咯,舌苔未退。再加黄连、鱼腥草、浙贝母,又进6剂,痰出较易,咳喘平息,神志清楚,抽动停止,二便通利,浮肿消退,诸症好转而停药。

本例神昏系痰热阻肺，肺失呼浊吸清之职，浊气蒙蔽心窍所致，故加黄连、败酱草、鱼腥草、浙贝、前胡、桔梗、厚朴清化痰热，宣降肺气，祛除痰浊；配以菖蒲、郁金、远志豁痰开窍醒神。药证契合，遂收良校。

体会：热痰因热邪灼津而成，热愈甚痰愈稠，故用黄芩、蒌仁、胆星清化痰热，热去则痰化；治痰须治气，故配杏仁宣开肺气、止咳平喘，半夏下气降逆，陈皮、枳实行气通腑、消胀除满；脾为生痰之源，故用茯苓健脾利湿，脾健则痰无以生。诸药严密配合，共奏清热化痰、理气宽胸、下气降逆、通畅腑气之功。而使用本方之辨证要点：在于咳吐黄痰稠黏不爽，或咳吐脓腥臭痰，舌苔黄腻，脉象滑数。临床只要掌握辨证要点，用之无不默收敏效。

浙江中医杂志，22（8）：374，1987.

VIII 呼吸窘迫综合征

急性呼吸窘迫综合征与阳明腑实喘满证

急性呼吸窘迫综合征（以下简称 ARDS）以进行性呼吸窘迫及进行性低氧血症为特点，是各科急重病人的一种严重并发症。因其起病急，进展快，病死率高，应予以高度重视。据王今达和王宝恩等观察治疗 61 例的临床表现，主要有呼吸窘迫、紫绀、神志改变、便结、鼓肠及程度不等的肠鸣音减弱、高热等症。中医概括起来为喘、昏、满、热并见，其中尤以喘、满为突出。这组病症表现与阳明腑实喘满证颇有相似之处。因而复习中医学的有关论述，掌握辨证施治法则，更好地发挥中医药在救治 ARDS 中的作用，降低病死率，提高治愈率，实有必要。

《伤寒论》213 条（本条来源于成都中医学院主编《伤寒论讲义》，上海科学技术出版社，1964 年。下同）："阳明病，脉迟，虽汗出，不恶寒者，其身必重，短气，腹满而喘，有潮热者，此外欲解，手足濈然汗出者，此大便已硬也，大承气汤主之；若汗多，微发热恶寒者，外未解也，其热不潮，未可与承气汤；若腹大满不通者，可与小承气汤微和胃气，勿令致大泄下。"

《伤寒论》："伤寒若吐若下后，不解，不大便五六日，上至十余日，日晡所发潮热，不恶寒，独语如见鬼状。若剧者，发则不识人，循衣摸床，惕而不安，微喘直视，脉弦者生，涩者死，微者，但发热谵语者，大承气汤主之。若一服利，则止后服。"

《伤寒论》223 条："伤寒四五日，脉沉而喘满，沉为在里，而反发其汗，津液越出，大便为难，表虚里实，久则谵语。"

《伤寒论》244 条："病人小便不利，大便乍难乍易，时有微热，喘冒不能卧者，有燥屎也，宜大承气汤。"

《温病条辨·中焦篇》1 条（条文来源于清·吴鞠通原注，清·王孟英等评注《增补评注温病条辨》，上海科学技术出版社，1959年。下同）："面目俱赤，语声重浊，呼吸俱粗，大便闭，小便涩，舌苔老黄，甚则黑有芒刺，但恶热，不恶寒，日晡益甚者，传致中焦，阳明温病也。脉浮洪躁甚者，白虎汤主之；脉沉数有力，甚则脉体反小而实者，大承气汤主之。"

《温病条辨·中焦篇》17条："阳明温病，下之不通……喘促不宁，痰涎壅滞，右寸实大，肺气不降者，宜白承气汤主之。"

凡此阳明腑实喘满证的六条记述，皆类似ARDS的病情。呼吸窘迫的表现，有短气、喘、微喘、喘冒不能卧、呼吸俱粗、喘促不宁等症；便结、鼓肠的表现，有腹满、大便已硬、不大便五六日至十余日等症；神志改变的表现，有独语如见鬼状、发则不识人、循衣摸床、惕而不安、喘冒不能卧等症；高热的表现，有潮热、日晡所发潮热、但恶热、不恶寒等症。

阳明腑实证为何能出现"喘"症？"喘"与"满"有何关系？盖肺与大肠相表里，在生理情况下，肺主气司呼吸，吸入自然界的清气，呼出来自体内（包括胃肠道）的浊气，吸清呼浊，吐故纳新，使体内外的气体不断地得到交换，以维持五脏六腑、四肢百骸的生理机能活动。肺主宣发与肃降，肺气下降，腑气畅通，肠道传导正常；腑气畅通，亦可维系肺气的肃降。胃肠在参与对饮食物的消化吸收过程中，分化出精微物质与糟粕、浊气，精微物质赖脾之转运输布全身，糟粕靠肠道之传导排出体外。浊气一方面从下排出，更主要的（经肠壁血液循环吸收）由肺部呼出。上则肺气清肃，下则腑气畅通，使机体的阴阳气血及其代谢处于平衡状态。在病理情况下，尤其在急性热性病过程中，当邪热传入阳明后，与肠道糟粕搏结，燥屎内阻，腑气不通，痞满燥实已成，浊气不能下趋，反而上逆于肺，肺气不利，故见喘促气粗；肺气郁闭，宣降失常，呼出浊气，吸入清气的功能减低，肺气不能肃降，亦必影响肠道的传导功能，腑气不通，浊气又不能从下而出，则腹满痞胀益甚，胃肠气机窒塞，浊气上迫于肺，愈使肺气塞窒郁闭，喘促更甚。如此恶性循环，扰乱了肺与大肠相表里的生理状态，引起上喘下满的病理变化。肺与大肠病变所出现的喘、满，两者彼此相互影响，互为因果，愈喘愈满，愈满愈喘，病情恶化，日渐危笃，最后因喘满造成正气脱竭而死（《伤寒论》15条）。

ARDS的基本病理改变在于肺内血循环（特别是微循环）障碍，肺内开放的血管减少，并有微血栓形成，血管通透性增强，肺表面活性物质代谢紊乱，间质水肿，肺泡扩张，肺气肿或肺萎缩，引起呼吸功能障碍，甚至呼吸衰竭。病因除与急性感染毒素直接刺激肺脏有关外，亦与阳明腑实证痞满燥实，胃肠道功能紊乱有关。①阳明腑实，胃肠传导失司，肠蠕动减慢，甚至因中毒性肠麻痹而肠蠕动消失，浊气不能排出，肠内充气，出现腹部痞满憋胀，势必压迫膈肌上升，限制了肺的通换气功能，加重了上述的病理改变。②胃肠道热结成实，通导障碍，不能将分解的代谢产物和浊气排出体外。这些有害物质被重吸收后，上迫于肺，必然加重肺的微循环障碍。③阳明腑实，由于高热失水，热结在肠，加速粪便的分解过程，产生大量的毒性物质，邪毒上扰心神，出现程度不等的神志改变。"主不明则十二官危"，亦必影响肺主气司呼吸、主宣发与肃降的功能，加重肺的通换气功能障碍。④阳明里实热证，高热耗氧，热势不退，耗氧量增加，亦必加重低氧血症。

鉴于上述病机，当用大承气汤泻下热结，荡涤积滞，通畅腑气。其目的在于：①抗菌、消炎、控制感染，减少毒素对肺脏的直接刺激。同时还能降低高热，减少耗氧量，减轻低氧血症。②泻下热结，通畅腑气，排除对肺组织有害的肠源性类毒素及其他毒性物质。③刺激肠道，蠕动增加，使留滞于肠道的燥屎、浊气一并从下排出，减轻对神经中枢的刺激，使患者由躁动、谵妄转为安静，亦可改善肺的通换气功能，减轻呼吸困难。④减少肠管充气，鼓肠现象减轻或消失，内压减低，横膈下降，可解除肺膨胀受限，有利于肺的呼吸运动，提高肺的换气功能，从而间接改善肺血循环。显然ARDS采用大承气汤治疗是有积极意义的，但这绝不是说所有的ARDS都用此方法治疗。临证时，尚须审病因、看病情、查舌脉、辨病机，依据病情，辨证应用。如系痞满燥实，舌苔黄燥，或焦黄起刺，可用本方无妨；若痞满甚而燥结不甚，或燥结甚而痞满不甚，当用小承气汤，或调胃承气汤；若兼痰涎壅滞，可选宣白承气汤；兼小便赤痛，可选导赤承气汤；兼邪闭心包，神昏舌短，可选牛黄承气汤（安宫牛黄丸、生大黄末）；有津液不足，无水舟停的，可用增液承气汤；有正气虚弱证候的，可选新加黄龙；若脘腹痞闷，舌苔黄腻、黄浊，可用小陷胸加枳实汤（黄连、瓜蒌、枳实、半夏）或泻心汤，均可针对病情选择应用。此外，更有腹满而喘属阳明经证者（《伤寒论》226条），宜用白虎汤清泄阳明经热；有属三阳合病者（《伤寒论》194条，234条），应酌情选用小柴胡汤和解少阳之邪，或用刺法以泄郁闭经络之邪热。上述诸症，亦应针对病情采取相应的治疗方法。

王宝恩等在中西医结合治疗18例ARDS的观察中，认为苦寒通下剂（泻热汤：玄参15g，大黄30g，芒硝9g，甘草6g）具有清热祛毒泄肺的功能。不仅能起到良好的治疗作用，若早期应用中医通腑法，还是防治ARDS的重要措施。因此，正确掌握和恰当运用中医治疗ARDS的辨证施治法则及其方药，对于提高治愈率，降低死亡率，有着十分重要的临床意义。

辽宁中医杂志，6（4）：10，1982.

大承气汤治疗家兔呼吸窘迫综合征的实验研究

呼吸窘迫综合征（RDS）起病较急，进展较快，病死率高，迄今尚少理想的治疗方药。有资料报告，RDS 与阳明腑实喘满证颇为相似，本实验在"肺与大肠相表里"理论指导下进行大承气汤对家兔 RDS 的治疗实验研究，通过测定动脉血氧分压（PaO_2）和观察肺组织病变以探索大承气汤对 RDS 的治疗作用。

1. 材料与方法

大承气汤：实验治疗组兔，每只取市售大黄、芒硝、厚朴、枳实各 10g。用水 200mL，先煮厚朴、枳实 20 分钟，入大黄再煎 15 分钟，去滓，滤取药液 40mL，溶化芒硝，分 2 次胃管灌入。

动物分组与实验：取体重 2～3kg 健康家兔 47 只，雌雄不拘，随机分成空白对照组（17 只）、RDS 组（14 只）、实验治疗组（16 只），均以氨基甲酸乙酯（乌拉坦）1g/kgBW 静脉注入麻醉。空白对照组行颈部切口手术剥离颈总动脉取血 1mL，用丹麦 BME32 型血液气体分析仪测定 PaO_2。RDS 组、实验治疗组静脉注入油酸 0.08mL/kgBW 复制 RDS 模型。RDS 组注入油酸后观察排便、排尿情况；7 小时颈总动脉取血 1mL 测 PaO_2，动脉放血处死后，剖开胸腔取全肺组织观察肺体积、肺表面颜色、病变、气管有无泡沫样液体溢出，测量肺系数；全肺组织用 10% 福尔马林固定，切取两肺下叶背侧，常规脱水，石蜡包埋，5 微米切片，苏木素－伊红染色，进行病理观察；剖开腹腔观察肠腔充盈。实验治疗组注入油酸 1 小时后，胃管内灌入大承气汤药液 20mL，观察排便、排尿情况，7 小时取血 1mL 测 PaO_2，放血处理后检查内容和方法同 RDS 组。

2. 实验结果

各组 PaO_2 测定结果见表 1。

据表1可见，RDS组PaO_2低于空白对照组19.69mmHg，二者相比差异非常显著（$P<0.01$）；实验治疗组PaO_2高于RDS组15.89mmHg，与之相比有显著性差异（$P<0.05$），低于空白对照组3.8mmHg，但无显著性差异（$P>0.05$）。

表1　各组PaO_2测定

组别	兔数	实测范围 （mmHg）	x±SD （mmHg）	显著性测定		
				与A组	与B组	与C组
A	17	80.6～88.1	84.17±2.55	—	P<0.01	P>0.05
B	14	60.4～69.0	64.48±2.81	P<0.01	—	P<0.05
C	16	70.8～88.1	80.37±5.53	P<0.05	P<0.05	—

注：A代表空白对照组，B代表RDS组，C组实验治疗组

肺系数（肺重/体重）：正常家兔肺系数为4～5。RDS组肺系数8.34±1.3（$X±SD$），较正常增大；实验治疗组肺系数5.83±0.88（$X±SD$），虽高于正常肺系数，但比RDS组小，两者相比差异非常显著（$P<0.01$）。

病理观察：RDS组肉眼所见，肺体积显著增大，表面呈红褐色或暗紫色，可见弥漫的大片状出血、瘀血斑，气管内有多量粉红色泡沫样液体溢出，肺切面亦可见溢出的血性泡沫样液体。镜下可见大片肺水肿、肺出血及肺泡腔内透明膜形成，毛细血管内见到中性粒细胞聚集，亦可见微血栓形成，血管及支气管周围有间质水肿及出血。实验治疗组肉眼所见，肺体积较小，表面多为红褐色，两肺下野可见散在的小片状出血、瘀血斑，3只气管内无泡沫样液体，13只气管内有粉红色泡沫样液体溢出。镜下所见肺水肿、肺出血等病变均较RDS组明显减轻。两组病理变化见表2。

表 2　RDS 组与实验治疗组病理变化对照表

病变组别	肺水肿	肺出血	透明膜形成	毛细血管内中性粒细胞聚集	血管内微血栓形成	肺泡壁毛细血管充血
RDS 组	重	大片状	常见	重	常见	重
实验治疗组	轻	小灶状	偶见	轻	偶见	轻

实验中 RDS 组有少量尿液排出，并排出少量球状干燥粪便，处死剖腹后肠腔无充盈；实验治疗组尿量增多，排出多量粪便，先为球状，后变稀软，处死剖腹后肠腔显著膨胀充盈，内有多量水液。

3. 讨论

本实验表明，静脉注入 0.08mL/kgBW 油酸复制家兔 RDS 模型，PaO_2 下降，肺体积显著增大，肺系数增高，组织学可见肺水肿，肺出血，透明膜形成，毛细血管内中性粒细胞聚集，血管内微血栓形成，肺泡壁毛细血管充血等病理改变。实验治疗组灌入大承气汤后 PaO_2 升高，肺体积减小，肺系数降低，组织学检查肺水肿、肺出血等病变减轻，证明大承气汤对家兔 RDS 有提高 PaO_2 和改善肺组织病变的治疗作用。

由于 RDS 出现肺水肿、肺出血、血管内微血栓等病理改变，致使肺气郁闭、宣降失常，扰乱了"肺与大肠相表里"的生理状态，引起胃肠气机窒塞；胃肠气机不畅，必然加重肺气郁闭。大承气汤本为泻下通腑方剂，具有增强胃肠道蠕动，增加胃肠道容积，改善胃肠道血液循环，降低毛细血管通透性作用，同时还能加快微循环血流速度，这些作用对改善家兔 RDS 肺组织病变，提高肺的通、换气功能，升高 PaO_2 是有积极意义的。实验发现，RDS 组肺部病变形成时，尿量不多，大便干少，剖腹后肠腔无充盈；实验治疗组灌入大承气汤后，尿量增多，排出多量稀软粪便,剖腹后肠腔显著膨胀充盈,内含多量水液,而组织学检查肺部病变明显减轻,可能是通过大承气汤的泻下通腑作用促使"肺与大肠相表里"的机能状态得到恢复有关。

通过研究初步证明,大承气汤对油酸复制家兔 RDS 模型有一定治疗作用,据此认为大承气汤对临床 RDS 也可能有某些治疗效果,为临床应用大承气汤治疗 RDS 提供了动物实验依据。

大承气汤治疗严重创伤呼吸窘迫综合征的临床研究

严重创伤的呼吸窘迫综合征（RDS）是指创伤后肺泡水平气体交换的有效性能受损的一种综合征，一般在最初24小时内逐步发展，而在24~48小时后达到高峰。呼吸窘迫综合征与中医学阳明腑实喘满证颇为相似。在"肺与大肠相表里"理论指导下，我们完成了"大承气汤治疗家兔呼吸窘迫综合征的研究"后，于1976~1987年对住院的严重创伤后呼吸窘迫综合征进行了临床疗效观察。

1. 临床资料

（1）一般资料：1976~1987年，我院收治严重创伤后呼吸窘迫综合征12例。其中男性9例，女性3例，年龄分布在20~49岁，平均年龄为33岁。颈椎骨折伴颈髓损伤2例，胸腰椎骨折伴骨盆粉碎性骨折2例，双侧股骨干多发性骨折3例，胫腓骨骨折伴肱尺骨、桡骨骨折3例，多发伤合并休克2例（四肢开放骨折伴肝、脾、肠破裂）。

（2）诊断标准：上述病例都有急性呼吸衰竭需要器械通气，虽吸入气氧浓度≥0.5，而PaO_2≤100kPa（75mmHg）；原来清晰的肺部X线片上突然出现两侧肺浸润，插放漂浮导管，肺毛细血管楔压不超过正常范围（1.6~2.4kPa），以排除左心衰竭而致的肺部变化；总的肺静力顺应性为50mL/cmH_2O以下（正常人约为200mL/cmH_2O）；PaO_2/PAO_2在0.2以下。根据1982年北京成人呼吸窘迫综合征专题讨论会的分级标准，12例患者中，临床分级属中度者9例，属重度者3例。

2. 治疗方法

治疗原发病的同时抗休克，气管切开呼吸机控制呼吸，动态监测血气，正压通气，抗感染，静脉高营养治疗。全部患者均没有应用抗凝血剂、激素及利尿剂。采用大承气汤每日1剂口服或鼻饲。方剂组成为：

大黄 15g 厚朴 20g，枳实 20g 芒硝 9g。先将厚朴、枳实煮沸 15 分钟，再下大黄煮沸 5 分钟，最后下芒硝，待完全溶解后，滤液去渣，一剂药液为 150～200mL。口服或鼻饲每次 50mL 左右，2 小时内服完。服用过程中未见明显毒、副反应，个别患者开始服用时大便次数增多或腹部微痛，但一般不影响服药，均坚持服用 1 周左右。

3. 结果

本组 12 例患者，存活 10 例，死亡 2 例（占 16.6%）。其中 1 例死于脓毒败血症，另 1 例死于肌红蛋白尿引起的肾阻塞。存活的患者均达到如下的临床指标：正常窦性心率；平均动脉压超过 10.6kPa 或收缩压保持在 13.3kPa；尿量每小时 30mL 以上；$PaO_2>8.63kPa$ 以上；血液 pH 值在正常范围；氧耗量略高于正常即 170～200mL/min·m^2，红细胞压积保持在 25%～35%，血清电解质正常；肺血管阻力无明显增加，肺顺应性无显著下降。

4. 讨论

由于呼吸窘迫综合征（RDS）出现肺水肿、肺出血、血管内微血栓形成病理改变，致使肺气郁闭，宣降失常，扰乱了"肺与大肠相表里"的生理状态，引起胃肠气机窒塞：胃肠气机不畅，必然加重肺气郁闭。大承气汤本为泻下通腑方剂，具有增强胃肠道蠕动，增加胃肠道容积，改善胃肠道血液循环，降低毛细血管通透性作用．同时还能加快微循环血流速度。这些作用对改善呼吸窘迫综合征肺组织病变，提高肺的通换气功能，升高 PaO_2 是有积极意义的。呼吸窘迫综合征肺部病变形成时，尿量不多，大便干少，应用大承气汤后，尿量增多，排出多量稀软便，内含水分亦较多。可能与通过大承气汤的泻下通腑作用促进"肺与大肠相表里"的机能状态恢复有关。

临床研究结果表明：本组 12 例患者均为多处大骨骨折的严重创伤

后发生的呼吸窘迫综合征，应用大承气汤治疗后，存活 10 例，死亡 2 例，较国内外文献报道发病最初 3 天死亡接近 50% 的效果满意。为治疗创伤后呼吸窘迫综合征提供了良好的前景。

参考文献

1. 薛芳.急性呼吸窘迫综合征与阳明腑实喘满证.辽宁中医杂志，1982，(4)：10.

2. 黄善生.实验性呼吸窘迫综合征发病过程中肺动脉压力变化的观察.中华医学杂志，1982，62(4)：217.

3. 上海中医学院编.中医方剂临床手册.上海：上海人民出版社，1974.

4. 赵雅灵.应用中医治则研究大承气汤的药理作用.中国药理通讯，1984，1(3～4)：184.

IX 皮质醇增多症

黄精、大承气汤加味治愈皮质醇增多症 1 例报告

我们试用中医中药治疗 1 例皮质醇增多症患者，经过 1 年的治疗观察，收到治愈效果，特报道如下。

一、病历报告

徐某，女，22 岁，未婚，工人，住院号：7409319。患者因进行性肥胖 4 个月，于 1974 年 10 月 12 日住院。

现病史：自述 4 个月来有饥饿感，食欲亢进，饮食增加，身体逐渐肥胖，体重由 100 市斤增加到 125 市斤，大腿上部内侧出现紫红纹，身体倦怠乏力，精神不振，饥饿时感到心慌，稍进饮食即可缓解，月经较前量少，经期缩短，大便干而少，2～3 日 1 次。

既往史：既往健康，无过敏史，无使用皮质激素及促肾上腺皮质激素史。

体检：体温 37.2 ℃，脉搏 106 次/分，呼吸 21 次/分，血压 140/100mmHg，体重 125 市斤，发育异常，体质肥胖；面部胖如满月，眉毛较密而浓，小须增多，后颈部脂肪堆积，胸廓对称，脂肪较厚，心率 106 次/分，律整，各瓣膜未闻及器质性杂音，肺部听诊无异常发现，腹部脂肪较厚，肝脾未触及，四肢对称，背部肥胖，脊柱无畸形，两下肢上部内侧可见明显粗大紫红纹，呈对称性；皮肤紧张，毳毛多，阴毛较密，其他未见异常。

实验室检查：血红蛋白 14.4g/L，白细胞（11.6～16）×10^9/L，中性 73%～89%，淋巴 11%～27%；嗜酸粒细胞计数（3 次）0～22/mm^3，其中 2 次为 0；血清胆固醇 240mg/L；空腹血糖 153mg/L；葡萄糖耐量试验：服糖前 105mg/L，服糖半小时 183mg/L，服糖 1 小时 178mg/L，

服糖2小时158mg/L，服糖3小时125mg/L；尿常规（−）；24小时尿17-酮测定（2次）16.9～21.9mg/L，24小时尿17-羟测定（2次）11～13.2mg/L。腹膜后充气造影报告：两侧肾上腺显示清晰，外形呈三角形，边缘规则，大小在正常范围之内，两侧肾上腺未见异常。蝶鞍X线侧位片，蝶鞍前后径14mm，深径7mm，外形似长圆形，骨质未见破坏，可见床突间隔带钙化，蝶鞍未见异常。

诊断：皮质醇增多症，肾上腺皮质增生。

中医中药治疗观察经过：

第一阶段，1974年11月4日至1975年1月3日，计60天。

用药：黄精60g，水煎成汁400mL，分3次空腹内服。黄精片（含黄精、当归）每次2片，每日3次。

服药后病情稳定，体重略有增加，检查仍为典型体态，两大腿上部内侧紫红纹无明显改变，体温37℃，脉搏90次/分，血压140/80mmHg，体重128市斤。化验：血红蛋白15.6g/L，白细胞$9×10^9$/L，嗜酸粒细胞计数44/mm^3，空腹血糖77mg/L，24小时尿17-羟8mg/L，24小时尿17-酮17.5mg/L。

第二阶段：1975年1月4日至3月4日，计60天。

用药：生何首乌、玉竹各15g，龙胆草9g，生大黄、芒硝（冲）、枳实、川朴各6g。水煎成汁400mL，分3次空腹内服，每周服药5剂，休息2天。

服药40剂，自觉体重逐渐下降，由128市斤降至124市斤，又降至117市斤、115市斤，脸形渐瘦，饥饿感消失，食欲不亢进，大便保持每日1次，无明显腹泻，月经量仍少，两下肢大腿部内侧紫红纹较前变浅。体温36.7℃，脉搏86次/分，血压120/80mmHg，体重115市斤，血红蛋白15.6g/L，白细胞$9×10^9$/L，嗜酸粒细胞计数242/mm^3，空腹血糖 88mg/L，葡萄糖耐量试验：服糖前 100mg/L，服糖半小时 170mg%，服糖 1 小时 172mg/L，服糖 2 小时 100mg/L，24 小时尿 17- 羟 3.65mg，24 小时尿 17- 酮 14.23mg。

第三阶段：1975 年 3 月 5 日至 5 月 4 日，停药观察 60 天。

停止服药观察 60 天，病情继续好转，身体逐渐消瘦，体重降至 104 市斤，无饥饿感，饮食正常，月经较前量多，经期正常。检查：典型体态消失，面部正常，眉毛渐稀，小须减少，大腿紫红纹明显消退。体温 36.6℃，脉搏 80 次 / 分，血压 120/80mmHg，体重 104 市斤；血红蛋白 14.4g/L，白细胞 9×10^9/L，中性 73%，淋巴 25%，嗜酸 2%，嗜酸粒细胞计数 220/mm^3，血清胆固醇 160mg/L，葡萄糖耐量试验，服糖前 98mg%，服糖半小时 101mg%，服糖 1 小时 90mg%，服糖 2 小时 90mg%，24 小时尿 17- 酮 6.25mg。

半年后复查，已恢复工作，病情无反复。1975 年 11 月 20 日复查，典型体态消失，体重 104 市斤，大腿紫红纹消失，24 小时尿 17- 羟 3.62mg，24 小时尿 17- 酮 8mg。

二、讨论

1. 诊断问题

皮质醇增多症系内分泌系统疾病。多发于女性。本病病因虽未阐明，但已公认是由于肾上腺皮质功能亢进分泌皮质醇类激素过旺所造成。本例有典型体态，高血压证候群，嗜酸粒细胞减少，空腹血糖增高，葡萄糖耐量试验呈糖尿病样曲线，24 小时尿 17 羟、17 酮增高，证明患者确系皮质醇增多症。分析患者病情，虽呈进行性肥胖，4 个月体重增加 25 市斤，但仍属缓慢，并非急进骤起，小须多，眉毛、阴毛较密，但无明显的男性化征，且腹膜后充气造影显示两侧肾上腺未见异常改变，可除外肾上腺瘤及癌肿，因此患者之诊断可能为肾上腺皮质增生。已知脑垂体嗜碱性细胞瘤或透明变性引起两侧肾上腺皮质增生最多见，而患者蝶鞍平片虽未发现异常，故尚不能排除嗜碱性细胞瘤所致皮质功能亢进之可能。

复习数种中医学文献，皆无类似本病的记载。依据患者病史病情有消谷善饥、"大便干燥、二三日一行"的症状，脉来数而有力，均符合"实证"特点。

2. 治疗问题

目前对于皮质醇增多症的治疗，概括起来为放射、手术以及OP′DDD药物化学治疗等三种方法，但疗法复杂，不易掌握，且多复发。若不治疗，一般病程为5年左右，往往因感染、心血管病变、糖尿病昏迷等合并症而危及生命。迄今为止，未有中医中药治愈的文献。为了探索治疗本病的新途径，所以寻找简便易行、疗效可靠的治疗方法与药物，当然是必要的。

（1）**黄精的应用**：黄精属中药滋阴药，它具有"滋养、补虚"功能，一般多用于"阴虚、体虚"证候。近年来关于黄精药理作用又有了新的进展，认为它具有"对肾上腺引起的血糖过高呈显著的抑制作用，并有降压作用，并能防止动脉粥样硬化及肝脏脂肪浸润"。黄精对于肾上腺皮质机能亢进而引起的脂肪、糖代谢紊乱能否改善？经过患者第一阶段60天的治疗观察，证明黄精有一定作用，但效果不著。

（2）**大承气汤的应用**：大承气汤（大黄、芒硝，厚朴、枳实）属于中医学"峻烈泻下"的方剂，一般多应用于"热病过程的大肠热结，腑气不通证。以出现痞、满、燥、实、坚为使用标准"。《温病条辨》曾有告诫"承气非可轻尝之品"，并指出"舌苔老黄，甚则黑有芒刺，脉体沉实的，系燥结痞满，方可用之"，足见其临床使用标准是严格的。近年来，关于大承气汤的应用已趋广泛，并取得一定的成就。本例患者辨证属于"实证"，依据中医学"实则泻之"的论治原则采取大承气汤加味治疗，经过患者第二阶段60天的治疗观察，证明是有效的。患者60天治疗中，服用大承气汤加味煎剂40剂，体重逐渐下降，饥饿感消失，大便保持每日1次，而无明显腹泻，这可能与间断服药，每剂分3次空腹内服有关。运用大承气汤加味煎剂，之所以收到改善脂肪代谢、糖代谢作用，其内在机制是否在于对肾上腺皮质功能呈现较为缓慢的抑制作用，对脑垂体嗜碱性细胞瘤及透明变性有改善作用，这有待进一步证实。

患者经过第一、二阶段治疗并取得一定效果后，我们有意识地停药观察，其目的在于证明前两段治疗的可靠性，是消除了水分，还是促进了脂肪代谢。大承气汤的"峻烈泻下"作用，多认为是能够排除水分，"增加胃肠道的蠕动，增加胃肠道的容积，改善胃肠道的血液循环和降低毛细血管通透性"。经过停药观察，患者体重继续下降，典型体态消失，大腿紫红纹消退，各种检验正常，半年后复查亦无反复，达到治愈。这就证明并非患者体内暂时水分的丢失，而是内在本质的改善。

本例的治疗虽然获得较明显的效果，但仅1例，尚不能反映治疗的规律性，现加以介绍，希通过更多的实践进一步总结其规律。

新医学，1976，7（10）：476～477.

附：本法方药治疗皮质醇增多症临床报道后，西安程敬亭医师采用本法方药重复治疗肾上腺皮质增多症亦收到满意疗效。

中药治愈肾上腺皮质增生症

1980年1月门诊发现1例"肾上腺皮质增生症",按照《新医学》1976年第10期刊登薛芳同志用"黄精、大承气汤加味治愈皮质醇增多症1例报告"的治法,变通药量,获得痊愈,现报道如下:

张某,女,10岁,2年来全身毳毛逐渐增多,进行性肥胖,月经初潮1年,于1979年8月31日以性早熟(原因待查)在西安市某医院儿科住院。放射科X线腹膜后充气造影报告:左肾上腺皮质增生症。实验室检查:尿日总量2500mL,尿17-羟类固醇18mg,尿17-酮类固醇8.6mg。地塞米松抑制试验未见特殊改变。治疗25天,病情未见好转,家长不同意手术,遂出院门诊观察。住院时体重48.5kg,出院时增至49.5kg。出院后患儿食量越来越大,体型亦越来越胖,身困乏力,大便时而干结。于1980年1月25日来我院门诊治疗。

患儿体型肥胖,眉毛、小须黑而多,腋毛、阴毛浓密同成熟女性,乳房大于正常同龄女性,两下肢上部两侧有紫红纹,心率100次/分,律齐,血压100/70mmHg,舌质淡,苔薄黄稍干,脉沉有力,体重52.5kg。

1980年1月25日开始用药,每天用黄精30g,水煎,分2次内服,连服60天,随服药而见食量减少,但肥胖体态未见明显改变。

随后改用大承气汤加味:生首乌10g,玉竹10g,龙胆草6g,生大黄5g,芒硝5g(冲),枳实5g,厚朴5g,煎汁400mL,分3次空腹内服,每周服药5剂,休息2天后,原方如前法再服。开始服药有轻微恶心和腹泻,5剂后再未出现恶心,大便可成形,每日1次。服药20剂后,肥胖体型开始消瘦,眉毛、小须由浓变淡。服药至40剂后,全身毳毛、腋毛、阴毛渐稀,乳房与正常同龄女性相同,体重已降至46kg,嘱停药观察并建议复查。

1980年8月8日到原住院医院泌尿科复查，9月8日出院小结："病人入院后经实验室检查，尿日总量1650mL，尿17-羟类固醇9.1mg，尿17-酮类固醇5.4mg，X线腹膜后充气造影及颅骨摄片均未见异常"。住院和出院时体重均为45kg。近日随访，体态饮食、精神均正常，无其他异常发现。

治疗体会：①中医文献虽无类似本病记载，但据患儿体征、脉舌，按中医辨证属于"阳明腑实证"，推究其病理，缘于燥热内扰，胃肠实滞。依据中医学"实则泻之"进行论治，用大承气汤加味苦寒峻泻之，燥热得除，腑气得通，食欲亢进得解。该方虽属峻猛攻下之剂，但只要辨证精确，方药对症，每可奏效。②关于黄精的应用，笔者将薛氏单味黄精60g加服黄精片（由黄精、当归组成），改为单服黄精30g。黄精在中药归类中属补益药，重在补脾益肺。近年来有关黄精的药理又有新见解，认为"黄精有降低麻醉动物血压作用，对肾上腺引起的血糖过高有抑制作用，对防止动脉粥样硬化及肝脏脂肪浸润有一定作用"（上海中医学院方药教研组．中药临床手册．上海：上海人民出版社，1977）。该药对肾上腺皮质机能亢进引起的脂肪、糖代谢紊乱有所改善，但效果不显著。③随访未见复发，已达治愈，笔者同意薛氏在报告中的说法："这就证明并非患者体内暂时水分的丢失，而是内在体质的改善。"

新医学，1982，13（1）：20。

大承气汤加味治疗皮质醇增多症 3 例报告

皮质醇增多症（柯兴综合征）并不罕见，以往治疗本病多以肾上腺切除、垂体放射治疗为主。我们单用大承气汤加味治疗 3 例疗效尚属满意。

大承气汤加味处方：大黄、芒硝（另包分冲）、厚朴、枳实各 6g，龙胆草、生何首乌、黄精或玉竹各 15g，水煎 2 次，滤取药汁 300～400mL，分 3 次饭前服，每次冲服芒硝粉 2g。每周服药 5 剂，休息 2 天。治疗 8 周（服药 40 剂）后，休息 2 周，为一疗程。可连续治疗 2～6 疗程。

一、病例摘要

例 1 女，17 岁。1975 年以来头痛、易饥，食量显著增加，每日 2～3 市斤，并摄入大量副食，饥饿时心悸，进食则好转，逐渐发胖，体重渐增加为 75kg。肥胖以面、颈、背、腹部为著，四肢不胖，同时伴有倦怠乏力、嗜睡健忘、低热、便干、烦躁、心悸，稍加活动则气喘、多汗。经期紊乱、量少、色黑，痛经。1976 年 2 月发现小腹两侧有粗大的紫纹。1976 年 5 月检验 24 小时尿 17- 羟皮质类固醇 14mg、17- 酮类固醇 7.8mg。经加味大承气汤治疗 3 个疗程（服药 120 剂）后，典型体态消失，体重逐渐降至 65kg；一般症状如头痛、身倦乏力嗜睡、心烦、心悸等均消失；饥饿感消失，每日食量 1 斤左右；小腹部紫纹全部消退；24 小时尿 17- 羟皮质类固醇由 14mg 下降为 9.2mg。1978 年 7 月至 1980 年 4 月停药观察 1 年 8 个月，未见复发。

例 2 女，22 岁，未婚。1976 年 3 月出现脸面、头发油脂过多，面部有多量痤疮，体重增加，1977 年 4 月体重达 68.5kg，面红胖如满月、颈、背、腹部脂肪较厚呈向心性，四肢不胖。发病以来有显著饥饿感，食量增加，身倦乏力，嗜睡头晕，稍加劳累则心悸气喘。月经量多，经期5～6天，后行经量少，以至闭经。1977年2月发现臀部、大腿部有条索状紫纹，两侧对称，查嗜伊红细胞计数（3次）22～44/mm³；24小时尿17-羟皮质类固醇（6次）16.5～21.6mg，17-酮类固醇（6次）8～28.2mg。应用本文中药治疗6个疗程，典型体态消失，体重逐渐降至60kg；身倦、头晕、嗜睡、心悸等一般症状改善，饥饿感消失，头面痤疮减少，月经恢复正常，但有时行经量少，血压由130/90mmHg恢复到120/70mmHg，嗜伊红细胞计数增至110/mm³；24小时尿17-羟皮质类固醇（4次）下降至6.22～10.7mg、17-酮类固醇（4次）降至8.62～14.9mg。1979年6月至1980年4月停药期间未见复发。

例3 女，22岁，未婚，1973年体重47kg，后呈进行性发胖，1977年达70.5kg，面如满月、红润多脂、颈、背、腹部脂肪堆积呈向心性，四肢不胖。发病以来有明显饥饿感，食欲亢进，同时伴头痛、头晕、心烦心悸、嗜睡身倦、大便干燥2日1次，月经不调，渐闭经。1977年春发现臀部、大腿部有条索状紫纹，两侧对称，查血浆17-羟皮质类固醇：上午8时17.5单位，下午4时22.5单位。经用本文处方治疗3个疗程，典型体态消失、体重逐渐降至57.5kg，头痛头晕、心烦心悸、嗜睡身倦、大便干燥等症状均获改善；饥饿感消失；月经恢复正常；紫纹全部消退；血压由140/90mmHg降至110/70mmHg；血浆17-羟皮质类固醇（2次）上午8时：12.5～14.5单位，下午4时：12～20.5单位。1978年7月至1980年4月停药观察，未见复发。

二、讨论

根据八纲辨证，本病进行性肥胖、典型体态、面部红润多脂、消谷善饥、大便干燥、月经不调或月经闭止、头痛头晕、烦躁不安、脉数有力等表现均符合阳证、里证、热证、实证。大承气汤系"泻下"方剂，《温病条辨》指出："大黄荡涤热结，芒硝入阴软坚，枳实开幽门之不通，厚朴泻中宫之实满……非真正实热蔽痼，气血俱结者不可用也"。前述本病证候可以概括为"实热蔽痼，气血俱结"，遵照热者寒之、实则泻之的原则，当属于大承气汤的适应证。本文 3 例经 3～6 疗程的治疗亦均收效，除 1 例在初治时有腹泻外，尚未发现其他显著副反应。3 例病情缓解后，经 10～21 个月的停药观察，未见复发。据本文观察，大承气汤加味的作用并非取其"泻下"暂时丢失水分，可能是对下丘脑－垂体－肾上腺系统的某一环节呈现较为缓慢的抑制作用，其确实机制尚需进一步研究证实。

天津医药，1980，8（9）：566.

大承气汤加味治疗皮质醇增多症 7 例疗效分析

皮质醇增多症病因未明，对本病的治疗目前仍以使用垂体下丘脑部位放射、肾上腺切除、肾上腺切除加垂体放射，以及应用抑制皮质激素合成的化学药物等为主。笔者前曾报道过中医药治疗本病的经验，现就 1974~1980 年用大承气汤加味治疗 7 例的情况，小结如下，供同道们参考。

一、一般资料

本组病例均依据《实用内科学》《内分泌学》所述标准予以确认。7 例均为女性：已婚 1 例，未婚 6 例；年龄 16~29 岁；病程为 4 个月~4 年，平均 1.8 年。

二、治疗方法

内服大承气汤加味：大黄、芒硝（冲服）、厚朴、枳实各 6g，生何首乌、龙胆草、黄精各 15g。每剂水煎 2 次，滤取药汁 300~400mL，分 3 次空腹内服，每周服药 5 剂，停服 2 天。连续治疗 8 周后，休息 2~4 周，为一疗程。7 例治疗 2~6 个疗程，平均服药 114 剂。

三、临床表现与实验室检查

1. 体重

治疗前 7 例均呈不同程度向心性、进行性肥胖。以面、颈、后背、胸、腹部为显著，局部脂肪堆积。治疗前体重 61~76.3kg，平均 68.3kg；治疗后肥胖均减轻，体重 52~56kg，平均 59.1kg。治疗后体重较治疗前下降 9.21±1.37（均值 ± 标准误）kg。经统计学处理，具有显著差异（P<0.001）。

2. 症状和体征

7例治疗前均有显著饥饿感，食欲亢进，食量增多达0.75～1.5kg/天，饥饿时伴心悸明显，进食后则减轻；治疗后饥饿感均明显减轻，食欲亢进消失。食量减少为0.4～0.5kg/天。7例治疗前均有不同程度的头痛、头晕、心悸、乏力、心烦易怒、嗜睡多眠、精神不振等症状，4例血压增高（130～140/90～100mmHg），治疗后上述症状均好转或消除，血压恢复到正常范围。治疗前便秘6例，2～3天解大便一次，治疗中除一例初治时有轻微腹泻外，其余均为正常软便。治疗前有月经不调3例，其中痛经1例，治疗后均恢复正常。治疗前，7例皮肤均有明显粗大条索状紫红纹，分布于小腹、臀部、大腿内侧等处，2例还见于双侧腋窝部，呈对称性；治疗后，除2例紫红纹明显减少缩短、颜色变浅外，其余均全部消退。7例面部红润多脂、肌肤紧张绷紧，3例显著脱发，2例有多量痤疮，治疗后均有明显好转。1例伴发体癣、奇痒，治疗后痒感减轻。

3. 实验检查

5例做血嗜酸性粒细胞直接计数检查，结果均低于50/mm^3，其中3例为0；治疗后上升到110～220/mm^3。5例查尿糖、血糖，尿糖均为阴性，空腹血糖除2例分别为150mg%和140mg%外，余3例均正常。治疗后，2例增高者也降至正常，分别为77mg%和95mg%。6例做葡萄糖耐量试验，其中呈糖尿病型曲线者3例，经治疗1～3个疗程后均恢复正常。查血浆皮质醇1例，治前上午8时为17.5单位，下午4时为22.5单位；治疗3个疗程后复查，上午8时为14.5单位，下午4时为12单位。查24小时尿17-羟皮质类固醇6例，治前最低为9.7mg，最高为25.6mg，平均为15.6mg；经治1～2个疗程后均有下降。其中5例降至正常范围，平均值为 8.4mg，与治疗前相比，下降 7.13±1.10（均值 ± 标准误）mg。经统计学处理，差异非常显著（P<0.01）。

四、疗效标准与治疗结果

近期疗效按北京、天津两地有关学术座谈会纪要标准判定：①满意：症状和体征消失，尿 17- 羟皮质类固醇或血浆游离皮质醇恢复正常；②进步：症状和体征部分消失，尿 17- 羟皮质类固醇下降；③无效：治疗前后无明显改变。按以上标准统计，7 例中 6 例满意，1 例进步。5 例停药后随访 1 年，复发 1 例。

五、体会与讨论

皮质醇增多症系内分泌系统疾病，病因虽未完全阐明。但目前主要认为其发病机理是由于肾上腺皮质功能亢进，皮质醇类激素过多所致。中医学虽未见有本病的记载，但根据本病的证候，并按中医八纲辨证来分析，笔者认为本病系里热实证、阳证。

笔者依据本病的辨证结果，根据中医学"实则泻之"的治则。应用大承气汤加味进行治疗观察，经治疗 2～6 个疗程后均收到明显效果，患者主要症状、体征好转或者消失，有关实验检查异常指标也有所改善或恢复正常，5 例患者停药后随访 1 年，4 例均未见复发，说明大承气汤加味对本病确有治疗作用。其作用机理，根据服用后患者大便次数与便量增多而又无腹泻症状出现，设想该方可能对肾上腺皮质代谢具有调节作用。关于本病的病因，近年来在肾上腺皮质功能亢进，分泌皮质醇类激素过旺和垂体分泌促肾上腺皮质激素（ACTH）过多引起本病的基础上，又进一步认为本病还与下丘脑促肾上腺皮质释放激素（ACTH-RH）的过度刺激有关，因而考虑病变可能在下丘脑甚至更高的中枢神经部位，因此大承气汤加味的治疗作用机理是否对下丘脑－垂体－肾上腺系统的某一环节也有一定的调节作用，还有待进一步研究。

根据7例患者的临床治疗观察，笔者认为本法适用于下丘脑－垂体－肾上腺系统功能失调而引起的肾上腺皮质功能亢进，病程较短（一般不超过5年）而无明显合并症的早期患者，对肾上腺瘤和腺癌患者则不适用。

中医杂志，1981，（9）：24.

大承气汤加味治疗皮质醇增多症（附 10 例临床观察）

皮质醇增多症（柯兴综合征）的治疗，除对肾上腺皮质腺瘤施行手术切除有良好效果外，其他均不够满意。笔者曾报道过中药大承气汤加味：大黄、芒硝（分冲）、厚朴、枳实各 6g，生何首乌、龙胆草、黄精各 15g。1 剂水煎 2 次，滤取药汁 300～400mL，分三次空腹温服，每次冲服芒硝 2g，每周服药 5 剂，停服 2 天，连续治疗 8 周，休息 2 周，为一疗程，治疗本病的经验。

一、一般情况和诊断标准

10 例均为女性，年龄 16～32 岁，3 例已婚，7 例未婚，病程 4 个月～7 年（平均 2 年 1 个月），本组病例依据《临床内分泌学》《实用内科学》所拟标准予以诊断，均具有典型临床表现，并经垂体肾上腺皮质功能试验和定位诊断检查，确诊为肾上腺皮质增生（简称增生）7 例、肾上腺皮质腺瘤（简称腺瘤）3 例。在增生病例中，1 例系经 2 次肾上腺次全切除、1 次氨基导眠能化疗、1 次垂体放疗无效者，余 6 例和 3 例腺瘤均未接受过特异性治疗。全部病例均单用本方治疗观察 1～6 疗程（平均 2 疗程），服药 40～240 剂（平均 80 剂），收到较好疗效，除 1 例在初治时有轻度腹泻外，未发现其他不良反应。

二、临床表现

（1）症状、体征：10 例均有典型临床症状，治后多数病例消失或好转（见表 1）。

表1 10例典型临床症状治疗后好转情况汇总

主要症状	例数	治后 消失	治后 好转	治后 无变化（例数）
满月脸，红润多脂，向心性肥胖，月经量减少或闭经，饥饿多食，烦躁心悸，嗜睡乏力，喜凉恶热	10	6	3	1
皮肤菲薄，典型紫红纹，大便秘结，腹部胀满	10	9	0	1
头痛头晕，高血压	7	5	1	1
痤疮	6	5	1	0
毳毛增多	4	1	3	0
黑色素斑，体癣，浮肿	2	1	1	0
瘀斑，瘀点	1	1	0	0
舌苔薄黄	6	5	1	0
脉沉数有力	9	6	2	1

（2）**体重**：10例体重均为进行性增加，增加25%～50%者7例，<25%者3例，治后均有减轻。为了观察本方对本病体重的疗效，同时选择单纯性肥胖症为对照组（7例，女，年龄30～40岁，体重增加均>50%，服药20～40剂）。治前体重，本病组（10例）60～70.5（平均64.7）kg，治后51～66（平均58）kg，下降6.77±1.75（均值±标准误）kg，经统计学处理有显著性差异（$P<0.01$）。单纯性肥胖症组（7例）83～97（平均88.4）kg，药后80～94.5（平均87.09）kg，下降1.31±0.60（均值±标准误）kg，经统计学处理无显著性差异（$P>0.05$）。

三、实验室检查

1. 垂体肾上腺皮质功能试验

（1）**24小时尿17-羟皮质类固醇（尿17-羟）、血浆皮质醇**：7例增生观察17-羟，治前9.7～29.6（平均18.67）mg，治后2.93～12.1（平均6.22）mg，下降12.45±2.7（均值 ± 标准误）mg，经统计学处理有显著性差异（$P<0.01$）。3例腺瘤中，1例观察尿17-羟，治前27.24mg，治后23.6mg，下降不明显；2例观察血浆皮质醇，1例治前上午8时：30μg，治后20.3μg；1例治前上午8时：17.5μg，下午4时：22.5μg。治后（2次）上午8时：16、14.5μg，下午4时：14、12μg。

（2）**促肾上腺皮质激素兴奋试验**：6例做此检查，3例增生中有2例分别增加2.3、3.8倍，1例无明显增加；3例腺瘤中有1例不增加，2例分别增加1.9、2.1倍。

（3）**地塞米松抑制试验**：7例做此检查。4例增生中，用小剂量者3例，分别抑制27%、34%、50%，1例未抑制；大剂量者抑制25%。3例腺瘤中，小剂量2例未抑制。其中1例大剂量亦未抑制，1例小剂量抑制15%，大剂量抑制8%。

2. 嗜伊红细胞直接计数

7例做此检查，2例>110/mm^3，5例<50/mm^3，其中4例为0，治后5例减少者上升为110～264/mm^3。

3. 尿糖、血糖、葡萄糖耐量试验

10例查尿糖：9例（阴性），1例（++）～（+++），治后转阴；8例查空腹血糖，5例90～115mg%，3例分别为153mg%、140mg%、157mg%，治后77mg%、95mg%、131mg%；8例做葡萄糖耐量试验：5例耐量减低，服糖后2小时>150mg%（3例>200mg%），3小时

>125mg%（3 例 >140mg%），治后 4 例恢复正常，1 例好转。

4. 定位诊断检查

蝶鞍造影 8 例均未见异常，7 例肾周充气造影，1 例双侧增大，2 例左侧增大，2 例 B 型超声，1 例可疑右侧肾上腺病变；1 例 CT 扫描示右肾上腺区占位病变；1 例 6- 碘 131 胆固醇扫描示左肾上腺占位。

5. 治疗结果

（1）**疗效标准**：近期疗效按京津两地学术座谈会纪要所拟标准判定：①满意：症状和体征消失，尿 17- 羟正常；②进步：症征部分消失，尿 17- 羟下降；③无效：与治前无改变，

（2）**疗效**：按上述标准判定，增生中 5 例满意，2 例进步；腺瘤中满意、进步、无效各 1 例。总计 6 例满意，3 例进步，1 例无效。

（3）**远期随访**：7 例（增生 6 例、腺瘤 1 例）得到随访，4~5 年者 2 例（增生、腺瘤各 1 例），恢复工作，结婚、妊娠、分娩，婴儿发育正常（1 婴查染色体无异常），增生者于哺乳期复发，腺瘤者疗效巩固；2~4 年者 3 例，恢复工作，疗效巩固，其中 1 例妊娠分娩一女婴，发育正常，未见反复；8 个月和 1 年者 2 例，1 例复发。总计 5 例巩固，2 例复发。

六、典型病例

例一（肾上腺皮质增生）

杨某，女，29 岁，已婚。因进行性肥胖、月经闭止、身倦乏力 2 年，1980 年 4 月住某医院确诊为柯兴综合征、肾上腺皮质增生，拒绝手术，同年 6 月 1 日要求中药治疗。患者 1976 年婚后怀孕 3 个月行天花粉引产后，8 个月未行经，1977、1978 年 2 次怀孕，均于 3 个月左右流产，随后月经闭止，至今未行。1978 年来，出现进行性肥胖，体重由 60kg

渐增至 69.5kg。除有主要症状外，尿 17- 羟 29.6mg；促肾上腺皮质激素刺激试验，对照日尿 17- 羟 10.7mg，刺激后 41.5mg，增加 3.8 倍；地塞米松抑制试验：小剂量后 12.57mg，大剂量后 8mg；空腹血糖：140mg%；葡萄糖耐量试验，示糖耐量减低，服糖前：140mg%，服糖后 30 分钟为 260mg%，60 分钟为 310mg%，120 分钟为 290mg%，180 分钟为 140mg%；血嗜伊红细胞直接计数为 22/mm^3，促肾上腺皮质激素刺激后为 22/mm^3；腹膜后肾周充气造影：肾脏大小正常，肾上腺左底 4cm、高 4cm，右底 3.5cm、高 3.3cm，比正常粗大，未见钙化，示肾上腺轻度扩大。如法治疗 3 个疗程，服药 120 剂，未发现不良反应，收到满意疗效。典型症状消失；体重由 69.5kg 逐渐下降→ 68 → 66.25 → 65kg；尿 17- 羟由疗前 29.6mg 逐渐降至 14.8 → 4.72mg，恢复正常；葡萄糖耐量试验，由显著减低逐渐恢复正常，服糖前为 140 → 120 → 90 → 88mg%，服糖后 30 分钟为 260 → 190 → 150 → 166mg%，60 分钟为 310 → 240 → 175 → 118mg%，120 分钟为 290 → 152 → 120 → 100mg%，180 分钟为 140 → 108 → 105 → 86mg%；空腹血糖由 140mg% 降至 95mg%；治前 2 次流产，治疗中怀孕未发生流产，于 1981 年 6 月 16 日足月顺产一女婴，发育正常；1980 年 12 月 28 日停药 2 年 6 个月，远期随访未见复发，疗效巩固，坚持正常工作。

例二（肾上腺皮质增生，肾上腺次全切除、氨基导眠能化疗、垂体放疗无效）

单某，女，29 岁，未婚。患肾上腺皮质增生 7 年，经肾上腺次全切除、氨基导眠能化疗、垂体放疗无效，1981 年 12 月 28 日用本法治疗。患者 1974 年 4 月 9 日因向心性肥胖、腹部多量紫纹、血压 170/100mmHg 入住某省医院，诊断为肾上腺皮质增生，行右侧肾上腺全切除术（病理报告：肾上腺皮质增生，弥漫性，以网状带增生为主），术后症状无改善，再行左侧肾上腺4/5切除术（病理报告同上），仍无好转；1980年12月住上海某医院诊治，查地塞米松抑制试验（1mg，半夜1次法），对照日尿17-羟：24mg，药后：15.8mg，抑制率34%，<50%。血浆皮质醇上午8时为15μg，药后为11.3μg，午夜11时为12.3μg，昼夜节律消失，以氨基导眠能化疗，共用总量57.5g，症状无缓解，并有显著呕恶，白细胞下降为（1~3）×10^9/L，改行垂体放射治疗，亦未进步。除存在典型症状外，尿17-羟20.6mg，葡萄糖耐量试验示耐量减低，服糖后60分钟为220mg%，120分钟为220mg%，180分钟为133mg%。按本法治疗2个疗程（4个月，服药80剂），病情改善，主要症状消失或好转，糖代谢紊乱得以纠正；葡萄糖耐量试验，服糖后60分钟为166mg%，120分钟为140mg%，180分钟为65mg%；尿17-羟降至3.7~11mg（3次），病情进步。

例三（左肾上腺皮质腺瘤）

陈某，女，22岁，未婚。患者因进行性肥胖4年，月经闭止2年，1977年9月18日入住冀医某医院，确诊为左肾上腺皮质腺瘤，并拒绝手术，同年12月12日要求中药治疗。除具有典型症状外，体重进行性增加，1973年47kg，1974年57.5kg，1975年62kg，1976年67kg，今年达70.5kg，4年净增23.5kg；血浆皮质醇上午8时为17.5μg，下午4时为22.5μg；促肾上腺皮质激素兴奋试验，对照日尿17-羟为7.5mg，药后为14.5mg；肾周充气造影：两侧肾轮廓清楚可见，右肾约6cm×13cm，肾上腺影像在正常范围内，左肾约5.5cm×12cm，肾上腺肥大超出正常范围，左肾上腺肥大；6-碘^{131}胆固醇扫描：用6-碘^{131}胆固醇7毫居里，注射6-碘^{131}胆固醇，进行3、4、6、7天扫描，第6天时可见其他脏器已不显影，放置于肾上腺部位，左肾上腺可见到模糊放射性浓集区，右侧因肝脏放射性干扰影像不清，左肾上腺疑似占位。按法治疗3个疗程

（6个月，服药120剂），未发现不良反应，收到满意疗效。典型症状完全消失，体重由70.5kg渐降至55.25kg。复查血浆皮质醇（2次），上午8时为16、14.5μg，下午4时为14、12μg。1978年7月停药观察4年6个月，远期随访疗效巩固未见复发，1978年9月恢复工作，1980年2月结婚，1981年4月足月顺产一女婴，发育正常，坚持生产劳动，无任何异常发现，疗效满意。

七、讨论与体会

1. 本文分析单用大承气汤加味治疗皮质醇增多症10例（增生7例，腺瘤3例）的情况。除1例无效外，6例满意，3例进步；7例远期随访，5例巩固，2例复发。证明本方确有治疗作用。基于目前对本病的治疗还有一些缺陷，本法方药似可补其不足之一二。增生病例中，有1例为肾上腺次全切除、氨基导眠能化疗、垂体放疗无效者，治后也有进步，故本方对这类患者的治疗更有意义。本组3例腺瘤，治后1例满意，1例进步，其满意者停药4年6个月，远期随访疗效巩固，是未曾料到的，但病例较少，不好说明问题，需增加治疗数量，严密观察，认真分析，再次决定取舍。笔者认为，本方多适用于下丘脑－垂体性皮质醇增多症，病程较短（一般不超过5年），无严重合并症的早、中期患者。对于腺瘤的治疗，目前施行手术切除的疗效虽属满意，但因疗法复杂、条件限制，基层不易开展，且术后因体内糖皮质激素水平骤降、每多出现肾上腺皮质功能减退现象，需用激素替代治疗数月至半年才能停药。而中药治疗似无这些问题，若能通过中医中药的治疗方法也能取得较好疗效，岂不优于手术切除。故笔者建议对腺瘤患者可试治1～3疗程，无明显效果时再行手术切除，但勿延迟过久，贻误病情。

2. 复习多数医案著作，未发现类似本病的诊治记录，依据临床主要症状和舌脉情况，按八纲辨证分析，应属里热实证、阳证。按脏腑辨证分析，应为肾实证，可概括为"实热蔽痼，气血俱结"，遵循"实则泻之""热者寒之"的治疗原则。用本方的目的在于荡涤实热，顺畅腑气，通达气机，抑阳扶阴，调整紊乱的脏腑功能，复其常态。通过观察，7例增生的主要症状好转或消失，有关实验室检查异常指标有所下降或恢复正常。设想该方可能对肾上腺皮质功能具有缓慢的抑制或调节作用，近年来对肾上腺皮质增生病因的研究，在肾上腺皮质功能亢进分泌皮质激素过旺和垂体分泌促肾上腺皮质激素过多引起本病的基础上，又进一步认为其还与下丘脑促肾上腺皮质释放激素的过度刺激有关，因而考虑病变可能在下丘脑甚至更高的中枢神经部位。所以本方的有效机理可能是通过泻下实热，调畅气机的功能，荡涤实热之蔽痼，破散气血之结聚，起到调节下丘脑－垂体－肾上腺系统作用，其确实机理有待今后研究证实。众所公认腺瘤的生长和分泌功能为自主性，不受垂体促肾上腺皮质激素的控制，腺瘤分泌的大量皮质醇反而抑制促肾上腺皮质激素的释放，故对侧肾上腺萎缩。这种奇特的病理改变，似可用阴阳失调，气血逆乱加以解释，故2例腺瘤获效的机理可能在于通过本方抑阳扶阴、调和气血的作用，抑制邪阳之有余，纠正气血之逆乱，减缓腺瘤的分泌功能，抑制腺瘤的生长，降低分泌过多的皮质醇，减少对垂体的反抑制，逐渐恢复垂体对肾上腺的控制和调节，使生长的腺瘤得到抑制，使萎缩的肾上腺得到恢复，其确实机理更需深刻研究证实。

3. 本项临床观察注意到，服药次数和服药时间可影响疗效。正常情况下，垂体－肾上腺皮质分泌功能有明显昼夜变化节律，上午8时血浆促肾上腺皮质激素及羟皮质素浓度高，在一天中逐渐下降，至午夜最低，次晨又升高。这种变化节律，恰与机体存在的昼夜阴阳消长盛衰更迭规律相一致。病理状态下，正常的激素分泌昼夜节律消失，即下午4

时和夜间12时不明显低于清晨8时,机体的昼夜阴阳消长盛衰规律出现紊乱。因此,本疗法强调每剂药汁须分3次内服,并规定服药时间,以清晨6~7时、下午2~3时、晚间睡前9~10时各服1次为宜。3次服药在于连续不断地对下丘脑－垂体－肾上腺系统予以调节,在分泌高峰之前服药,在于抑制其分泌功能,调整紊乱的下丘脑－垂体－肾上腺轴心,纠正消失的昼夜分泌节律,促使紊乱的阴阳消长盛衰规律以复其常态。至于本法方药能否和怎样恢复其消失的昼夜节律,因缺少第一手资料,不敢断言,但这一设想是合乎实际的。所以,在可能条件下细致观察本方对昼夜节律的影响,是今后工作的又一课题。

皮质醇增多症与肾实证

皮质醇增多症（Cushing 证候群）是由肾上腺皮质分泌糖皮质激素（主要是皮质醇）过多所致，属于肾上腺皮质功能亢进疾病，临床并不罕见。目前对本病的治疗仍以采用垂体下丘脑部位放射、肾上腺切除、肾上腺切除加垂体放射，以及应用抑制皮质激素合成的化学药物等治疗为主。自 1959 年首由顾氏运用中药治疗 1 例以来，据不完全统计，22 年中仅有 10 例报道，可见进展之缓慢。为何？究其因，系对本病的证候性质未能深入分析和探讨，是属里虚寒证、阴证；还是里热实证、阳证。是肾虚证，还是肾实证，概不明了。既然辨证弗明，治法则难确立，又怎能用中药辨证施治。本文先介绍 1 例患者的诊治经过，后就肾实证之有无，以及本病与肾实证的关系问题，做初步探求，提出一些粗浅看法，以期辨明本病的证候性质，摸索出一条中医中药治疗的有效途径。谬误之处不少，敬希批评指正。

一、病案举例

杨某，女，29 岁，工人。主因进行性肥胖，月经闭止，身倦乏力 2 年，于 1980 年 6 月 1 日诊治，患者于 1976 年婚后怀孕 3 个月，行天花粉引产后 8 个月未行经，用中药调理无效。后又于 1977、1978 年两次怀孕，均于 3 个月左右流产，以致月经闭止，至今未行。1978 年以来出现进行性肥胖，体重由 60kg 逐增至 69.5kg。食量增多每日约 0.75kg，有显著饥饿感，但无多饮多尿，饥饿时则心悸，进食后而心悸减轻。大便干燥量少，多为二三日 1 行。伴有头痛头晕，喜凉恶热，全身乏力，倦怠思睡，精神抑郁，易哭，有时烦躁不安，夜寐多梦等症。血压多为 150～140/100～90mmHg。面部红润多脂，较圆，眉毛、头发乌黑光亮，小须较多，颈、背部脂肪较厚，腹部隆起如球状，四肢较躯干部瘦小，肥胖呈向心性，全身皮肤菲薄，绷紧，小腹和臀部可见明显粗大条索状紫红纹。两手掌、足底、踝及骶尾部有大小不等数片鳞样脱屑痕迹，显著瘙痒。验尿（-）。血嗜酸粒细胞直接计数 22/mm³，ACTH 刺激后 22/mm³，空腹血糖 140mg%。糖葡糖耐量试验（OGTT）呈糖尿病样曲线，服糖后 30 分钟：260mg%，60 分钟：310mg%，120 分钟：290mg%，180 分钟：140mg%。24 小时尿 17-羟皮质类醇（17-OHCS）29.6mg，排泄量显著增高。ACTH 兴奋试验：刺激前 10.7mg，刺激后 41.5mg，增加 3.8 倍。地塞米松抑制试验：小剂量后 12.57mg，大剂量后 8mg（此项只作参考，因刺激与抑制试验相隔时间短）。腹膜后充气造影：肾脏大小正常，肾上腺左 4cm，高 4cm；右底 3.5cm，高 3.3cm，比正常稍大，未见钙化，肾上腺轻度扩大。诊断：皮质醇增多症，肾上腺皮质增生。脉数而有力，舌苔薄黄。依据患者所表现的进行性、向心性肥胖，面部红润多脂，皮肤紫红纹，饥饿多食，大便干燥量少，二三日一行，头痛头晕，血压升高，烦躁不安，月经闭止，喜凉恶热，脉数有力，舌苔薄黄等主要症状，以及尿 17-OHCS 排泄量增高。以八纲辨证方法分析，辨证为里热实证、阳证。以脏腑辨证方法分析，属于肾实证。"虚则补之，实则泻之"。选用大承气汤加味治疗：大黄、芒硝（分冲）、厚朴、枳实各 6g，生何首乌、龙胆草、黄精各 15g。每剂水煎 2 次，滤取药汁 300～400mL，分 3 次空腹内服。如法治疗 7 个月，服药 120 剂，未发现任何不良副作用，收到较满意疗效。①肥胖好转，体重由 69.5kg，逐渐下降→68→66.25→65kg；②饥饿感消失，食量由 0.75kg 减少为 0.5～0.4kg，大便通畅，多为 1 日 2 次；③小腹、臀部两侧紫红纹完全消退，皮肤变为松软，体癣痒感减轻，后逐渐消失；④头痛头晕，心悸心烦，腹部胀满憋闷，喜凉恶热，身倦乏力，思睡多梦等症消失。血压下降，多为 120～110/80～70mmHg；⑤血嗜酸粒细胞直接计数由 22/mm³ 升至 110/mm³；⑥空腹血糖由 140mg% 逐渐下降→116→95mg%，恢复正常；

⑦ OGTT 由显著减低,逐渐恢复正常。服糖前:140→120→90→88mg%,服糖后30分钟:260→190→150→166mg%,60分钟:310→240→175→118mg%,120分钟:290→152→120→100mg%,180分钟:140→108→105→86mg%;⑧ 尿 17-OHCS 由 29.6mg 降至 14.8mg,接近正常;⑨治前曾2次流产,治疗中怀孕未发生流产,并于1981年6月16日足月顺产一女婴,发育正常;⑩于1980年12月28日停药观察10个月,远期随访未见复发。上述疗效,证明辨证准确,治法选药恰当。

二、有无肾实证

"肾有虚无实论"延续至今,有碍中医学的继承与发展。真无肾实证吗?否!不仅在理论上早有记载和论述,临证时也常遇到一些,但囿于"肾无实证"之说,不便确立,往往假以他证代之。《素问·玉机真脏论》:"帝曰,原闻五实、五虚。岐伯曰,脉盛、皮热、腹胀、前后不通、闷瞀,此谓五实;脉细、皮寒、气少、泄利前后、饮食不入,此谓五虚。"张志聪注解云:"心主脉,脉盛,心气实也;肺主皮毛,皮热,肺气实也;脾主腹,腹胀,脾气实也;肾开窍于二阴,前后不通,肾气实也;肝开窍于目,闷瞀,肝气实也……泄利前后,肾气虚也。"《灵枢·本神》:"肾藏精,精舍志,肾气虚则厥,实则胀,五脏不安。"《灵枢·胀论》:"肾胀者,腹满引背,央央然腰髀痛。"上述记载说明,五脏病变不仅有虚证,还有实证,肾也在其中,既有肾虚证,又有肾实证。肾虚证的表现为泄利前后,厥;肾实证的表现为实则胀,前后不通,腹满引背,央央然腰髀痛,五脏不安等。肾虚证已为历代医家所接受,并不断得到发展与提高,而肾实证未被后世所继承,甚至有遭废弃的危险。既然有肾实证的存在,就应予以一定的地位,盲目抛弃此观点,显然是不对的。近年来已有学者对肾实证进行了探讨,以充分的论述重申了肾实证的存在及其临床意义，并较具体地提出湿热蕴积肾经、瘀血阻滞肾经、砂石停留在肾、心肝实火及肾等病证应属肾实证范围。这对继承发扬中医学来说无疑是一大贡献。细究之，皮质醇增多症，这一肾上腺皮质功能亢进性疾病，亦应隶属于肾实证。

近代关于"肾"实质的研究已经证实，除肾脏本身外，下丘脑-垂体-肾上腺皮质系统也概属于"肾"的范围。这个系统功能失调，可导致诸般疾病，但不外两类：一类为功能减退，如阿狄森病；一类为功能亢进，如皮质醇增多症。就其主要表现来看，前者有显著的皮肤黏膜黑色素沉着，尤以面部为甚（黧色现于面庭），消瘦，体重减轻，食欲不振，恶心呕吐，腹泻或便溏，精神萎靡，头晕而血压降低，恶寒肢冷，易感冒，毛发枯槁，腋毛、阴毛稀少或脱落，男性阳痿、滑精，妇女多有腹冷、白带清稀、月经闭止、不育，舌质淡胖嫩，有齿痕，舌苔白滑，脉多沉迟细弱等，以及空腹血糖降低、OGTT呈低平曲线、尿17-OHCS显著低于正常。后者则有面部红润多脂如满月，并有痤疮，皮肤可见对称性的索条状紫红纹，肥胖，体重增加，呈进行性，脂肪堆积，以面、颈、背、腹部为著，呈向心性，显著饥饿感，食欲亢进，食量增多，大便干燥量少，或几日不大便，倦怠思睡，或烦躁不安，头痛头晕而血压升高，恶热肢温喜冷饮，很少感冒，全身毳毛和体毛增多，男性阳痿，性欲减退，妇女月经减少，甚至闭经，或阴蒂增大，阴毛可呈男性分布，多不易怀孕，或流产，舌质舌苔多无显著变化，脉多数有力等，以及空腹血糖升高、OGTT呈糖尿病样曲线、尿17-OHCS显著高于正常。"阳胜则热，阴胜则寒……邪气盛则实，精气夺则虚"。"凡是活动的、上升的、明显的、进行性的、机能亢进的……都属于阳；沉静的、下降的、隐晦的、退行性的、机能衰减的……都属于阴。"以八纲辨证分析，前者无疑是里虚寒证，阴证；后者必然是里热实证，阳证。以脏腑辨证分析，前者当为肾虚证，后者而是肾实证。

三、临床辨证施治证明本病的证候性质是肾实证

1. 从临床辨证上分析

顾氏辨证认为"此证之成，初由肝失条达，气火内郁，湿浊蕴阻不得宣越。肝为肾子，子病及母，肝肾二脏内寄相火，相火循冲任之脉上升"，陈氏根据三焦相火来源于命门，寄于肝胆之说，认为本病主要是"三焦相火偏旺"，并提示肾上腺皮质功能亢进与三焦相火偏旺及相火寄于肝胆有关。笔者依据本病的症状特点，从八纲辨证着手，认为符合"阳证、里证、热证、实证"，并概括为"实热蔽痼，气血俱结"。以上三种看法，就本病的全身症状来讲，不无道理，尤其前两者对机理的分析可谓妥帖，但对病变部位和证候性质的讨论似感笼统。

中医学因受历史条件的限制，缺少类似本病的详尽描述，但细审本病的发病机理和临床症状，与《内经》记载的"肾实证"及其主要表现又颇相似。如本病具有的进行性、向心性肥胖，面部红润多脂如满月，颈、背、腹部脂肪堆积，皮肤菲薄、紧张、绷急，全身有憋胀感觉，则与"实则胀"相近；腹大如球形，腹部憋胀满闷，甚至影响背部亦感不适，恰与"腹满引背"一致；肥胖，骨质疏松，腰脊腿股疼痛等，与"腰髀痛"酷似；大便干燥量少，或几日不大便，是"前后不通"之一。患者出现的心悸气短，动则汗流夹背，倦卧思睡，烦躁易怒，健忘多梦，甚至躁狂，精神抑郁，是"心不安"；头痛头晕，血压升高，面部痤疮，两手麻木，是"肝不安"；显著饥饿，食欲亢进，食量增多，大便干燥量少，或几日不大便，是"胃不安"；男性阳痿、性欲减退，妇女月经不调、量少、或闭经、不孕、流产，以及眉毛、胡须、腋毛、阴毛和全身毳毛增多，是"肾不安"。尽管本病的临床表现十分繁杂，涉及机体各个系统，但其病理根本却在于肾上腺皮质功能亢进，分泌了过多的皮质醇类激素。由此可以判定本病的病变部位在于"肾"，而证候

性质则是"肾实证"。

2. 从治疗实践中探求

查阅多数历代医家的医案著作，未发现类似本病的治疗记录。近年来中医治疗报道虽属不多，但复习治疗经过和治法用药经验，对明确本病的证候性质也有裨益。顾氏所治1例，先用柴葛疏解，佐芩连之苦、夏朴之辛开泄，后用龙胆泻肝汤合平胃散二方加减，泻肝火，化湿浊，连进约60剂，诸恙逐渐消失。陈氏以龙胆草为主辨治2例（1例用龙胆草9g，夏枯草15g，菊花12g，钩藤12g，珍珠母31g，夜交藤31g，丹参12g，黄精15g，太子参31g，女贞子12g，旱莲草12g，有时加入知母、丹皮、泽泻、续断、杜仲、牛膝、沙参、五味子等；1例用龙胆草9g，黄芩9g，栀子9g，夏枯草12g，菊花9g，钩藤15g，夜交藤31g，车前子9g，黄精15g，女贞子12g，旱莲草12g，桃仁9g，红花9g。服药后胃纳差，苔腻，加白豆蔻、法半夏、陈皮、茯苓、厚朴、枳壳等）分别治疗4～6个月，收到1例治愈、1例好转的疗效。前者的治法是"实者散而泻之""结者散之""上者下之"；后者是"从肝胆泻相火""泻肝即所以泻肾"。笔者亦按"实则泻之"的法则，用大承气汤加味治疗7例（用药、服法见病案举例），服药40～240剂〔平均114剂），取得6例满意、1例进步的疗效。综观上述10例的治疗实践，尽管用药不同，皆取"泻实"法则。经过治疗观察，不仅典型体态消失，体重下降，紫红纹消退，且饥饿多食，头痛头晕，心悸气短，倦怠乏力，烦躁不安，大便干燥，月经失调或月经闭止，以及血压升高等症征都得到改善。血嗜酸性粒细胞直接计数升高，空腹血糖和OGTT恢复正常，测定尿17-OHCS或血浆皮质醇下降至正常范围，或接近正常。如此疗效，可概括为"实去，胀消，五脏皆安"。

本病采用"泻实"方药治疗，取得上述疗效的机理主要在于对下丘脑－垂体－肾上腺皮质系统的某一环节呈现缓慢抑制作用的结果。所谓

"泻实"，当是"泻肾之实"，"肾实"得消，亢进的肾上腺皮质功能得以抑制，诸症始能消退，疾病遂趋向愈。

另据国内学者在"肾虚病人尿中17-羟类固醇排泄量改变的观察"中，已经证明"肾阳虚24小时尿17-羟排泄量显著低于正常，经补肾为主的中医辨证施治后即回升至正常范围"。并证实：中医肾虚机制中，可逆性的肾上腺皮质代谢可能为其中一个环节。中医补肾药物对肾上腺皮质代谢有一定的调节作用。肾虚者因肾上腺皮质功能减低，尿17-OHCS排泄量显著减低，给以补肾方药治疗，使减低的功能得以提高，尿17-OHCS排泄量回升正常。那么与其相反的皮质醇增多症，因其肾上腺皮质功能亢进，尿17-OHCS排泄量显著高于正常，用"苦寒泻实"方药治疗，缓慢抑制亢进的肾上腺皮质功能，使增高的尿17-OHCS排泄量下降至正常范围，或接近正常，亦可推断"苦寒泻实"方药对肾上腺皮质功能代谢也具有一定的调节作用。据此亦可证明，本病的证候性质当属"肾实证"。

四、小结

①本文从理论和实践上初步阐明皮质醇增多症的证候性质，以八纲辨证分析，应为里热实证、阳证；以脏腑辨证分析，应为肾实证。

②对皮质醇增多症的治疗，按"实则泻之"的法则，选用大承气汤加味或龙胆泻肝汤等方药治疗，可获得较满意疗效。

③明确和掌握中医对皮质醇增多症的辨证施治规律，摸索出一条中医中药治疗的有效途径，实有必要。

辽宁中医杂志，1982，（2）：15～18.

X 其他急难重症

滋养肾阴合活血化瘀治疗原发性血小板增多症

原发性血小板增多症（Thrombocythemia）系骨髓增殖性疾病，病因至今未明。临床以血小板持续增多，伴有自发性出血倾向，血栓形成，脾脏肿大及白细胞增多为特征（上海第一医学院主编《实用内科学》），因其有反复出血倾向又称出血性血小板增多症，属于较罕见的疑难病证之一，迄今少有中医中药治疗报道。笔者以滋养肾阴合活血化瘀方药治疗2例，结果血小板计数降至正常，白细胞总数减少，出血倾向消失，骨髓象改善，近期疗效尚属满意。特做介绍，并就辨证施治中的一些问题予以讨论。

一、典型案例

例1：女，29岁。1974年4月4日诊治。因脾脏肿大5年，伴齿衄出血就诊。查脾脏肿大左肋下10cm，中等硬度，可触及切迹，活动度好，有轻度压痛。血小板计数80×10^9/L，白细胞总数20.5×10^9/L，红细胞500×10^{12}/L，红细胞压积40%，出血时间1分钟，凝血时间10分钟，血块收缩时间1小时，束臂试验（+），大便潜血（+）。骨髓血细胞检查显示血小板明显增多。除外一时性或继发性血小板增多，诊断为原发性血小板增多症。

患者精神不振，面色暗滞，低热（体温37℃～38℃），午后热势稍显，鼻、齿衄血，血色鲜红，身倦乏力，食欲欠佳，口中苦黏，呕吐恶心，脘腹痞闷胀满，脐腹隐隐作痛，大便涩滞不爽，小便黄褐，舌质紫红，苔黄厚腻，脉细数。湿热阻滞中焦，瘀血出血。先以清化湿热，行瘀止血治疗观察。茵陈30g，黄芩12g，栀子12g，厚朴6g，银花30g，川芎9g，赤芍12g，桃仁12g，红花12g，水蛭6g。服药6剂，低热消退，呕恶消失，脘腹痞闷好转，大便通畅，口和不苦，食欲改善，苔黄腻消退变为白苔，湿热化解，气机条畅。但脐腹隐痛未减，鼻、齿龈仍有衄血，舌质依然紫红。查白细胞总数 $10×10^9/L$，有所下降，血小板计数反增至 $300×10^9/L$。同时出现口干咽燥，腰膝酸软，心烦不安，夜寐不宁等肾阴不足证情。遂改用滋养肾阴、活血化瘀方药治疗。生地黄30g，玄参30g，川芎15g，赤芍15g，红花15g，三棱9g，桃仁9g，水蛭6g。连服20剂，脐腹隐痛消失，鼻、齿衄血停止，口干、心烦、腰膝酸软好转，夜寐转安，舌质转为淡红。大便潜血转阴。骨髓血细胞检查与治前比较血小板显著减少；血小板计数由治前 $80×10^9/L$ 逐渐下降至 $61×10^9/L → 43×10^9/L → 24.6×10^9/L → 24×10^9/L$，白细胞总数由治前 $20.5×10^9/L$ 逐渐下降至 $10×10^9/L → 7.2×10^9/L → 4.6×10^9/L → 3.6×10^9/L$，红细胞由治前 $500×10^{12}/L$ 降至 $435×10^{12}/L$。病情改善，疾病趋向缓解。

例2：男，42岁。1984年11月7日诊治。患者头晕、乏力、齿龈出血1年。查血小板计数（60~100）$×10^9/L$，白细胞总数 $18.2×10^9/L$，B型超声检查示脾脏偏大。1984年6月2日、7月3日、11月1日3次检查骨髓血细胞，均为增生性骨髓象，巨核细胞114~227/mm^3，血小板成堆多见。除外一时性或继发性血小板增多，诊断为原发性血小板增多症。6~10月间某医按气血两虚、气不摄血处置。以归脾汤加阿胶、荆芥炭、侧柏炭治疗。服药近百剂，非但病情不减，血小板计数升高为 $106×10^9/L$，白细胞总数高达 $31×10^9/L$。

患者除有头晕、乏力、齿衄外，面色紫暗不鲜，口唇、手指末端、爪甲显著紫青，胸部憋闷不适，颈项部拘束不舒，鼻衄，齿衄，血色鲜红，腰膝酸软，口干咽燥，不欲饮水，时有口苦，心烦心悸，尤以情绪激动时显著。夜寐多梦，健忘，手足心热，两手掌发红，舌质紫红苔白薄,脉细数。证属肾阴不足、阴虚火旺,血液瘀滞脉络,瘀血出血。治宜滋养肾阴、滋阴降火,活血化瘀、散瘀止血。

生地黄 12～18g,玄参 12～15g,丹皮 12～15g,知母 9～12g,黄柏 9～12g,赤芍 12～18g,红花 12～30g,丹参 30～60g,川芎 9～15g,益母草 15～30g,桃仁 6～9g,紫草 12～18g,水蛭 6～9g。有时加用葛根 9～12g,降香 12～15g,伸筋草 15～30g,桑树枝 15～50g。服药 24 剂,头晕胸闷、心烦心悸、腰膝酸软、口干咽燥、五心烦热等症好转,衄血停止。治疗期间复查血象 8 次,血小板计数逐渐降至正常,分别为 30、34、34、35、25、24、14、14×10^9/L,白细胞总数减少为(11～13)×10^9/L。1985 年 2 月 26 日复查骨髓血细胞,与治前比较有所改善,巨核细胞 35/mm^3,血小板减少。病情好转,疾病趋向缓解。

二、讨论与体会

关于本病的治疗,既往多以马利兰、环磷酰胺等化疗药物抑制骨髓增殖,但存在抑制骨髓造血细胞的缺陷;选用阿司匹林、潘生丁、消炎痛等药对抗血小板聚集,防止血栓形成,疗效尚不好估价。中医中药如何辨证施治,尚需通过实践,不断总结经验,摸索较为有效的治疗途径。

1. 肾阴不足是其本,血瘀脉络是其标

盖肾主骨,骨生髓,髓生血。既然本病是骨髓增殖性疾患,病变脏腑责之于肾,似无疑义。肾为水火之脏,有阴有阳,阴虚则阳亢,表现为机能亢奋;阳虚则阴盛,表现为机能衰减。肾阴不足,阴虚阳亢机理是髓增殖功能偏盛致病较为合理的解释,与阳虚阴盛引起骨髓增殖功能障碍、低下、减损等衰退机制自有不同。临床所见精神不振,腰膝酸

软，口干咽燥、心烦心悸、夜寐不宁，多梦健忘，手足心热，舌质发红，脉细数等症均为肾阴不足、阴虚火旺征象。由于血液中血小板增多，瘀滞于脉络，血液流行不畅，故见面色暗滞不鲜或紫暗，口唇、手指末端、爪甲紫青，头晕，颈项拘束不舒，胸部憋闷不适，脐腹隐隐作痛，舌质发紫等瘀血证情。脾脏肿大隶属于癥积范围。《灵枢·百病始生》："凝血蕴裹而不散，津液涩渗，著而不去，而积皆成矣。"《诸病源候论》："瘀久不消则变成积聚癥瘕也。"《证治准绳》："瘀血成块，坚而不移，名曰血癥。"说明血瘀内结是形成癥积（脾脏肿大）的主要原因。鼻衄、齿衄、大便下血（大便潜血+）等不同部位的出血系瘀血引起。因瘀阻脉络，流行不畅，血不循经而见诸般出血，与气虚不能摄血，脾虚不能统血，血液外溢迥然有别，切勿混淆。《血证论》："失血何根，瘀血即其根也。""既是离经之血，虽清血、鲜血，亦是瘀血。"

2. 滋养肾阴治其本，散瘀止血治其标

针对肾阴不足选用生地黄、玄参滋养肾阴治其本，阴虚火旺者加用知柏，希图抑制骨髓之增殖，川芎、红花、丹皮、桃仁、三棱、丹参、水蛭等药活血化瘀、散瘀止血治其标，以期对抗血小板聚集，防止血栓形成。标本兼顾，二例均收到血小板计数降至正常，出血倾向停止，白细胞总数减少，骨髓象改善病势趋向缓解的疗效。至于本法能否或怎样抑制骨髓之增殖，尚待经过较多病例的临证观察和实验研究加以证实。

验之临床，还须仔细揣度。例一初诊时，湿热显著，舌质紫红而舌苔黄腻。证属湿遏热伏，不宜早用滋凉，否则有碍湿邪化解，并有冰伏之嫌，但用芩、栀、茵、朴清化后，湿热虽去而血小板计数反增至$300×10^9$/L，可能与芩、栀之苦寒，厚朴之苦温，更伤不足之肾阴，加重瘀血有关。遵《温热论》"湿遏热伏，当先泄湿透热"之意，先开泄湿邪，湿邪化解后，逐用滋凉散瘀之剂，疾病迅速趋于好转。再如例

二，前医误为气血两虚，多用参、芪、归、胶，并配伍炭类药物止血，病情不减，衄血依归。血小板计数却增高为 160×10^9/L。缘何？本非气血亏虚，辄用甘温补益，更伤不足之肾阴，瘀血益甚；衄血源于瘀阻脉络，并非气虚失统。盖瘀血出血，"总以去瘀为要""宜行血不宜止血，血不行经络者，气逆上壅也，行血则血循经络，不止自止，止之则血凝"。可见活血化瘀，散瘀行血，恰合病情。炭类药物，性属胶黏凝滞，必然加重瘀血，焉能止血。基于上述，本病宜用滋凉，不宜苦寒泄热和甘温补益；宜用活血散瘀，不宜炭类胶黏。以上看法，多有谬误，谨望同道教正一二。

辽宁中医杂志，1985，9（5）：26~27.

燥湿健脾治疗结肠息肉

结肠息肉与肠癌关系密切（中山医学院主编《病理学》），虽可采取手术切除，但因疗法复杂多不施行。笔者以燥湿健脾方药治疗多发性和单发性结肠息肉各1例，结果息肉消除，近期疗效满意，报告如下。

例1：多发性结肠息肉

张某，女，48岁。1985年12月18日诊。患者腹胀、腹痛、腹泻、大便带血2年余，按慢性肠炎接受黄连素、痢特灵、锡类散保留灌肠以及参芪苓术健脾利湿方药治疗无效。1985年9月4日X线结肠气钡双重造影、摄片，直肠、乙状结肠及结肠下段可见多数圆形充盈缺损及环状透亮区，边缘光整，直径3~4mm，报告为直肠、乙状结肠、降结肠下段多发性息肉。1985年9月25日结肠纤维镜检查，示多发性结肠息肉，符合X线造影及摄片所见。刻诊：面色萎黄，形体消瘦，身倦乏力，食欲不振，口中苦黏，食不知味，两胁肋处时有胀痛，心烦易怒，呕恶嗳气，脘腹胀满，少有矢气，腹部隐隐作痛，脐周围及左下腹部疼痛明显，腹泻，有涩滞不爽感觉，大便表面附有少量鲜血，舌苔黄滑，脉缓。此乃湿浊内阻，郁久化热，湿热阻滞，气机不畅。治以燥湿健脾，清化湿热，通调气机。龙胆草9~12g，黄芩9g，黄连3~6g，苍术、陈皮各6g，草豆蔻9g，草果6g，白蔻仁3g，砂仁、焦山楂、焦槟榔各6g，厚朴、枳实各3g，莱菔子15g。腹痛显著加木香6g，胁肋胀痛加香附6g，腹胀较甚加大腹皮9g。服48剂，腹胀、腹痛、腹泻、便血等症消失，饮食增进，大便调和，舌苔薄白，病情好转。1986年3月15日复查X线结肠气钡双重造影，未见息肉征象，与治前X线摄片比较、对照，多发性结肠息肉消失，收到近期疗效，改用健脾和胃方药调理，巩固疗效。

例 2：单发性结肠息肉

李某，男，27 岁。1986 年 4 月 27 日诊。患者 1982 年 8 月 10 日患急性菌痢，迁延转为慢性，腹部疼痛，间断性腹泻，下坠，大便带有脓血，曾 3 次住院治疗，用柳氮磺胺吡啶、黄连素等药治疗效果不显。1985 年 1 月 19 日乙状结肠镜检，在 27～20cm 处有黏膜充血，18cm 处有息肉样突起，18cm 至肛门口直肠黏膜轻度充血，报告为慢性结肠炎、单发性结肠息肉。用庆大霉素、痢特灵、黄连素和锡类散保留灌肠以及参、苓、术、草、乌梅、肉豆蔻、诃子肉等健脾利湿、涩肠止泻，亦无改善。刻诊：面色苍白，身倦乏力，食欲不振，口中苦黏，时有呕恶，脘腹胀满，腹痛，脐周围及左下腹部疼痛明显，按之疼痛加重，少有矢气，腹泻，大便涩滞不爽，带有脓血，下坠，肛门灼热，舌苔白黄厚腻，脉象沉滑。此乃湿浊困脾，湿热内阻大肠。治拟燥湿健脾，清化大肠湿热，通调气机。陈皮、苍术、半夏各 6g，草豆蔻 9g，砂仁 3g，厚朴、枳实各 6g，莱菔子 15g，焦槟榔、木香各 6g，黄连 3g，黄芩、黄柏各 9g。消化不良加焦山楂 9g；谷麦芽 10g；腹痛较甚加香附 6g，川楝子 12g。服药 60 剂，腹部胀痛、腹泻、大便脓血、下坠等症好转，饮食增进，大便调和，舌苔薄白。1986 年 9 月 19 日复查乙状结肠镜检，18cm 处息肉样突起消除，18～17cm 处仍有轻度肠壁充血。单发性结肠息肉消失，收到近期疗效，改用健脾和胃方药调理，巩固疗效。

结肠息肉的病因迄今尚未明了，多认为是结肠慢性炎症刺激增生所致，中医依据病情当属湿阻。《金匮要略心典》记载："中湿者，亦必先有内湿而后感外湿，故其人平日土德不及而湿动于中，由是气化不速，而湿侵于外，外内合邪。"说明外湿与内湿在发病机理上是密切相关的，验之临床，尚须分清孰轻孰重、孰主孰次，是湿邪困脾，还是脾虚生湿。前者外湿为主，属实，当燥湿健脾，多用平胃、二陈辈；后者内湿为主,属虚,应健脾利湿,宜选参芪术苓等。轻重不分,主次不明,虚实不辨,必有虚虚实实之弊。两例患者,湿病日久,虽有脾虚表现,但以外湿证情为多,如腹胀、腹痛、腹泻、便血、舌苔黄滑、黄腻等。径用参芪苓术、乌梅肉蔻健脾利湿,涩肠止泻,则实其所实,湿浊益甚,焉能取效。湿浊久留,困阻脾土,影响运化;湿郁化热,内阻肠道,气机失畅,是症不除。选用苍术、草果、草豆蔻、砂仁、肉豆蔻等药燥湿强脾,改善脾运;陈皮、木香、厚朴、枳实、槟榔、莱菔子等品理气除湿,调畅气机;黄芩、黄连、黄柏等味清化湿热,消除大肠内阻湿热。湿浊得除,气机调畅,湿热化解,脾运复常,既能改善腹胀腹痛、腹泻便血等症,又能纠正肠道的慢性炎症刺激,对于结肠息肉的消除肯定有积极意义,其确实机理尚需临床实践和实验研究予以证实。

辽宁中医杂志,1987,(4):17~18.

"五脏皆令人咳"及其临床

咳证虽多，无非肺病，但"五脏六腑皆令人咳，非独肺也"的理论（《素问·咳论》），从整体观念出发，揭示了咳嗽一症与五脏六腑之间的病理关系。后世医家在此理论基础上经过长期临证实践创造出许多有价值的分类方法和治疗方药，对中医咳证学说的发展有深远影响，至今仍有指导意义。

《素问·咳论》云："肺咳之状，咳而喘，息有音，甚则唾血。心咳之状，咳则心痛，喉中介介如梗状，甚则咽肿、喉痹。肝咳之状，咳则两胁下痛，甚则不可以转，转则两胠下满。脾咳之状，咳则右胁下痛，阴阴引肩背，甚则不可以动，动则咳剧。肾咳之状，咳则腰背相引而痛，甚则咳涎"等五脏咳之不同特征，仅就临床验证情况和施治体会作粗浅分析。不当之处，敬请指正。

咳嗽固然多见于肺疾，而临床上的某些病证，细审病情，深究病源，则与其他脏腑功能失调、障碍或衰减有关。也就是说，心、肝、脾、肾疾病影响到肺部时亦能引起咳嗽。"天气通于肺"，肺为娇脏，主宣发与肃降，呼之则虚，吸之则满，只受得自然界之清气，受不得外来之邪气，邪气客之则呛而咳。"肺朝百脉"，为脏腑之华盖，只受得脏腑之精气，受不得脏腑之病气，病气干之亦呛而咳。验之临床，外感之咳，其来在肺，如风寒、风热、燥热等外邪袭肺、痰热阻肺等咳证，出现咳嗽，或咳喘，喉中有水鸡声，吐痰白黏，或白黄相兼，或黄痰稠黏不易咳出，或如脓性痰，或咯吐血痰等一系列表现，与"咳而喘，息有音，甚则唾血"等肺咳之状大致相似。针对病情采取疏散外邪、宣肺止咳、清化痰热、化痰排脓等相应措施，治疗急性支气管炎、喘息性支气管炎、百日咳、慢性支气管炎感染加重期、大叶性肺炎、支气管扩张、肺脓疡等急性呼吸道感染性疾病，疗效实属满意。而内伤咳嗽则多责之于心、肝、脾、肾脏腑功能失调，从本施治，非独治肺所能奏效，必须针对脏腑功能失调之阴阳盛衰，气血虚实，主治他脏疾患，始能收到满意疗效。这一经验正是中医学辨证施治理论体系的精髓所在。

心主一身之血脉，诸血者皆属于心，血液流行须赖心气之鼓动，如环无端，周流不息，肾为水脏，主水液，司开阖，维持机体的水液代谢。当心气不足或心肾阳气虚衰时，心主血脉和肾主水液功能低下或衰减，血液流行不畅而瘀滞，水液代谢障碍而停蓄，血液、水饮郁聚肺中影响肺气，呈水饮犯（射）肺之状。肺之宣发肃降功能失常，必然引起咳嗽或咳喘，咳吐多量泡沫清稀痰涎或咯血，甚至咳逆倚息不得卧。这些表现与"咳则心痛，喉中介介如梗状，甚则咽肿、喉痹"等心咳之状有所不同，而与肾咳之状的"咳涎"又颇相似，尚须进一步在临证时验证。是证心肾病变为本，肺咳为标。轻者补益心气，振奋心阳；重者心肾同治，温阳化饮，改善心主血脉和肾主水液功能，肺中瘀血畅行，水饮运化，肺气得利则咳嗽必减。诸如四君子汤、苓桂术甘汤、参苓白术散（丸）、炙甘草汤、参附汤、真武汤、附子汤、四逆汤等方药，对于心功能不全或心力衰竭而引起的咳证，可针对病情选择应用。

例1：王某，女，20岁，营业员，1976年8月10日诊治。

患者1966年起有咳嗽吐泡沫稀痰，常用银翘桑菊、杏桔橘蒡以及通宣理肺丸和复方甘草片等药治疗无效，病情日甚。劳累时有显著心悸气喘，小便不利，下肢浮肿。1968年发生心力衰竭住院救治时，确诊为风湿性心脏病二尖瓣狭窄。近因治护失宜，操劳过度，病情加重，频频咳嗽，咳吐多量白色泡沫稀痰，气短喘促，夜间尤甚，面色苍白，两颧紫红，唇紫舌淡，倦怠懒言，心悸，两下肢Ⅱ度浮肿，小便不利，四肢冷凉，脉沉细数弱。心气不足，心阳不振，水饮停蓄。补益心气，振奋心阳，温运水饮。党参12g，白术9g，茯苓9g，炙甘草6g，莲子肉9g，肉桂6g，泽泻9g，猪苓6g。服6剂，小便通利，浮肿渐消，咳嗽减少，病情好转。再服18剂，诸症悉平，恢复一般工作。嘱其常服参苓白术散（丸）9g，研末调服，1日3次，以巩固疗效。此证心病为本，肺咳为标，径用银翘桑菊、杏桔橘蒡宣肺止咳，徒治其标，不治其本，何效之有。缘橐钥有损，心气不足，心阳虚衰，心主血脉功能减损，血液不能畅行而瘀滞，水饮不能运化而停蓄，血液瘀滞于肺经，水饮停蓄于肺络，肺气不利，失却宣发肃降之职，故见频咳咯吐泡沫稀痰；夜间阴胜，瘀血、水饮蓄聚愈甚，迫肺作咳，入夜加重，一派阳虚阴盛，运化失常征象。以参草莲肉补益心气之不足，鼓舞血液畅行；苓桂术甘温阳化饮，更得泽泻、猪苓渗利水湿之力，运化水饮从小便而去，阴阳得以平衡，气化得以复常，肺咳即止。

　　肝之经脉，上入膈膜，分布胁肋，并注于肺。肝主疏泄，具少阳升发之气，宜升，肺主气，司呼吸，主治节，宜降。升降适宜以维护肺气的正常呼吸功能。肝气郁滞，疏泄失常，日久化火，木火刑金，肝火熏灼肺经，阻碍肺气肃降引起咳嗽，且牵引胁肋部位疼痛，或左，或右，或两胁疼痛不已，转侧不利。稍有不慎则咳嗽、胁痛加剧，咳甚则胁疼愈剧，胁愈疼则咳愈甚。此肝火上犯于肺之咳，肝邪冲逆于经之痛。这些表现与"咳则两胁下痛，甚则不可转，转则两胠下满"之肝咳病状大致相同。其证肝病为本，肺咳为标。治当清泄肝经有余之火，改善疏泄之职，肝火得清，肝郁得疏，升降适度，肺气宣利则咳嗽顿减。诸如龙胆泻肝汤、黛蛤散、柴胡疏肝散、当归芦荟丸之类对于干性胸膜炎，胸膜肥厚、粘连等疾患引起的咳嗽，皆可对证而施。

　　例2：林某，女，43岁，工人，1978年4月10日诊治。
　　患者发热（体温37.3℃～38.2℃），咳嗽，胸胁疼痛20余天，用桑菊饮、小陷胸汤和复方甘草片、止咳糖浆等药治疗无效。化验白细胞：11.6×10^9/L，中性78%，淋巴22%，胸透报告右下胸膜肥厚、粘连，横膈运动受限。咳嗽较剧，干咳无痰，牵引右胸胁疼痛如灼如刺，愈疼愈咳，愈咳愈疼，转侧不利，常以手护右胸胁，呼吸短促，不敢深呼吸，舌苔薄黄，脉弦略数。肝火犯肺，肺失清肃。治宜清泄肝火，平逆通络以止咳。青黛12g，海蛤壳12g，丹皮9g，黄芩9g，桑白皮12g，地骨皮12g，山栀子9g，瓜蒌皮12g，丝瓜络9g，竹叶3g。服药6剂，体温正常，咳嗽、胸胁疼痛减轻。再服18剂，病情好转。化验白细胞8.2×10^9/L，中性68%，淋巴32%；胸透报告右下胸膜轻度粘连。嘱其调畅情志以防肝郁化火再发。此证肝病为本，肺咳为标。用桑菊、小陷胸辈宣肺发表、化痰宽胸是治其标，焉能奏效。盖肝属木，肺属金，木生火，火克金，金克木，生克制化之常也。然木火有余反而侮金，是证作矣，其特点是咳嗽牵引胸胁作痛，虽咳而无痰或少痰，非一般肺疾痰咳可比。故用黛蛤丹栀黄芩清泄肝火以制木；蒌皮、桑皮、瓜络疏肝理气以通络。木火得清，肝络得通，肺不受侮，复其克木之常，肺气清肃下降而收咳止之效。

脾主运化，输布水谷精微，运化水湿，脾胃居中为气机上下升降之枢纽。脾不散精，肺因之而虚损，脾失健运，水湿不化，聚湿而生痰，上渍于肺，即"脾为生痰之源，肺为贮痰之器"，痰湿阻肺，壅塞气道，肺气失宣，故咳嗽痰多，咯痰稀白。这种表现与"咳则右胁下痛，阴阴引肩背，甚则不可以动，动则咳剧"之脾咳病状有所不同，尚须临证时细心体察。是证脾病为本，肺咳为标。治当健脾燥湿，理气化痰，运脾化湿，改善脾主运化功能。脾气得健，湿浊得运，气机得行，痰饮得化，肺气清肃则收痰少咳止之效。诸如二陈汤、平胃散、六君子汤等方药对于慢性支气管炎痰饮阻肺型可因证施治。若痰湿不化，蕴久生热，咳痰白黄黏稠，或黄痰咳吐不爽，舌苔白黄浊腻，当用黄芩、黄连、浙贝母、蒌仁等清化痰热。

例3：常某，男，72岁，农民。1976年10月23日诊治。

患慢性支气管炎、老年性肺气肿已十年余，咳吐痰涎，冬季加重，夏季缓解。近因气候骤变是病复发，咳嗽加剧，咳吐多量清稀白色痰涎，咳喘不已，胸部憋闷，气短懒言，身倦乏力，面色苍白，口中黏腻，食不知味，脘腹痞闷，呕恶嗳呃，两下肢浮肿，舌苔白腻，脉滑。脾虚失运，痰湿阻肺，气机不畅。燥湿健脾，理气化痰。陈皮9g，制半夏9g，茯苓6g，炙甘草3g，杏仁9g，苍术6g，厚朴6g，草豆蔻9g，白术9g，莱菔子9g。服药21剂，痰少、咳减、肿消、食进而病情好转。此痰咳因于慢性支气管炎，西医多责之于肺，每以控制感染、扩张支气管、止咳祛痰为治，疗效多不满意，为何？仅着眼于肺部痰咳之标，忽视生痰之本。中医学却认为病之缘起于脾虚湿盛。予以燥湿健脾，理气化痰。从脾施治，每获良效。历代医家积累了丰富的经验，供吾辈借鉴。然"善治痰者，不治痰而治气，气顺则一身之津亦随气而顺矣。"所谓治气，乃用甘温或苦温之药调理气机，恢复脾气运化水湿之常，则痰饮自消。本证用二陈汤合平胃散之意即着眼于此。更加杏仁宣达肺气；草豆蔻燥湿理气；莱菔子利痰下气，上中下三焦气机顺畅，水湿布化，则收上焦痰饮消、咳喘止；下焦小便利、浮肿去的满意疗效。

肺痨咳证虽因于"肺虫居肺叶之内，蚀人肺系"（《诸蚤飞尸鬼疰》），但据证析理与肾有关。"男子二十前后，色欲过度，损伤精血，必生阴虚火动之病，睡中盗汗，午后发热，哈哈咳嗽，倦怠无力，饮食少进，甚则痰涎带血。"（《明医杂著·劳瘵》）盖肺属金，肾主水，水克火，火克金，肾阴不足，虚火妄动，必见骨蒸潮热、梦遗失精、女子经闭，甚则真阴亏耗，心肝火盛上炎于肺，更加消灼肺金，出现盗汗不寐、烦躁易怒、胸胁疼痛。心悸、频频咳血，肺肾俱病。这些表现与"咳则腰背相引而痛，甚则咳涎"之肾咳病状有所不同，亦须临证时深入研究，加以验证。是病独治其肺，不滋肾阴，虚火妄动，更烁肺金，肺阴不足，虚火愈盛。善治者，一要润肺杀痨虫，二要滋肾降虚火，肺肾同治，疗效必著。诸如百合固金汤、月华丸、秦艽鳖甲散、大补阴丸、补髓丹（牛脊髓、羊脊髓、团鱼、乌鸡、山药、莲肉、大枣、霜柿、阿胶、黄蜡、平胃散末、知母、黄柏、四君子末）（《十药神书》）等方药均可针对浸润型肺结核、慢性纤维空洞型肺结核化裁治疗，多获良效。

例4：石某，男，26岁，农民。1976年10月13日诊治。

患浸润型肺结核已3月余。用链霉素治疗半月因出现耳鸣耳聋而停药。现症午后低热（体温37.5℃～38℃），五心烦热，干咳少痰，有时痰中带血，音哑声嘶，胸疼，颧红，唇红，心悸，烦躁易怒，头痛，夜寐多梦，盗汗遗精，腰脊酸软，身倦乏力，食欲不振，形体消瘦，舌红少苔，脉细数。肺阴不足，阴虚火旺，肺肾两虚。滋阴润肺，滋肾降火。百部15g，百合12g，白及15g，沙参30g，川贝母9g，麦冬9g，生地9g，地骨皮12g，丹皮9g，知母9g，黄柏9g，十大功劳叶12g。治疗2个月，服药18剂，胸透报告示右上肺结核吸收好转。嘱其慎起居，调饮食，远房帏，防止复发。对于肺结核病，西医多用链霉素、雷米封等抗痨药物治疗，有一定疗效。设若对链霉素过敏，或有显著不良反应，或耐药，多求助于中药。按肺痨之咳，病虽在肺，而与肾虚有关。当以补虚为主，参以杀虫。若偏执润肺杀虫，则清润有余而降火不足，火盛更灼肺金。肺肾同治，滋肾水，降虚火，即"壮水之主以制阳光"之意。肾水得养，虚火得降，火不克金，肺金清肃，呛咳向愈。故用百部、白及、沙参等药润肺杀虫以绝其本；生地、丹皮、知母、黄柏等药滋肾降火以复其元。

除却上述五脏咳外,《素问·咳论》还有"胃咳""胆咳""大肠咳""小肠咳""膀胱咳""三焦咳"等各具一定特征的六腑之咳,亦有必要在临床上细心体察,深刻分析,分别予以验证,以便继承发扬中医学的咳证学说。

辽宁中医杂志,1983,(2):31～33.

干燥综合征与"燥胜则干"

干燥综合征（Siogren Syndrome 简称 SS）为慢性炎症性自身免疫性疾病。临床上以干燥性膜结膜炎、口腔干燥症、类风湿性关节炎或其他结缔组织病等表现为特点。三大症状中见有二者，即可诊断为本病。如只有口、眼干燥症，可称为口眼干燥综合征（Sicca Syndrome）。依据本病特点将其归属于中医"燥病"范围，似无疑义。

迄今关于本病病原与发病机制虽有免疫紊乱和淋巴瘤的发病之间存在某种联系或有共同基础之说，但其确实病因病理仍未完全阐发明白。而中医学所论"燥胜则干"（《素问·阴阳应象大论》），"诸涩枯涸，干劲皲揭，皆属于燥"（刘完素《素问玄机原病式》），因燥而致阴液干涸的病变机理，似可弥其不足之一二。目前尚乏根治之术，对症处理效果亦不理想。皮质激素虽为首选药物，但长期应用又非所宜。而中医学所制定"燥者润之""燥者濡之"的治疗原则（《素问·至真要大论》）在医疗中长期实践，总结出不少滋阴润燥、滋养阴血的治疗方药。

《清代名医医案精华·张千里医案·燥病》中载一类似 SS 的证治记录，辨证准确，论理精当，治法合理，用药切合，疗效满意。兹举出供吾辈借鉴。"向有胕肿，或大小足趾痛不能行，每发必纠缠累月，近因心境动扰，先觉脚痛，继以齿痛，延及左半头额颧颊，甚至身热左耳流脓，迄今两旬，耳脓及额俱痛而彻夜不能成寐，烦躁益增，咽腭干燥，耳鸣口干，咯有凝血，食少便难，脉两关弦，素体操劳忧郁，由来久矣。心脾营虚是其质。近来复感风燥之火，上烁肺金，金不制木，肝阳化风化火，上扰清空，肺胃津液皆为消烁，是以现症种种，虚实混淆，宜先用甘凉濡润，以存津液，以化虚燥。鲜生地、知母、胡麻仁、夏枯草、茅根、驴皮胶、麦冬、杭黄菊、西洋参、桑叶、石决明、枣仁、川芎、川贝母。"

据葛氏等观察25例SS的病情分析，口干、舌燥、鼻干、眼干、咽干、皮肤干燥，以及游走性关节和肌肉酸痛等主要症状，与《医门法律》所记述的"左胁痛，不能转侧，嗌干面尘，身无膏泽，足外反热，腰痛惊骇筋挛……目昧眦疮"等燥病证情基本相符。然燥病为干涩不通之疾，应分内伤外感。外感者，系由天时风热过盛，或因深秋偏亢之邪，始必伤人上焦气分，肺胃先应，时令燥热之邪为患，性质属实。治宜辛凉甘润，滋养肺胃。内伤者，乃人之本病，精血下夺而成，或因汗下失宜，或因偏摄燥剂，或因久食辛辣苦燥，病从下焦阴分而起，肝肾阴亏则槁乎于上，性质属虚。治用纯阴静药，柔养肝肾之阴。大忌苦燥，最喜甘柔。若延误失治病及血分，精血枯竭，非以血肉有情之品滋填不可。据此详辨SS的病情，既不同于时令燥热之邪侵袭人体引起的秋燥病，又非一般热盛阴伤和阴虚火旺病证可比。而是由汗下失宜，或偏摄燥剂，或久食辛辣苦燥等原因，戕伤阴精，引起胃阴不足、肺阴不足、肝阴不足和肾阴不足，共同存在较为复杂的阴液枯涸、精血亏虚的"内燥"证候。审其因，不外汗下失宜，或偏摄燥剂，或久食辛辣苦燥等诸般缘由；析其理，由"燥"而致胃、肺、肝、肾等脏腑阴液俱虚，精血涸竭；查其症，则有口、舌、鼻、咽、眼、皮肤干燥，以及关节疼痛、筋脉挛急等主要表现；辨其证，属虚无疑；论其治，应以甘凉濡润、滋养阴液、填补精血为法。验之临床，尤须针对病情斟酌处置。

口干舌燥，影响咀嚼，吞咽干燥食物困难，甚至讲话亦不爽利，食不知味，食量少，大便难，形体日渐瘦削，应责之于胃阴不足。胃阴不足，津不上承，轻者口舌干燥，重者筋脉失养而有咀嚼困难，吞咽不便和讲话不爽。后天之本既虚，胃不纳谷，何以滋养五脏六腑、四肢百骸之需，日久必形体羸瘦。治宜滋养胃阴，如麦冬、石斛、天花粉、芦根、西瓜翠衣、火麻仁，以及益胃汤、五汁饮、牛乳饮（牛乳）等方药均可酌情选用。

鼻干，或鼻中有燥热感，嗅觉不敏，声音嘶哑，干咳少痰，痰黏不易咳出，或痰中带血块、血丝，皮肤干燥，毛发焦枯，应责之于肺阴不足。肺开窍于鼻，肺和则鼻能知香臭，肺合皮毛。肺阴不足，鼻窍和皮毛皆失滋养润泽之源，即见鼻干，不辨香臭和毛发枯槁；肺阴不足，肺气失宣，可见干咳痰少而黏；燥伤肺络，故有痰中带血。治宜滋养肺阴，如沙参、麦冬、白及、川贝、五味子、梨皮、阿胶，以及沙参麦冬汤（沙参、玉竹、麦冬、花粉、生扁豆、冬桑叶、生甘草）等方药皆可随证施治。

眼干，自觉无泪或泪液减少，眼部有砂砾磨擦感，反复发生角膜结膜炎，目赤，甚至眼球干燥如橡皮，失去光泽，角膜混浊，视力模糊，眼睑粘连，双侧腮腺肿大和颌下腺肿痛，以及关节、肌肉酸痛挛急，应责之于肝阴不足。肝开窍于目，肝和则目能辨五色，五脏六腑之精皆上注于目，肝之经脉从目系分出下行于颊里。肝阴不足，目失所养，更兼肝经火热循经上扰，故见两目干涩、视物不明和腮腺、颌下腺病变。当宜滋养肝阴。如桑葚、白芍、沙苑蒺藜、山萸肉、炙首乌、当归、羊肝，以及一贯煎等方药均可随证施治。至于关节、肌肉酸痛挛急等类风湿性关节病变，亦应责之于肝阴不足。因肝主一身之筋膜，肝血充盈，浮气于筋，筋脉、关节和肌肉得到肝阴濡养，始能维持其正常的功能活动。肝血不足，血虚不能充养筋脉，即可引起关节、肌肉病变，这种病情与风寒湿邪杂合而至留滞关节、肌肉的痹证则有霄壤之别，切勿混淆。否则径用羌独、荆防、秦艽、苍术、桂附之类苦燥温散之药，非但不效，势必更伤其不足之阴，其病益甚。当宜养血柔肝，滋养筋脉为治。诸如当归、木瓜、鸡血藤、怀牛膝、桑寄生、白芍等药可供配伍应用。

咽喉干燥、耳鸣耳聋、牙齿松动、过早脱落，应责之于肾阴不足。肾开窍于耳，肾和则耳能闻五音，且足少阴肾之经脉从肾上贯肝膈入肺，沿喉咙，夹舌根部。肾阴不足，咽喉、耳窍失却肾精之濡养，则有咽干、耳鸣、不明五音之症；肾主骨，齿为骨之余，牙齿坚固有赖肾阴充养。肾阴亏虚，牙齿失却真阴之灌溉而枯干、松动以至脱落。治宜滋养肾阴，填补真阴，如生地黄、熟地黄、山萸肉、天门冬、龟板、鸡子黄、枸杞子、女贞子、黑芝麻，以及左归饮、增液汤、专翕大生膏（人参、茯苓、龟板、乌鸡骨、鳖甲、牡蛎、鲍鱼、海参、白芍、五味子、麦冬、羊腰子、猪脊髓、鸡子黄、阿胶、莲子、芡实、熟地黄、沙苑蒺藜、枸杞子）等方药可针对证情选择施治。SS 每易合并肾小管性酸中毒，除原有诸般干燥症状外，又出现恶心呕吐、身倦乏力、烦渴多尿等症。查尿比重降低，禁水试验阳性，尿钾增多，血 pH、二氧化碳结合力及血钾降低。此等危急病变，似可用肾阴不足，阴虚及气，肾气不能摄纳而尿频、量多、失水来解释。盖肾主水，司开合，调节水液代谢。肾虚日久，摄纳失权，开合失司，故见尿多、脱水。治疗应在滋补肾阴，填补阴血的基础上辅以芡实、金樱子、五味子、山萸肉、桑螵蛸、覆盆子等收敛涩精的药物或可有效。

SS 常易患感冒。除加重前述干燥症状外，多有发热恶寒、头痛、咳嗽、咽喉红肿干疼等表证。忌用麻桂荆防、苏葛葱姜辛温发散之药，应按秋燥辨证处理。以咳嗽为主者，可选桑杏汤辛凉甘润，轻透肺卫；以咽喉干疼为主者，可选用翘荷汤轻宣上焦燥热，利咽解毒。在辛凉轻透之中，需顾护不足之阴液。

曾遇一口眼干燥综合征患者，初试滋养胃津，服 10 剂无效。依滋养肺津处方，继服 10 剂亦未见效。再依滋养肝肾、益血填精法治疗为主，辅以滋养肺胃，服10剂，患者自觉症状有所减轻，嘱其常服。肾阴为先天之本，是人身阴液的源泉，对五脏六腑、四肢百骸有濡养滋润作用，肾阴充而肝阴、肺阴、胃阴满；肾阴虚则肝阴、肺阴、胃阴亏。故从滋养肾阴，填补阴血着手，辅以柔肝、润肺、滋胃之药，似是中医治疗SS的一条途径。谨望同道在实践中予以修正、充实并发展之。

近年来曾有资料介绍中药以养阴滋润之剂（北沙参、麦冬、枸杞子、生地黄、芦根、川楝子、当归、知母、桑寄生、火麻仁等）治疗一例患者，收到口干减轻的疗效，虽未经唾液量分泌测定，但口干症状减轻这一事实，即可证明中医中药的疗效是肯定的。不过中医滋阴润燥，填补阴血方药能或怎样改变SS的泪腺、唾液腺及其他腺体之淋巴细胞、浆细胞浸润，调整紊乱的免疫功能，改善、增强或重建被破坏或消失的腺体分泌机能，尚需经过多量、反复的临床观察，结合有关腺体分泌量测定，以及免疫学检查加以研究证实。

辽宁中医杂志，1982，（7）：7～9.

银翘散去豆豉加细生地大青叶元参丹皮汤新用

一、名称

银翘散去豆豉加细生地大青叶元参丹皮汤，又称银翘散去豆豉加细生地丹皮大青叶倍元参方。

方剂组成：连翘 30g，银花 30g，苦桔梗 18g，薄荷 18g，竹叶 12g，生甘草 10g，芥穗 12g（理应减去），牛蒡子 18g，芦根 30g，细生地 12g，大青叶 9g，丹皮 9g，元参 30g。

二、源流发展

本方是清代医学家吴鞠通（1736-1820）制订的，由银翘散加减化裁而来，见于《温病条辨》上焦篇第 16 条和中焦篇第 22 条。主治"太阴温病，不可发汗，发汗而汗不出，……发疹者"和"阳明温病，下后疹续出"的卫气之邪未罢，营分邪热已盛的卫营合邪证，用此方两解卫营，邪去疹退。考吴氏原方仅去豆豉性温宣透，未去芥穗，似属遗漏。因为芥穗辛温发散之力胜于豆豉，更伤不足之营阴，理应减去。1964 年南京中医学院主编《温病学讲义》中即将本方改为银翘散去荆芥豆豉加细生地丹皮大青叶元参方，也是此意。近代多以此方加减化裁治疗急性扁桃体炎、猩红热、流行性脑脊髓膜炎（流脑）以及急性肾小球肾炎、局灶性肾小球肾炎等病，可获较满意疗效。

三、性能效用

本方属于解表清热剂。有辛凉解表、疏散风热、清热解毒、凉营散瘀之功，治温病卫营合邪、肺热发疹证。

方义分析：本方是针对温病卫营合邪而设的。所谓"卫营合邪"，即是温病发展过程中温邪初入营分而卫分、气分之邪未罢的证候。邪在卫气未解，症状有发热微恶风寒或不恶风，头痛、咳嗽和/或咽喉红肿疼痛，微汗出或无汗，略口渴，小便黄，舌苔白或白黄相兼；邪热初入营分，症见舌质红绛，烦躁不安，夜甚无寐，皮肤、黏膜出现少量散在的红疹，身热夜甚，脉数。从现代医学的观点看，"卫营合邪"证可能与以下病理变化有关：①细菌或病毒等病原微生物侵害上呼吸道，引起上呼吸道的炎性改变；②致病菌（如脑膜炎双球菌）侵袭皮肤、黏膜血管的内壁，引起栓塞、出血和细胞浸润；③细菌毒素刺激，引起血管痉挛和血管壁通透性增高，血管内酸性产物堆积，血栓形成；④毒素对中枢神经系统的刺激。《温热论》云："初传（营分），（舌）绛色中兼黄白色（苔），此气分之邪未尽也，泄卫透营，两和可也。"方中银花、连翘、桔梗、薄荷、牛蒡子、竹叶、芦根、甘草，辛凉佐以苦甘，疏散风热以透卫分不解之邪；生地黄、元参，甘寒与咸寒相配，清营热、养营阴；丹皮辛寒，凉血散瘀，清泄血分邪热；大青叶味苦性寒，清热解毒，与银花、连翘并用其清热解毒之力更强。本方诸药配合有清透卫营邪热、解毒凉血散瘀之效，两解卫营，诸症必愈。

四、药理作用

本方辛凉解表、疏散风热、解毒透热、凉营散瘀可能具有抗菌、抗病毒、消炎、解热、利尿、降低毛细血管通透性和脆性等广泛的药理作用。

（1）抗菌：银花、连翘、牛蒡子、薄荷、竹叶、大青叶、丹皮、元参对金黄色葡萄球菌、溶血性链球菌、肺炎双球菌、脑膜炎双球菌以及痢疾杆菌、伤寒杆菌、结核杆菌、绿脓杆菌和真菌等之一种或多种有程度不等的杀灭和抑制作用。其中以银花、连翘作用最强,有较广泛的抗菌谱。

（2）**抗病毒**：银花、连翘和大青叶有抗流感病毒的作用。

（3）**消炎**：大青叶有增加白细胞的吞噬作用。甘草能保护发炎的咽喉和支气管,减轻毒素的刺激。

（4）**解热**：银花、连翘、大青叶、竹叶、牛蒡子和薄荷均有退热降温作用。

（5）**利尿**：连翘、生地、竹叶和牛蒡子均具有不同程度的利尿作用。

（6）**降低毛细血管通透性和脆性**：以连翘和大青叶的作用最显著。

此外,薄荷可发汗,甘草有抗过敏和解除支气管痉挛,桔梗能反射性的增加支气管分泌,稀释痰液便于咳出等作用。

五、临床应用

本方主要治疗呼吸道感染性疾病和呼吸道传染性疾病,对泌尿系统疾病也有一定疗效。使用本方的基本指征是：发热微恶风寒或不恶风寒,头痛、咳嗽和/或咽喉红肿疼痛,微汗出或无汗,略口渴,烦躁不安,夜甚无寐,身热夜甚,皮肤、黏膜有少量散在红疹或瘀点,小便黄,舌质红绛,舌苔白或白黄相兼,脉数以及小便不利、血尿（包括显微镜下血尿）等症。加减化裁可应用于急性扁桃体体炎、猩红热、流行性脑脊髓膜炎、急性肾小球肾炎和局灶性肾炎等疾病。尤其对青霉素、磺胺药物过敏或耐药的患者及时应用则更有意义。

（1）**急性扁桃休炎**：是乙型溶血性链球菌及其他细菌或病毒侵害咽部淋巴组织的急性感染,以扁桃体和咽喉部红肿疼痛为特点,中医称为"乳蛾"或"莲房蛾",从温病学理论分析,发生于冬春季节的多与风热袭肺有关，属于"冬温""风温"范围；发生于秋天干燥季节的多与燥热袭肺有关，属于"秋燥"范围，用本方加减治疗多获良效。

病例介绍：杨某，女，17岁，1975年10月20日诊治，患者每到秋天干燥季节即患急性扁桃体炎，已连续三日，因对青霉素过敏遂请中医诊治。咽喉红肿干疼，吞咽时疼痛显著加剧，查扁桃体充血肿大，少量白色渗出物，咽部及悬雍垂明显充血，颈部淋巴结轻度肿大疼痛，伴有发热（体温39.5℃），轻微怕风，头痛，鼻中燥热，语声重浊，声音嘶哑，口干思饮，唇红而干，干咳少痰，舌红尖绛，苔白乏津，脉数等症，白细胞总数18×10^9/L，中性78%，淋巴22%。证属燥热袭肺，肺卫失宣，咽喉不利。用此方加减化裁治疗：银花30g，连翘30g，桔梗15g，牛蒡子9g，甘草6g，芦根30g，沙参9g，麦冬9g，生地黄15g，元参15g，大青叶15g，板蓝根18g。连服6剂，热退、咽清，化验白细胞总数及分类均恢复正常。

（2）猩红热：是由乙型溶血性链球菌所致的急性传染病，以咽喉红肿疼痛腐烂和肌肤发出丹痧为主症，中医称为"烂喉痧"，属于"温毒"范围，依据病情轻重，病名则有不同。轻型与喉痧类似，称为"喉痧"；普通型与烂喉痧雷同，则称"烂喉痧"；毒血型与疫喉痧相近，称为"疫喉痧"。本方多适用于轻型和普通型患者。

病例介绍：杨某，男，8岁，1970年2月10日诊治。发热2天，颈部和胸部出现猩红色疹子1天，白细胞总数12.8×10^9/L，中性80%，淋巴20%，中性粒细胞有中毒颗粒，诊断为猩红热轻型，因对青霉素过敏，改用中药治疗。发热（体温38.5℃），头痛，面红，咽喉红肿疼痛，吞咽时加剧，烦躁不安，耳后部、头顶部和胸部有少量猩红色疹子，两腋下较密集，舌质边尖红绛，苔白，状若草莓，脉浮数。温邪虽已入营，但卫分之邪未罢，卫营合邪，以本方加减治疗：银花30g，连翘 30g，牛蒡子 9g，桔梗 6g，薄荷 6g，甘草 6g，生地黄 9g，丹皮 9g，大青叶 15g，元参 12g。连服 3 剂，热退、咽清、红疹依次脱屑，速获痊愈。

（3）流行性脑脊髓膜炎：是由脑膜炎双球菌所致的化脓性脑膜炎，中医依据其发热、头痛、呕吐、瘀点和颈项强直等症状特点，以及多发于冬春的显著季节性，归属于温病的"风温""冬温"和"春温"范畴，控制失当，引起大面积流行则属"温疫"。目前多按病情轻重予以辨证，轻型的为卫营合邪，普通型的为气营（血）两燔；暴发型之脑膜脑炎型为邪陷营分，逆传心包，邪毒内闭；败血症休克型为邪陷血分，血热发斑，亡阳外脱。本方多适用于轻型患者。

（4）急性肾小球肾炎：是主要由链球菌感染后变态反应引起的两侧肾脏弥漫性肾小球损害为主的疾病。一般先有上呼吸道炎症，如咽峡炎、扁桃体炎等链球菌感染史，然后突然出现浮肿、蛋白尿、血尿和高血压，属于中医"风水"或"阳水"范围。临床以本方加减化裁，清热解毒、凉血利尿，对早期患者如能及时予以治疗，可获良效。

病例介绍：刁某，女，12 岁，1971 年 3 月 6 日诊治。患者于 2 月 20 日感冒发热，体温 39.5℃，血压 118/80mmHg，咽喉红肿疼痛，用银翘解毒丸、安痛定注射液治疗，有所好转。但于 3 月 5 日晨起床后发现眼睑浮肿，小便不利，尿量少呈血色，查尿常规：蛋白（+++），红细胞满布视野/低倍，颗粒管型 0～2/低倍，血常规：红细胞 3.5×10^{12}/L，白细胞 12×10^9/L，中性 78%，淋巴 22%，诊断为急性肾小球肾炎。来诊仍有轻度发热畏寒（体温 37.9℃），头痛较剧，咽部充血，两眼睑显著浮肿，小便不利，舌红苔白，脉细弦略数。治以清热解毒、凉血利尿。用本方加减化裁：银花 30g，连翘 30g，牛蒡子 12g，薄荷 6g，竹叶 6g，生地 18g，元参 12g，丹皮 12g，益母草 18g，白茅根 18g，冬瓜皮 18g，钩藤

12g，车前草 12g。服药 3 剂，小便通利，尿量增加，尿色淡黄，浮肿消失，体温 37.2℃，血压 90/65mmHg，诸症减轻，查尿常规：蛋白（＋），红细胞 5～10/低倍，血常规：红细胞 3.90 万，白细胞 8,600，中性 66%，淋巴 34%，继服 6 剂，期间查尿常规 2 次均为阴性，病情好转。

（5）局灶性肾小球肾炎： 病变常局限于肾小球的一部，往往因感冒、急性扁桃体炎、咽峡炎等急性感染出现显微镜下血尿，微量血尿可持续较长时间，属于中医"尿血"范围，坚持本方加减治疗，清热解毒、凉血止血，是可以治愈的。（编者注：对伴有显著蛋白尿者，预后不容乐观）。

病例介绍：金某，男，25 岁，1973 年 4 月 7 日诊治。患局灶性肾炎已 1 年之久，显微镜下红细胞 2～10 个，感冒或急性扁桃体炎，红细胞满布视野，对症处理后血尿减轻。某医按慢性肾炎治疗，用参芪桂附、术苓泽泻 20 余剂，补气温阳利尿，非仅不效反而血尿增重。患者除有轻度腰痛，咽部充血外余无显著不适，舌尖红苔白薄，脉稍数。应清利咽喉、凉血止血，用本方化裁治疗观察：银花 12g，连翘 15g，桔梗 6g，牛蒡子 6g，大青叶 9g，板蓝根 12g，生地黄 9g，丹皮 9g，小蓟 9g，仙鹤草 12g，益母草 15g。服 6 剂，显微镜下红细胞减少至 0～4 个。再服 24 剂，血尿消失，停药后远期随访观察 6 年未见反复，治疗痊愈。

六、剂型用法

汤剂。每日 1 剂，每剂水煎 2 次，滤取药汁 600～800mL，分 4～6 次空腹内服。未发现任何不良反应。

七、注意事项

1. 风寒感冒：发热恶寒、头痛、身疼、无汗、咳嗽、咽痛、脉浮紧等症，为禁用之列。

2. 梅核气：多见于某些癔病患者、慢性咽炎等，属痰气互结，吐之不得，咽之不下，则不宜用本方。

3. 膀胱湿热：急性泌尿系感染，尿急、尿频、尿疼、血尿诸症，宜清利膀胱湿热，利尿通淋，不属本方施治范围。

4. 确系泌尿系结核、结石出现的血尿，应针对病因治疗，用本方无效。

新医学，1982，13（6）：316~317.

伸筋草汤泡浸法治疗脑卒中后手足拘挛

笔者于 1981~1987 年用伸筋草汤泡浸法治疗脑血管意外后遗症手足拘挛取得了较满意的疗效，现报告如下：

临床资料：本组 67 例手足拘挛均为脑血管意外后遗症。其中男 43 例，女 24 例。41~50 岁 12 例，51~60 岁 18 例，61~70 岁 31 例，>70 岁 6 例。手指拘挛 32 例，指趾拘挛 35 例。功能完全丧失 45 例，大部分丧失 22 例。67 例拘挛的皮肤表面温度均较健侧冷凉，皮肤颜色显著紫红 37 例，局部肿胀 27 例，麻木感觉 18 例。病程 1~6 个月 22 例，6 个月$^+$~1 年 20 例，1 年$^+$~2 年 18 例，>2 年 7 例。本组病例均系统接受过内服中西药和针刺疗法，拘挛未见改善。

治疗方法：伸筋草、透骨草、红花各 3g。置于搪瓷盆中，加清水 2kg，煮沸 10 分钟后取用，药液温度以 50℃~60℃为宜，浸泡 15~20 分钟。汤液温度降低后需加热，再浸泡一遍。手足拘挛者，先浸泡手部，后浸泡足部，一日三次。泡浸时，手指、足趾在汤液中进行自主伸屈活动。一个月为一疗程，二疗程判定疗效。

治疗结果：显效 35 例（浸泡两疗程后，指趾伸屈自如，功能改善，皮肤温度、颜色与健侧比较无明显差异，肿胀、麻木消失）；好转 29 例（指趾伸屈自如较前进步，皮肤温度、颜色改善，肿胀、麻木减轻）；无效 3 例（与治前比较无明显变化）。

病案举例：孙某，男，51 岁。1979 年 3 月 12 日患动脉硬化性脑梗死。遗留右侧手足拘挛，手指握固，不能伸展，功能完全丧失，皮肤温度较健侧显著冷凉，皮肤颜色紫红，局部明显肿胀。内服补阳还五汤及针刺治疗 1 年余，效果不显。1981 年 2 月 20 日用伸筋草汤泡浸法治疗。

一疗程后，功能改善，手足可自主伸屈，皮肤温度及颜色进步，肿胀减轻。2个疗程后，手足伸屈自如，功能完全恢复。

中医杂志，1989，30（2）：15.

通腑泄热法治疑难杂症

临床善用通腑泄热法治疗诸多疑难杂症，通变相宜，屡起沉疴。现撷录验案四则，以窥一斑。

一、咳喘案

李某，男，44岁，工人。1997年3月31日初诊。主诉咳嗽1周，喘息胸闷3天。诊时症见咳嗽气急，胸部憋闷，咯痰量多，色黄，黏稠，咯吐不畅，便秘，尿赤，舌质红，舌苔黄腻，脉滑数。听诊两肺呼吸音粗糙，有干湿性啰音。胸透示"两肺纹理增粗"。西医诊断"急性喘息型支气管炎"，中医诊断：喘病痰热壅肺型。予以清热化痰，通腑泄热之法。处方：银花、连翘各30g，前胡、桔梗、炒杏仁各15g，酒制黄芩30g，姜制黄连10g，浙贝母、蜜炙桑白皮、瓜蒌各30g，地骨皮15g，姜制厚朴、枳实各10g，莱菔子15g。水煎服，日1剂。服药7剂，咳减喘平，矢气频多，大便通畅，续以前方调治1周而愈。

按：该患者咳喘缘于痰热蕴肺，肺失宣肃，肺气上逆而成。而痰热的形成与胃肠积热密切相关。因肺与大肠相表里，生理上相互为用，病理上互相影响，故治宜宣肺、通腑并举。宣肺用前胡、桔梗、杏仁之类；通腑用枳实、厚朴、瓜蒌之属。如此则腑气得通，肺气得降，使痰有出路，热邪自散，喘咳乃平。

二、痢疾案

孙某，男，40岁，工人，主因慢性左下腹痛3年余，于1998年1月2日初诊。患者3年来经常左下腹痛，大便黏滞不爽，肛门灼热，有排便不尽感，重时便下赤白脓血，舌红，苔腻，脉象弦滑。曾做结肠镜检查，诊断"慢性非特异性溃疡性结肠炎"，中医诊断：痢疾肠道湿热型。予以通腑泄热，调气行血之法。处方：酒制龙胆草、酒制黄芩各20g，姜制黄连15g，苍术、陈皮、草豆蔻、草果、神曲各20g，砂仁10g，焦槟片12g，炒莱菔子30g，姜制厚朴、枳实各10g，木香、赤芍各15g，酒制大黄6g，水煎服，日1剂。以此方为基础，加减治疗3个月，症状消除，结肠镜检查正常。随访半年未再复发。

按：该患者湿热久结肠道，致大肠传导失常，湿热壅遏气血，致血壅肉腐，发为痢疾。薛师认为此患因滞而痢，治宜通因通用。法拟通腑泄热，调气行血。如此则使湿无所留，热无所附，气畅血通，积年之疾得除。

三、阴痒案

刘某，女，42岁，干部。因阴部瘙痒，痒痛难忍，带下色黄，偶带血丝。到某医院就诊，经检查诊为"滴虫性阴道炎"，服药无效，于1997年4月21日求治于此。察其舌象，舌红，舌苔薄腻，脉滑略数。予以通腑泄热，凉血解毒之法。处方：酒制龙胆草20g，姜制黄连15g，酒制黄芩、白鲜皮各30g，苦参20g，姜制厚朴15g，枳实10g，木通12g，盐制黄柏20g，生地30g，丹皮、赤芍各15g，山茱萸20g，竹叶2g。水煎服，日1剂。服药1周后，阴部瘙痒大减，带下减少，续服半月病愈。

按：该患者阴痒缘于湿热内蕴，蒸注下窍而成。虽无后窍肠燥之虞，但有前窍热蕴之忧，且病及血分，故亦取"通腑泄热"为用，以除蕴积之湿热。药用枳实、厚朴，并佐以凉血解毒、祛风止痒之品，综合治疗，病自能愈。

四、口疮案

吴某，女，45岁，干部。主因反复口腔溃疡多年，于1997年8月28日初诊。诊时症见患者舌面、口腔黏膜、口角多处糜烂生疮，口唇肿胀，面部散在丘疹，前额、两颊较多，色红略暗，纳呆食少，伴有阴痒、带下黏稠量多，舌暗，苔微黄腻，脉滑。予投通腑泄热除湿之法，佐以凉血散瘀。处方：酒制龙胆草20g，酒制黄芩15g，姜制黄连10g，苍术、陈皮、草豆蔻各15g，草果12g，神曲15g，砂仁10g，炒莱菔子20g，焦槟片、枳实、姜制厚朴、丹皮各10g，赤芍15g，水煎服，日1剂。服药3剂，舌面及口腔黏膜溃疡明显好转，口唇肿胀减轻，面部丘疹颜色变浅。继服7剂后，溃疡愈合，口唇肿胀基本消除，面部丘疹减少，变少变浅，巩固治疗半月而愈，追访年余未发。

按：该疾病由中焦湿热，蒸上濡下而得，脾主肌肉，开窍于口，湿热郁蒸，则唇肿口糜，湿热下注，则阴痒带黄。治当通腑泄热除湿，佐以凉血散瘀之法。如此，腑通邪去，则口糜愈，阴痒除。

纵观上述各案，虽病证范畴不同，然属痰（湿）热则一。治疗时，不落清热化痰（湿）之窠臼，而独辟通腑泄热之蹊径，药用枳实、姜制厚朴、槟榔、莱菔子之类，虽属常法常药，但于痰热、湿热证治，却独具匠心，冀其开路驱邪，正所谓"邪气加诸身，速攻之可也，速去之可也"（张子和语）。

河北中医药学报，1999，14（2）：25～26.

滋阴降火法治难病

滋阴降火是"清"与"补"两大治法的具体结合，针对阴虚火旺病证有标本兼治之效。

一、滋阴降火，调养心神

用于治疗植物神经功能失调、甲亢及某些心脏病引起的各种快速型心律失常，如窦性、室上性心动过速，各类过早搏动，心房颤动等。此类病人多表现为心悸怔忡，失眠多梦，心烦，头晕，脉数或细、结、代，属中医"心悸"病范畴。辨证属阴虚火旺，心神不宁者居多，盖心藏神，有赖阴血之濡养，阴虚则心神失养，火旺则扰乱心神。常伴有面色潮红，口干盗汗，舌红少苔等。治当滋阴降火，调养心神。用滋阴降火基本方（下称基本方：生地黄、麦冬、玉竹、山萸肉、知母、黄柏、黄连、丹皮）加炒枣仁、夜交藤、龙眼肉、苦参、龙齿、竹叶等。

例1：张某，女，32岁。阵发性心悸1年余，多因情绪激动诱发，发作时心率最快达128次/分，持续5分钟至2小时不等。近日发作频繁，每天1~2次，伴心烦失眠，头晕乏力，舌红少苔，脉细数，心电图可见阵发室上性心动过速或偶发室性早搏，轻度ST-T改变。曾常服心得安能缓解，但近日疗效不佳，改用中药滋阴降火，调养心神，处方：生地黄30g，丹皮、知母、黄柏各15g，玉竹、麦冬、山萸肉各20g，黄连10g，炒枣仁20g，夜交藤15g，苦参20g，竹叶2g。服药4剂后发作次数明显减少，头晕乏力减轻，唯睡眠欠安，第一心音略有亢进，上方加龙齿20g，远志15g，再服5剂，其间未有心悸发作，睡眠安稳，病情向愈。二诊方炼蜜为丸，常服巩固疗效。

按：患者因情志化火，耗灼阴津，阴虚火扰，心神不宁。生地、麦冬、玉竹、山萸肉滋养阴精，知母、黄柏、黄连清热降火，丹皮凉血泻火，枣仁、夜交藤、远志、龙齿养心安神定悸，竹叶清心除烦。共奏滋阴降火，调养心神之功。使阴足心神得养，火降心神安宁，则心悸诸症向愈。

二、滋阴降火，平肝潜阳

用于治疗高血压病和症状性高血压。此类病人多表现为头目眩晕，头痛耳鸣，面红，心烦失眠，舌红脉弦数等，属中医"眩晕"等病范畴，辨证为肝肾阴亏，肝阳上亢，阴虚火旺，气血逆乱。治当滋阴降火，平肝潜阳。基本方加钩藤、地龙、夏枯草、玄参、制龟板、怀牛膝等。

例2：王某，男，56岁。头晕目眩6年，某医院诊为高血压病，间断服用复方降压片。近3个月因劳累、情绪激动病情加重，血压经常在140/95mmHg（18.7/12.7kPa）以上，最高达190/120mmHg（25.3/16.0kPa）伴目胀耳鸣，面红如醉，烦躁失眠，口干口苦，舌红苔黄燥，脉弦数。原服药物效果不理想，改用中药滋阴降火，平肝潜阳，处方：生地黄30g，丹皮、知母、黄柏各15g，玄参30g，夏枯草12g，钩藤、地龙、黄芩各15g，黄连10g，制龟板20g，怀牛膝、赤芍、山萸肉、炒枣仁各15g，竹叶2g。服药7剂，血压逐渐降至135/85mmHg（18/11.3kPa）左右，头晕目眩，烦躁失眠等症明显好转，继服7剂巩固疗效。

按：患者年老肝肾阴亏，复因情志化火伤阴，肝阳无所制约，阳亢气血逆乱，故用生地黄、山萸肉、玄参、知母、丹皮及"三黄"滋阴清热降火，钩藤、制龟板、夏枯草、地龙平肝潜阳息风，赤芍、怀牛膝凉血引血下行。共奏滋阴降火，平肝潜阳之功，使眩晕得以控制。

三、滋阴降火，行气活血

适用于冠心病、心肌缺血或有心绞痛发作的病人，尤其适合于因长期或不恰当使用扩张血管药物，引起反射性交感神经兴奋性增强或有冠脑综合征表现者。此类病人常以情绪激动，心率过快为主，诱发胸闷胸痛，伴心悸、心烦、头晕、失眠、面红、舌暗红、脉数或细涩等，属中医"胸痹"范围。辨证为阴虚火旺，气滞血瘀。治当滋阴降火，行气活血。基本方加柴胡、香附、元胡、川芎、丹参、红花、降香等。

例3：黄某，男，52岁。间断性胸闷心悸4年，偶有心前区憋闷样疼痛，某省级医院诊断为冠心病、心绞痛，常服消心痛、心痛定等药。近几日因情绪不好，烟酒较多使病情加重，心绞痛发作次数增多，伴心烦失眠、胸闷气短、口干、面红掌红、舌质暗红、苔薄黄、脉弦数。治以滋阴降火，行气活血。处方：生地黄30g，丹皮15g，知母、黄柏各12g，山萸肉15g，玉竹20g，麦冬15g，黄连6g，香附、元胡、丹参各15g，川芎12g，红花15g，炒枣仁15g，竹叶2g。服药7剂病情好转，再进7剂胸闷心悸等症消失，其间未再有心绞痛发作，继服7剂巩固疗效。

按：患者素有心血瘀阻，复因烟酒辛燥伤阴，情志不遂而气滞化火，阴伤则火更旺，火盛则更伤阴，以致阴虚火旺，气血瘀滞，故用基本方滋阴降火，香附、元胡、丹参、川芎、红花等行气活血，使阴充火降，心血调畅，则胸痹渐愈。

四、滋阴降火，补肾固脬

适用于糖尿病、尿崩症等以烦渴、小便过多为主要表现的病证，属中医"消渴""肾虚"范围。辨证为阴虚内热，肾虚不摄。治以基本方加天门冬、桑螵蛸、金樱子、黄精、天花粉、沙苑蒺藜等。

例 4：王某，女，51 岁。烦渴多饮多尿 3 年，伴疲乏、口干咽燥、多汗、心悸失眠、大便干燥、舌红少苔、脉细数。平素喜食甜食，体态较胖，化验空腹血糖 8.2mmol/L，尿糖（+），诊断为 2 型糖尿病。治以滋阴降火，补肾缩尿。处方：生地黄 30g，丹皮 15g，知母 12g，黄柏、玉竹、麦冬、天门冬、黄精各 15g，桑螵蛸、金樱子各 20g，黄芩 15g，黄连、酒制大黄各 6g，炒枣仁 15g，竹叶 2g。服药 7 剂烦渴多尿明显减轻，大便通畅，余症消失，再进 7 剂已无多饮多尿，又进 7 剂后复查空腹血糖 5.3mmol/L，尿糖（-），病情得以控制。

按：患者过食肥甘，积热内蕴，化火生燥，耗灼阴津，病久伤肾，肾虚不摄，精微外泄，故见烦渴多饮，糖尿多尿。生地黄、丹皮、知母、玉竹及二冬、三黄滋阴润燥，清热降火；桑螵蛸、金樱子、山萸肉、黄精补肾固精缩尿，共奏滋阴降火，补肾固脬之功。酒制大黄泻热通便，以解"大便越干，小便越多"，"小便越多，丢糖越多"之虞。

五、滋阴降火，凉血调经

适用于更年期综合征、功能失调性月经紊乱、经前期紧张综合征等以月经失调为主，伴烦躁易怒、烘热多汗、面色潮红、失眠多梦、舌红少苔、脉细数的病人。中医辨证多属阴虚火旺，冲任被扰。治以基本方加赤芍、当归、香附、益母草等滋阴降火，凉血调经。

例 5：李某，女，48 岁。月经不调 3 年，主要表现为行经期延长，最长持续 16 天，但血量不多，血色以鲜红为主偶有少量血块，伴烦躁易怒、烘热多汗、心悸失眠、面色潮红、舌红少苔、脉细数。诊断为更年期综合征，功能性子宫出血。治以滋阴降火，凉血调经。处方：生地黄 30g，丹皮 15g，知母、黄柏各 12g，玉竹、麦冬、山萸肉、黄芩、赤芍、当归、香附各15g，益母草12g，黄连10g，炒枣仁15g，竹叶2g。5剂后烦躁失眠，心悸烘热等症明显减轻，正值月经来潮，上方加椿根皮15g，再服5剂月经停止，继服3剂以资巩固。以后每次月经来潮前5天开始，照前法服药10余剂，3个月后行经期基本控制在4天之内。

按：患者情志不遂，肝郁化火，火盛伤阴，阴虚火旺，扰乱冲任，迫血妄行以致漏下不止，月经不调。用基本方加黄芩滋阴降火，生地黄、丹皮、赤芍、当归、香附、益母草凉血调经，使阴血得充，火热得清，冲任得固，血不妄行，则漏下自止。

六、滋阴降火，通腑泄浊

擅用该法治疗皮质醇增多症（柯兴综合征），尤以肾上腺皮质增生性及外源性皮质醇增多症疗效较好（后者又称类柯兴综合征）。该类病症多表现为向心性肥胖，腹部紫纹，痤疮，糖尿病倾向，高血压，骨质疏松，精神神经失常（失眠，欣快感，神经过敏，易烦躁激动）等。病机为阴虚火旺，热毒瘀浊内聚胸腹，腑气不通。故用滋阴降火，通腑泄浊之法。基本方加酒制大黄、厚朴、枳实、泽泻、生何首乌等。

例6：张某，女，25岁。因患红斑性狼疮服用强的松5年有余，呈向心性肥胖，面红污浊，痤疮及盘形红斑散见，经闭不行，大便不通，伴烦躁失眠，神经过敏，舌红少苔，脉沉细数。在某省级医院化验24小时尿17-羟类固醇20.5mg，诊断为类柯兴综合征。治以滋阴降火，通腑泄浊。处方：生地黄30g，丹皮、知母、黄柏各15g，玉竹、麦冬各12g，山萸肉15g，黄连10g，赤芍15g，酒制大黄、枳实、厚朴各10g，生何首乌20g，泽泻15g，竹叶2g。服药5剂大便已通，继服7剂，烦躁失眠，神经过敏等症明显减轻，腹部略显缩小，红斑颜色变浅。上方加当归15g，益母草12g，再进7剂，月经来潮。三诊方炼蜜为丸12g

重，2丸，3次/日，3个月后向心性肥胖已不明显，复查尿17-羟类固醇13.6mg，基本恢复正常。

按：患者素有血分热毒内蕴，阴血为之耗伤，复因久服激素聚热伤阴，阴虚火旺，瘀浊内生，壅积胸腹，腑气不通。故用基本方加赤芍、大黄滋阴降火，凉血解毒，大黄配枳实、厚朴、泽泻、首乌通腑泄浊，给邪出路。

七、体会

金元四大家之一朱震亨创"阳有余阴不足"之论，是滋阴降火的主要立法依据。"阴不足"指脏腑之阴精，尤其是肾之阴精难成易亏，"阳有余"指情欲妄动，饮食失节等所致的内伤火热易生难制。"阳有余"和"阴不足"常互为因果，"阴"越不足，"阳"越难制，"阳"越有余，"阴"越易亏，以致阴虚火旺，标本俱急。临床上这种病理现象，表现极为普遍，特别是在医学由单纯生物模式向生物-心理-社会模式转变的今天，精神情志，社会环境，心理因素等引起疾病或诱发病情加重，越来越受到人们的重视，生活节奏加快，精神高度紧张，心理负担过重，以致情志化火，耗灼阴精，加之色欲无度，过食辛辣肥甘，暗耗阴精，内生积热，最易形成"阳有余阴不足"之阴虚火旺状态，尤其是心脑血管和神经内分泌系统疾病，表现更为突出。薛芳教授临证多年，精究细察，深谙其道，以辨证与辨病相结合，异病同治，同病异治，活用滋阴降火方药治疗多种疾病，标本兼顾，每获良效。

河北中医药学报，1999，14（4）：31~33.

中药为主治疗毒性弥漫性甲状腺肿 68 例

毒性弥漫性甲状腺肿又称弥漫性甲状腺肿伴功能亢进症、突眼性甲状腺肿、Graves 病等，是甲状腺机能亢进症中最常见的一种，约 88% 的甲状腺功能亢进由本病引起。现代医学治疗本症以抗甲状腺药物为主，如甲基或丙基硫氧嘧啶、他巴唑等，虽有较好疗效，但总疗程长（1.5～2 年），不良反应明显；放射性治疗和手术治疗，由于适用范围狭窄、禁忌证多、不良反应及并发症明显，临床使用较为慎重。本病中医辨证多属阴虚肝郁、阳亢内热，辨证与辨病相结合，以滋阴降火、平肝潜阳中药复方为主治疗本病 68 例，现报告如下。

一、临床资料

68 例中，男 11 例，女 57 例；平均年龄 32.5 岁，最小 17 岁，最大 48 岁，其中 <20 岁 2 例，20～29 岁 26 例，30～39 岁 31 例，>40 岁 9 例；病程 1 个月至 2 年，平均 11 个月；住院病例 20 例，门诊病例 48 例，未经抗甲状腺药物及放射性 ^{131}I 治疗 27 例，复发型甲状腺功能亢进 18 例，正接受抗甲状腺药物治疗已超过 3 个月但病情无明显好转者 13 例，未超过 3 个月但药物不良反应明显而改用中药者 10 例。

二、诊断标准

参考《最新国内外疾病诊疗标准》拟定诊断标准如下。

1. 临床症状及体征　①甲状腺肿大（弥漫性，偶为一侧性）。②眼球突出（双侧性，偶为一侧性）。③由血中甲状腺激素增高引起的有关症状及体征：精神过敏，多汗怕热，心悸，疲乏，体重下降，心动过速，手震颤等。

2. 实验室检查　①血甲状腺激素增高：血清总 T_3、T_4 增高，血清游离 T_3、T_4 增高，T_3 吸收试验吸收率增高等。②甲状腺摄 ^{131}I 率增高。③血清促甲状腺激素（TSH）减低，TRH 试验为 TSH 不增高。④ T_3 抑制试验抑制率小。⑤由甲状腺毒性引起的基础代谢率增高，血清胆固醇降低等。⑥抗甲状腺抗体阳性。

确诊为本病者，应具备 1. 项的全部或部分项目，以及必须全部具备 2. 项中①～⑤条件，⑥为或有条件。本组病例符合上述诊断标准，无心、脑、肝、肾严重器质性病变及功能衰竭。

三、治疗方法

基本方：玄参、生地黄各 30g，姜制黄连、夏枯草各 12g，钩藤、地龙、川贝母各 15g，酒制黄芩、制龟板、地骨皮、醋制柴胡、醋制香附各 20g。甲状腺Ⅲ度肿大或Ⅱ度肿大且较硬者，加穿山甲 15g，制鳖甲 20g；突眼明显，加草决明、白芍各 15g；心悸失眠明显，加炒酸枣仁 20g；脉结代（早搏）加苦参 30g。每日 1 剂，水煎 2 次得药汁 500～600mL，于上午 10 时、下午 4 时、晚上 9 时分 3 次温服。忌食腥辣刺激性食物。疗程 1～4 个月，平均约 3 个月。一般未经抗甲状腺药物治疗，或病情控制较长时间，停药已超过 6 个月又复发者，单纯用中药治疗，疗程 1～3 个月；抗甲状腺药物治疗 3 个月以上病情无明显好转者，改用中药为主，并逐渐撤退完抗甲状腺药物，疗程 2～4 个月。

四、疗效观察

1. 疗效标准

根据患者自觉症状、甲状腺大小，以及血清总 T_4、T_3，游离 T_4、

T_3，血清 TSH，基础代谢率（BMR）等 6 项实验室指标，拟定疗效标准。痊愈：自觉症状消失，甲状腺恢复正常大小，6 项指标均恢复正常，随访 1 年以上未复发者。显效：自觉症状消失，甲状腺缩小超过 1 度，6 项指标有 3 项恢复正常者。有效：自觉症状明显减轻，甲状腺虽有缩小但未超过 1 度，6 项指标有 1 项恢复正常者。无效：用中药已达 4 个月，自觉症状、甲状腺肿大等无好转，6 项指标无 1 项恢复正常者。恶化：用中药 1 个月以上，自觉症状及体征明显加重，6 项指标有 2 项加重者。

2. 治疗结果

68 例中，痊愈 34 例，显效 19 例有效 10 例，无效 4 例，恶化 1 例。治愈率 50%，总有效率 92.6%。治疗前后 6 项指标变化情况见表 1。

表 1　治疗前后 6 项指标变化情况比较（n=68, $\bar{x} \pm s$）

	T_3（nmol/L）	T_4（nmol/L）	FT_3（pmol/L）	FT_4（pmol/L）	TSH（mU/L）	BMR（%）
治疗前	245.1±45.6	4.28±1.22	33.59±9.73	12.27±7.62	0.43±0.31	32.7±16.8
治疗后	141.2±26.5	2.98±0.96	29.97±11.25	10.16±8.71	0.52±0.32	14.3±11.2
P 值	<0.01	<0.01	<0.05	<0.01	<0.05	<0.01

五、典型病例

朱某，女，34 岁，会计，1997 年 10 月 26 日初诊。主诉：心悸、烦躁、多汗 1 个月，加重 5 天。患者于 1 个月前无明显诱因出现心悸、烦躁、易激动、怕热多汗，伴有失眠多梦、两眼发胀、颈部发憋、胃纳亢进、身倦乏力等，近5日症状有加重趋势，以致影响日常工作。检查：体温37℃，心率92次/分，血压17.3/9.3kPa。患者面色潮红，两目凝视，眼球轻突，闭目两手平伸有细震颤，颈前对称性隆起，甲状腺Ⅱ度肿大，质地稍硬，可扪及震颤，听诊有血管杂音，第一心音亢进。舌红少苔，脉细数。心电图示偶发早搏。实验室检查：$T_4$247nmol/L，$T_3$6.8nmol/L，$FT_4$39.7pmol/L，$FT_3$15.6pmol/L，TSH 0.4mU/L，BMR 41%。甲状腺摄^{131}I试验：3小时30%，24小时67%（高峰在5h左右）。T_3抑制试验抑制率小（接近零）。诊断为毒性弥漫性甲状腺肿。中医辨证：阴虚火旺，气郁阳亢。治以滋阴降火，平肝潜阳，兼以理气散结。投基本方加穿山甲15g，炒酸枣仁20g，苦参30g，竹叶2g。服药5剂后，心悸烦躁、怕热多汗等症明显减轻，14剂后诸症进一步好转，怕热多汗及早搏消失，甲状腺有变软缩小趋势。继续守方化裁：去苦参、地骨皮，加草决明15g，制鳖甲20g。连续服药计49剂，诸症消失，甲状腺恢复正常大小，复查各项实验室指标均已正常。嘱隔日1剂，再服药7剂后停药。1年后随访，病未复发。

六、讨论

毒性弥漫性甲状腺肿虽属中医学"瘿病"范畴，但两者不能完全等同。"瘿病"泛指以颈前结块肿大为特征的病证，还包括单纯性甲状腺肿、地方性甲状腺肿等仅表现为甲状腺肿大而无功能亢进（与缺碘有关）的甲状腺疾病。由于古今对本病认识上的差异，传统文献记载治疗瘿病的许多含碘及高碘药物，如海藻、昆布、海带及动物甲状腺等，也被某些医者用来治疗既有甲状腺肿大又伴功能亢进的毒性弥漫性甲状腺肿。这样不但瘿肿难消，反而使功能更为亢进。

中医学认为，本病的发生多与情志内伤有关。《诸病源候论·瘿候》曰："瘿者由忧恚气结所生……动气增患。"《济生方·瘿瘤论治》曰："夫瘿瘤者，多由喜怒不节，忧思过度而成斯疾焉。"因长期忿郁恼怒或忧思郁虑，使气机郁滞，肝气失于条达，气滞痰凝，壅结颈前，则成瘿肿。痰气郁结化火，火热耗灼阴津，以致阴虚火旺，肝阳上亢，心神不宁，虚风内生，遂有烦躁易怒，心悸失眠，怕热多汗及震颤等临床征象。我们以滋阴降火、平肝潜阳治则为主，兼以理气疏肝、化痰散结等。选用玄参、生地黄、龟板滋阴潜阳；黄芩、黄连清热泻火、苦寒坚阴；钩藤、地龙平肝息风；夏枯草、川贝母清肝泻火，化痰散结；柴胡、香附理气疏肝；地骨皮清退虚热等。至于中药治疗本病的机理有待进一步临床观察和研究。

在诊断明确和辨证准确的基础上，精心筛选和如法炮制药物，合理组方，讲究配伍，也是取得疗效的重要保证。导师薛芳教授在长期临床实践中，师古而不泥古，治疗毒性弥漫性甲状腺肿，散结用夏枯草、川贝母，瘿肿较硬加穿山甲、制鳖甲软坚，而不用海藻、昆布等，防其含碘加重甲状腺的高功能状态；柴胡、香附用醋制过，味酸更擅入肝，疏肝理气而不耗散肝阴；黄芩、黄连用酒制或姜制，既能缓其大苦大寒，防止伤胃，又便于药效上行，直达病所。

本病的发生、发展及预后，与精神情志因素和饮食有密切关系。因此，防止七情内伤及注意饮食调摄，是预防和辅助治疗本病的重要方面。尤其是本病多发于女性（男女比例约为1:5），妇女的经、孕、产、乳等生理现象与肝经气血密切相关，遇有情志、饮食等致病因素，常引起气郁痰结，肝郁化火，耗伤阴血等病理变化，以致易患本病或使病情加重。因此，在药物治疗为主的同时，配以心理治疗，调节情绪，尽量避免不良精神情志因素的恶性刺激，忌食肥甘及辛辣刺激性食物，少食或不食含碘食物如海带、海鱼等，对于疗效的取得也有重要意义。

安徽中医学院学报，1999，18（6）：22～23.